中国抗癌协会胃癌专业委员会
国家肿瘤质控中心胃癌质控专家委员会 | 推荐用书

# 腹腔镜
The Keypoints and Countermeasures in
Laparoscopic Gastrectomy for Gastric Cancer
# 胃癌手术难点及对策

主　　　审　季加孚　梁　寒　王成锋　金谷诚一郎［日］

主　　　编　田艳涛　李子禹

副 主 编　黄　华　郑朝辉　蒿汉坤　解亦斌　郭春光　陕　飞

编辑委员会（以姓氏笔画为序）

万　进　王　伟　王旭东　尤　俊　牛兆建　田艳涛　朱甲明

李子禹　李正荣　张小桥　张月明　张红梅　所为然　郑朝辉

陕　飞　赵　刚　赵　群　洪　军　钟宇新　徐　泉　郭会琴

郭春光　黄　华　黄庆兴　梁　品　梁建伟　韩　瑛　曾红梅

蒿汉坤　解亦斌　臧　潞　燕　速

主 编 助 理　李维坤　薛　侃

绘　　　图　洪　军

人民卫生出版社
·北京·

**图书在版编目（CIP）数据**

腹腔镜胃癌手术难点及对策/田艳涛，李子禹主编
. —北京：人民卫生出版社，2022.6
ISBN 978-7-117-33077-0

Ⅰ. ①腹⋯　Ⅱ. ①田⋯②李⋯　Ⅲ. ①腹腔镜检-应
用-胃癌-外科手术　Ⅳ. ①R735.2

中国版本图书馆 CIP 数据核字（2022）第 080479 号

| | | |
|---|---|---|
| 人卫智网 | www.ipmph.com | 医学教育、学术、考试、健康，<br>购书智慧智能综合服务平台 |
| 人卫官网 | www.pmph.com | 人卫官方资讯发布平台 |

**腹腔镜胃癌手术难点及对策**
Fuqiangjing Wei'ai Shoushu Nandian ji Duice

主　　编：田艳涛　李子禹
出版发行：人民卫生出版社（中继线 010-59780011）
地　　址：北京市朝阳区潘家园南里 19 号
邮　　编：100021
E - mail：pmph @ pmph.com
购书热线：010-59787592　010-59787584　010-65264830
印　　刷：廊坊一二〇六印刷厂
经　　销：新华书店
开　　本：889×1194　1/16　　印张：12
字　　数：380 千字
版　　次：2022 年 6 月第 1 版
印　　次：2022 年 8 月第 1 次印刷
标准书号：ISBN 978-7-117-33077-0
定　　价：169.00 元
打击盗版举报电话：010-59787491　E - mail：WQ @ pmph.com
质量问题联系电话：010-59787234　E - mail：zhiliang @ pmph.com
数字融合服务电话：4001118166　E - mail：zengzhi @ pmph.com

# 编 者（以姓氏笔画为序）

万　进　广东省中医院

万丽娟　中国医学科学院肿瘤医院

马　帅　上海交通大学医学院附属第九人民医院

马志明　吉林大学第二医院

马福海　北京医院

王　伟　广东省中医院

王旭东　吉林大学第二医院

王胤奎　北京大学肿瘤医院

尤　俊　厦门大学第一附属医院

牛兆建　青岛大学附属医院

田艳涛　中国医学科学院肿瘤医院

朱甲明　中国医科大学附属第一医院

刘　昊　浙江大学医学院附属第一医院

刘天舟　吉林大学第二医院

李　洋　中国医学科学院肿瘤医院

李子禹　北京大学肿瘤医院

李双喜　北京大学肿瘤医院

李正荣　南昌大学第一附属医院

李浙民　北京大学肿瘤医院

李维坤　中国医学科学院肿瘤医院

张　驰　大连医科大学附属第一医院

张小桥　山东第一医科大学附属省立医院

张月明　中国医学科学院肿瘤医院

张红梅　中国医学科学院肿瘤医院

所为然　日本大阪红十字医院

陈逸南　厦门大学第一附属医院

邵欣欣　中国医学科学院肿瘤医院

苗儒林　北京大学肿瘤医院

林　密　福建医科大学附属协和医院

金　鹏　中国医学科学院肿瘤医院

郑朝辉　福建医科大学附属协和医院

陕　飞　北京大学肿瘤医院

赵　刚　上海交通大学医学院附属仁济医院

赵　群　河北医科大学第四医院

胡海涛　中国医学科学院肿瘤医院

洪　军　复旦大学附属华山医院

钟宇新　中国医学科学院肿瘤医院

徐　佳　上海交通大学医学院附属仁济医院

徐　泉　中国医学科学院肿瘤医院

郭会琴　中国医学科学院肿瘤医院

郭春光　中国医学科学院肿瘤医院

黄　华　复旦大学附属肿瘤医院

黄庆兴　山西省肿瘤医院

康文哲　中国医学科学院肿瘤医院

梁　品　大连医科大学附属第一医院

梁建伟　中国医学科学院肿瘤医院

韩　瑛　首都医科大学附属北京朝阳医院

曾红梅　中国医学科学院肿瘤医院

蒿汉坤　复旦大学附属华山医院

解亦斌　中国医学科学院肿瘤医院

臧　潞　上海交通大学医学院附属瑞金医院

熊文俊　广东省中医院

燕　速　青海大学附属医院

薛　侃　北京大学肿瘤医院

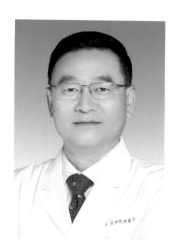

## 田艳涛

中国医学科学院肿瘤医院胰胃外科病区主任、主任医师、教授、博士研究生导师。兼任中国医学科学院肿瘤医院学术委员会委员、国家肿瘤质控中心胃癌质控专家委员会副主任委员、中国抗癌协会第五届胃癌专业委员会常务委员兼外科学组副组长、中国抗癌协会第二届肿瘤防治科普专业委员会主任委员、中国医师协会临床精准医疗专业委员会第一届委员会常委及癌症代谢与治疗专业委员会(学组)主任委员、中国医师协会微无创医学专业委员会第二届委员会副主任委员。*World Journal of Gastrointestinal Surgery*、《世界华人消化杂志》《中国医学前沿杂志(电子版)》副主编。

主要从事胃癌、胰腺癌的外科治疗和临床研究工作。2011—2012 年曾在美国得克萨斯大学 MD 安德森肿瘤中心做访问学者,并在约翰·霍普金斯大学医学院肿瘤中心和马里兰大学医学院肿瘤中心做短期学术交流。曾在韩国首尔医科大学短期学习交流腹腔镜胃癌手术。在国内较早开展腹腔镜胃癌根治、消化道重建术以及进展期胃癌新辅助化疗后腹腔镜手术的探索。先后发表统计源论文、SCI 收录期刊论文六十余篇,参编专著八部。作为主要成员参加"十一五"国家科技支撑计划、首都医学发展科研基金课题及北京市科学技术委员会科技计划重大项目等相关研究工作。现主持国家自然基金面上项目、北京市科学技术委员会重大项目、北京市科学技术委员会"首都特色"临床医学等课题研究工作。曾获省部级科学技术进步奖三等奖 2 项,2016 年获中国中青年医师胃癌手术视频大赛一等奖,2017 年获《生命时报》金柳叶刀奖;主编科普图书《漫画胃癌防治》荣获 2019 年中华预防医学会科学技术奖科普奖、2020 年北京医学科奖医学科普奖、2021 年中国抗癌协会科技奖、2021 年中华医学科技奖医学科学技术普及奖。

# 主编简介

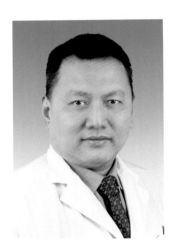

## 李子禹

北京大学肿瘤医院院长、党委副书记,教授、主任医师、博士研究生导师。中华医学会外科学分会胃肠外科学组委员、中国抗癌协会第六届胃癌专业委员会副主任委员、北京抗癌协会第八届理事会常务理事、北京肿瘤学会副理事长、中国医师协会外科医师分会肿瘤外科医师委员会常务委员兼秘书长、北京医学会外科学分会青年委员会副主任委员、中国医学装备协会外科医学装备分会第一届常务委员兼副秘书长。

主要从事腹部肿瘤,特别是胃肠肿瘤的综合诊治,擅长胃肠肿瘤腹腔镜手术。参与国内外临床试验及国家自然科学基金、北京市科学技术委员会资助的多项胃癌相关研究课题,并入选北京市医院管理局"登峰"人才培养计划,获评北京市卫生系统高层次人才培养计划学科骨干及北京市"十百千"卫生人才"百"层次人选。近五年共发表论文五十余篇,以第一作者及通信作者发表的文章 SCI 累积影响因子大于 90.0。2015 年,主编《腹腔镜胃肠手术笔记》。

根据世界卫生组织/国际癌症研究机构的统计报告结果,2018 年全球胃癌新发病率居全球第五位,死亡率居全球第三位。全球胃癌发病粗率和世界人口构成计算调整率(世调率)第六位,死亡粗率第四位,世调率第五位。

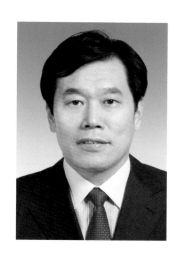

2018 年,国家癌症中心全国肿瘤登记中心依据 574 个肿瘤登记中 501 个肿瘤数据上报的 2015 年全国肿瘤登记数据中,通过质量控制审核流程,最终选取合格的 368 个监测点数据估计全国 2015 年癌症流行情况。其中,胃癌发病人数 40.3 万,发病率为 29.3/10 万,列居所有癌症发病谱的第二位;分地区比较,我国中部地区的胃癌发病率高于东部和西部地区。趋势分析结果显示,近十年我国胃癌标化发病率和标化死亡率呈现下降趋势,而生存率呈现升高趋势。农村地区胃癌发病率整体高于城市地区。近几十年全球胃癌发病率的下降与幽门螺杆菌感染率下降密切相关。对于胃癌的防控主要是通过三级预防来实施。

肿瘤综合治疗理念的提出和应用,使得各科医师密切合作,充分发挥各科优势。近年来,肿瘤分子生物学研究、术前新辅助治疗研究、手术技术及并发症的处理、术后快速康复及术后辅助治疗、支持治疗及维持治疗等方面都取得了巨大的进步。一名优秀的外科医师需要与时俱进,提高手术技能,掌握最新诊治进展,与各科医师共同为患者制订个体化、精准化肿瘤治疗方案。

中国医学科学院肿瘤医院胰胃外科是在原腹部肿瘤外科(1958 年建立)、胰腺肿瘤中心(2000 年建立)的基础上,为了学科更好地发展而创建的科室。目前,可以开展胃和胰腺相关的各类手术,年手术量一千余台。中国医学科学院肿瘤医院胰胃外科田艳涛教授擅长胰腺肿瘤、腹腔镜胃癌手术,曾获 2016 年中国中青年医师胃癌手术视频大赛决赛最高奖,2017 年被《生命时报》评为金柳叶刀奖,多次受邀在北京卫视《养生堂》《我是大医生》栏目讲述科普知识,受到大众好评及认可,2016 年由人民卫生出版社出版的科普著作《漫画胃癌防治》多次获得国家级奖项。田艳涛教授主持编撰的《腹腔镜胃癌手术难点及对策》内容全面、图文并茂,深入浅出地阐述手术技巧及并发症处理等。相信本书对胃肠肿瘤外科同仁会有很大的帮助。

国家癌症中心主任
中国医学科学院肿瘤医院院长
中国科学院院士
2021 年 12 月

# 序 二

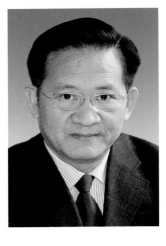

腹腔镜在外科的应用至今已有一百余年。

腹腔镜的发展历程，大概经历了三个时代：诊断腹腔镜、手术腹腔镜及现代腹腔镜时代。随着科学技术的进步，腹腔镜器械发展迅猛。20 世纪 80 年代初，随着电子内镜与电视的结合，给腹腔镜手术方式带来革命。1987 年，法国医师 Mouret 为一位女性患者完成了世界上第一例电视腹腔镜胆囊切除术，自此腹腔镜外科进入了黄金年代。1994 年，日本 Kitano 等首次报道了腹腔镜胃癌根治术（Billroth Ⅰ），开创了腹腔镜辅助胃癌根治术的先河。2002 年，Kanaya 等报道了全腹腔镜下远端胃癌根治、三角吻合术，标志着腹腔镜技术在胃癌治疗方面又向更加微创的方向发展。2002 年，Hashizume 等第一次在全球报道了应用达·芬奇机器人治疗胃癌，并取得了良好的临床效果。

从 1995 年中华医学会外科学分会腹腔镜与内镜外科学组成立开始，腹腔镜外科学术组织与体系不断地完善与发展，使得我国腹腔镜胃癌外科的研究水平紧跟世界步伐。根据中国胃肠肿瘤外科联盟的统计数据，2014—2016 年，腹腔镜手术在我国早期胃癌及进展期胃癌治疗中的比例分别达到 35% 和 30%，已经进入全面的临床普及阶段。

中国医学科学院肿瘤医院胰胃外科田艳涛教授微创外科技术娴熟，在国内较早开展腹腔镜胃癌根治及消化道重建术，田艳涛教授勤于思考和总结，在临床工作实践中，在不断改进手术技巧和改善手术并发症方面造诣颇深。田艳涛教授耗时一年余主持编撰的《腹腔镜胃癌手术难点及对策》，图片两百余幅，视频五十九部，涉及十三家中心四十余位编者。全书内容系统全面，组织严密，图文并茂，深入浅出，通俗易懂，实属难能可贵。我作为一名非专业人员向大家推荐阅读该书，因为我认为本书不仅对专业人员会大有裨益，其他医学专业人员也定会受益良多，它的理论、方法和科学理念值得大家学习和研究。

我衷心感谢田艳涛教授及全部编写人员为推动和普及腹腔镜胃癌手术发展所做出的贡献和努力。

中国医师协会原会长

2021 年 12 月

# 序　三

肿瘤外科手术是最古老的肿瘤治疗方法，人类对肿瘤的许多认识始于肿瘤外科手术，随着对恶性肿瘤生物学规律的深入研究，已逐渐发展为以外科手术为主的综合性治疗体系。现代肿瘤外科更强调与各相关学科间的密切配合，根据患者的具体情况，如机体状态、病理类型、肿瘤侵犯或转移范围（临床病理分期）和疾病进展趋势等，有计划地应用各项先进的诊疗手段，优选最佳治疗方案，以期更大幅度地提高治愈率、延长生存期、提高患者生活质量。肿瘤外科治疗有优势也有其局限性，肿瘤外科医师应该熟悉肿瘤基本的生物学特征，掌握外科基本原则及发展趋势，如脏器功能保留和外观修复、微创化、个体化、精准化等。

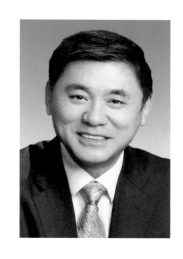

腹腔镜技术历经百年的发展，日臻成熟，腹腔镜胃癌手术也已开展近30年。我国的腹腔镜胃癌手术技术已经进入了新的发展时代，但是与世界领先的日、韩等国仍有一定的差距。我国胃癌外科治疗的患者多为进展期，加之不同地区经济发展不平衡，许多基层医院开展腹腔镜胃癌手术水平参差不齐，部分地区尚缺乏开展此类临床工作的技术培训和手术质量管理体系，故急需通过各种措施，切实提高腹腔镜胃癌手术的规范性和同质化，其中通过知名专家传授经验、手术示范培训是极其重要的途径。

中国医学科学院肿瘤医院田艳涛教授擅长胃癌腹腔镜根治术，在国内素负盛名。在总结其本人与团队多年来胃癌治疗经验的基础上，田艳涛教授结合国内外最新研究成果，与北京大学肿瘤医院李子禹教授共同主编，并且联合国内各兄弟单位数十位中青年专家一起编撰了本书。纵观全书，共有两大特点：一、内容全面，层次分明，重点突出，包括胃癌流行病学、腹腔镜手术发展史和围手术期治疗等，重点介绍了胃癌腹腔镜手术操作技巧及其并发症处理，以精美的图片及视频形式直观讲述手术入路、胃周淋巴结清扫等手术技巧、消化道重建常用术式及胃肠间质瘤手术方法和注意事项等；二、本书联合了国内多家胃癌诊疗核心单位的专家，结合胃癌外科相关研究进展，力求把胃癌最新、最佳、最适宜的腹腔镜外科治疗新技术展现给广大读者。田艳涛教授曾在2016年全国腹腔镜胃癌手术大赛中获得一等奖，我也多次在大型学术会议手术直播中亲眼看到田艳涛教授的精彩手术演示，相信他对于胃癌的外科手术、综合治疗与团队管理一定有自己独到的认识与思考。

作为在胃癌外科综合治疗领域已工作40余年的一名临床医师与科研工作者，我热诚地向广大中青年外科医师朋友推荐此书，愿与各位肿瘤外科医师一起，共同推动我国肿瘤外科事业的发展。我相信此书的出版对于我国胃肠外科腹腔镜技术的发展一定有所裨益，尤其对于广大基层外科医师尤为重要。我也非常高兴能为田艳涛教授和李子禹教授主编的这本新书作序。

朱正纲

上海交通大学医学院附属瑞金医院外科教授
国际胃癌协会（IGCA）理事
中国抗癌协会胃癌专业委员会名誉主任委员

根据全球胃癌 2018 年最新流行病学报告,亚洲东部是胃癌高发区。虽然世界范围内胃癌发病率呈缓慢下降趋势,但是由于中国人口老龄化发展趋势较高、幽门螺杆菌感染及消化性溃疡较高等原因,临床收治的胃癌病例数却逐年增加。外科手术仍然是胃癌的主要治疗手段之一。近年来,胃癌根治性手术由开放手术向微创化发展,由腔镜辅助到全腔镜下操作技术逐渐成熟,达·芬奇机器人手术例数逐渐增多。但是胃癌根治术手术操作复杂,规范化淋巴结清扫难度大,特别对于局部进展期胃癌,胃周淋巴结转移可能性大,一旦清扫不彻底,将增加患者复发转移率,严重影响预后。另外,胃癌术后并发症严重影响了患者预后及生活质量。因此,规范化、标准化胃癌腔镜手术操作及其并发症预防和处理对每一位患者极其关键。

基于多学科协作诊疗(MDT)模式的发展,术前新辅助治疗,在提高手术切除率,降低转移复发率,改善预后方面的价值也越来越被外科医师所重视。术后快速康复外科理念(enhanced recovery after surgery,ERAS)由丹麦学者 Kehlet 提出后,经过十几年的发展,ERAS 理念已经逐步发展到普外科、妇产科、胸外科以及脊柱外科等各大外科领域之中。然而,ERAS 理念在国内的应用尚处于起步阶段,需要更多的临床医师,尤其外科医师的参与。

在世界范围内,随着内镜诊断技术的飞速发展和癌症筛查计划的有序推进,近年来,早期胃癌(early gastric cancer,EGC)检出率显著提高,日本和韩国均已超过 60%,领先全球。2018 年,来自中国胃肠外科联盟所收集的全国 30 个省市 85 家医院的数据显示,我国在 2014—2016 年的 EGC 检出率达到了 19.5%,较 20 世纪 90 年代 10% 的检出率有了显著的提高,但与日本和韩国仍有较大的差距。EGC 的治疗模式在逐步由标准化向个体化和精准化,或三者相结合的方向发展,EGC 逐渐摒弃了传统开腹的手术方式,转而向内镜治疗、多孔腹腔镜、单孔腹腔镜乃至机器人手术的方式发展,手术切除范围也从 2/3 以上的远端胃切除、全胃切除缩小为保留幽门的胃切除、近端胃切除、节段胃切除、局部胃切除等方式转变,而淋巴结清扫范围也从标准的 D2 清扫改变为 D1 或 D1+,甚至原先需要外科手术干预的部分符合适应证的 EGC 已将内镜治疗作为可选治疗方式。这种在确保手术根治和系统淋巴结清扫的前提下,减少胃的切除范围,保留幽门和迷走神经功能的手术方式被认为是功能保留性胃切除手术(function preserving gastrectomy,FPG),正成为 EGC 治疗可探索的模式和发展方向。近年随着腹腔镜技术的广泛应用,腹腔镜下 FPG 将功能保留理念和微创操作技术完美结合,使患者快速康复的同时,保留胃的正常生理功能,显著提高手术的近期和远期疗效。

中国医学科学院肿瘤医院胰胃外科在国内较早开展腹腔镜胃癌手术,手术例数较多,通过不断优化手术流程,强调全程管理,尤其在腹腔镜胃癌规范化手术技巧及其并发症处理方面积累了大量的经验。鉴于此,特组织编撰了本书与同道们交流,旨在为普及和推动腹腔镜胃癌手术规范化治疗做出贡献,希望对广大肿瘤外科医师及热爱肿瘤学的医务工作者有所裨益。

全书编写共耗时一年余,包括十三章,图片两百余幅,视频五十九部。本书内容包括胃癌全球发病趋势,腹腔镜胃癌手术发展史,手术器械选择及应用,手术适应证,重点阐述腹腔镜胃癌手术淋巴结清扫技术、消化道重建技术、功能保留性胃切除、残胃癌手术操作、胃肠间质瘤的手术及胃癌术后并发症及其处理,还涉及胃癌术前新辅助治疗及术后 ERAS 及腔镜手术流程优化和全程管理等。

本书在成稿后,得到了国家癌症中心主任、中国医学科学院肿瘤医院院长、中国科学院院士赫捷教授,中国医师协会原会长张雁灵教授,中国抗癌协会胃癌专业委员会名誉主任委员朱正纲教授的鼓励和大力支持,并欣然作序,三位顶级大咖的序言令我倍感荣幸和深受鼓舞及鞭策。中国抗癌协会副会长、北京大学肿瘤医院院长季加孚教授,中国抗癌协会胃癌专业委员会主任委员、天津医科大学肿瘤医院胃癌中心主任梁寒教授和我所在中国医学科学院肿瘤胰胃外科主任王成锋教授给予了许多指导建议和意见,担任本书的共同主审,使我们获益良多。日本大阪红十字医院副院长、消化器外科主任金谷诚一郎(Seiichro Ka-naya)先生来我院交流手术,当听到我们对本书初稿的介绍时,更是兴趣倍增,欣然答应担任本书主审,并将在我院表演手术的精彩手术视频加入本书中,成为本书最大的亮点。

在此特别感谢参与本书的各位专家及同事的大力协助。由于编写时间仓促,水平有限,难免有不妥与错误之处,恳请广大读者给予指正。

田艳涛

2021 年 12 月

# 目　　录

# 视频目录

# 第一章　腹腔镜胃癌手术发展概论

## 第一节　科技革命给肿瘤外科带来的进步与困惑

医学是一门多学科综合、高技术含量的科学,它的发展离不开科技进步的推动与支撑。科技革命带来的电子计算机技术、微电子信息技术、自动化技术和新材料技术为疾病的诊断、治疗提供了前所未有的便利,在外科领域尤其突出。新技术是一把双刃剑,既带来了进步,也带来了挑战。以腹腔镜、消化内镜和机器人手术为代表的新技术已广泛地应用于胃肠外科,相对于传统的手术方式,体现出新技术的独特优势,但也存在一些问题。外科医师在面对新技术带来的医疗革命时,应该与时俱进,迎接挑战,充分发挥新技术的先进性,以提高自身职业技术水平,促进外科学发展。

### 一、科技革命是医学进步的基石

世界上已经进行了五次科技革命,每次都推动了世界的现代化发展进程,给人类文明带来了翻天覆地的改变。1984 年,钱学森在一封信中第一次提出了"第六次产业革命"的概念,后经其他学者研究论证,称为第六次科技革命。第六次科技革命有可能是一次新生物学和再生革命,它将主要发生在生命科技、信息科技和纳米科技的交叉结合部。前人的预言正在一步步变成现实。随着科技的进步,诸多领域都获得革命性发展,然而与人类最休戚与共的医学,却一直以谨小慎微的姿态一点一滴地前行,它的每一点进步都赋予人类在希望与充满争议的道路上反复摇摆。不可否认,科技的发展正在孕育着医学领域的一场深刻变革,虽然我们不能精确地判断这种改变何时到来,但仍能从信息化编织的海量大数据、机器人的使用、基因药物的研发等初露端倪的事件中探寻出未来的一角。科技的进步是医学进步的基石,时代的变迁势不可挡,外科医师手中的"柳叶刀"也早已日新月异、今非昔比。

### 二、肿瘤外科理念的发展与变化

众所周知,手术是肿瘤根治的首要选择,自从 1809 年 Ephraim M. Dowell 为一位妇女切除了卵巢肿瘤,手术成为治愈肿瘤的标志性手段。1890 年,William S. Hasted 首次描述乳腺癌根治术,奠定了手术治疗恶性肿瘤的基本原则。长期以来,一些外科医师强调根治,忽视器官功能的保存,至 20 世纪 60 年代,发展出来了一系列"超根治术",手术创伤大,术后生活质量差,而且很多患者发生了复发与转移。自 20 世纪 80 年代,人们在进行肿瘤根治术时,开始注重术后生存质量,尽量保留器官功能。随着对肿瘤研究的深入,人们对肿瘤的认识开始改变,认为肿瘤手术失败的主要原因不在于局部复发而在于远处转移。在这样的思想影响下,手术范围开始缩小,如乳腺癌出现了改良根治术、象限切除术、前哨淋巴结活检及保乳手术。多年外科实践经验结合当今科学技术最新进展,微创手术治疗的兴起成为历史必然,其中以腹腔镜、内镜技术及机器人技术在胃肠外科的应用最为广泛。在日本学习的同道感慨,在日本九州大学附属医院,已经多年未见使用传统手术刀的开放胃癌手术,几乎所有手术都通过腹腔镜技术完成。这一现象的潜台词,便是科技的进步极大催生了微创外科飞速发展。

### 三、肿瘤外科技术的发展

#### （一）何谓微创技术

微创技术是指把手术对人体局部或全身的损伤控制到最低，而同时又能取得最好的治疗效果。它的优势在于既要最大限度地切除病变，又要最大限度地保留正常组织，同时还要提高临床疗效和生活质量，总体趋势是在保证根治效果的同时，一步步挑战微创化的极限。

#### （二）手术室里的"阿凡达"——从 2D 到 3D

随着腹腔镜外科技术的成熟，它的发展呈迅猛之势，并与内镜、介入技术等联合应用，以期更好的治疗效果，多种技术同时应用的杂交手术室随之应运而生。腹腔镜外科技术的最初主要适应证为炎性疾病，如胆囊炎、阑尾炎、先天发育异常如小儿巨结肠、外伤及良性肿瘤，逐渐扩展到早、中期恶性肿瘤的微创外科治疗，甚至在大的肿瘤中心开展中、晚期肿瘤的外科治疗及姑息性治疗的应用。与此同时，基于电脑和互联网的 3D 数字化技术正深刻影响人们的生活。3D 技术在腹腔镜外科中的应用使得后者更具有明显的优越性。它的优势在于还原了真实视觉中的 3D 手术视野，让外科医师身临其境；3D 放大效果比 2D 更大，具有明显的解剖优势，使组织之间的间隙更佳清晰；3D 腔镜手术的花费与 2D 手术相同，不产生额外费用。

近年来，随着腹腔镜显示系统的发展与进步，裸眼 3D 和 4K 超高清摄像显示技术、腹腔镜荧光显像技术相继问世，传统 3D 显示器由于需要佩戴 3D 显示眼镜，偏振眼镜将显示器大部分光信息都滤除，只保留一个方向的传输光线，使得显示器图像的色彩和亮度大大地降低。经人类视觉合成后的 3D 效果和图像效果都不理想，四周立体效果不明显，图像中心对比度差，且长时间佩戴眼镜后会造成眼球肌肉耗损。将裸眼 3D 显示器引入微创手术，解决了 3D 图像对比度和亮度低的显示问题，增加了医师操作的准确性与舒适性。但目前只能主刀医师观看一个显示屏，多人观看一个显示屏的技术尚有待研发实现。

目前，具有 4K 分辨率的超高清 2D 腹腔镜凭借其出色的图像细节、空间感知和色彩精确度，可使外科医师术中所见的解剖具备更佳的真实感和纵深感。在具有 4 096×2 160 分辨率的超精细画面的视野下，不同组织结构的细微差异得以体现，微小的血管、细微的神经、与周围脂肪组织难以分辨的淋巴结，都在 4K 超高清腹腔镜摄像显示系统下清晰可辨。使淋巴结清扫、神经血管保护的精准化操作得以真正实现，手术层面的寻找与维持也更为确切和便利。目前，国内企业也开始研制 4K 腹腔镜摄像显示系统，但真正的 4K 是从图像采集、数据处理，到图像显示全过程的超高清，众多设备究竟技术如何，让外科医师拭目以待。可以肯定的是 4K 腹腔镜时代已经来临。

在创新研发方面，与 4K 相结合的基于拉曼散射的 4K 电子腹腔镜系统尚处于研发中，该系统是在 4K 超高清腹腔镜摄像显示系统基础上，运用拉曼散射原理研发的。其原理是利用恶性肿瘤与正常细胞的生理化学性质差异，通过拉曼光谱成像技术对图像特征不明显的疑似病变区域进行精准检测、分期与区域勾画，从而使具有拉曼散射功能的 4K 腹腔镜能够对病灶区域进行实时检测与分析，可实现对早期腹腔肿瘤的精准诊断，以及对进展期肿瘤淋巴结清扫的精准引导。

#### （三）机器人外科能否成为常规外科技术

作为一种集多项现代高科技手段于一体机器人手术系统已逐渐引起人们的广泛关注。其革命性改变在于外科医师可以远离手术台操纵手术，在微创外科领域是一种具有跨时代意义的手术工具。在 21 世纪，机器人手术技术发展迅速。2000 年，美国 FDA 批准达·芬奇机器人应用于外科领域。2002 年，Philip A. Weber 进行了第一例达·芬奇机器人右半结肠切除术，同年 Makoto Hashizume 开展了第一例达·芬奇机器人胃癌根治术。在一些方面，机器人手术技术有着明显的优势，如自动化程度高，可以节省人力，提供 3D 高清视野、消除震颤，增加精准度和安全性，在狭小空间实现淋巴结清扫。不可否认，机器人技术尚存在一些缺陷，如系统技术复杂，学习曲线较长，价格昂贵，术中触觉反馈体系的缺失等。并且，训练有素的专业团队的缺乏，也限制了机器人手术的开展。机器人技术能否成为常规外科技术，尤其在基层医院，尚需时日。

### 四、开展新技术需要应对的问题

#### （一）学习曲线——必须要重视的阶段

任何事物的发展都具有两面性。毋庸置疑，微创外科新技术为外科医师提供了强有力的工具，开启了一个崭新的时代。腹腔镜手术凭借其清晰的解剖学暴露，直观的手术操作，不仅使外科医师很快掌握手术技巧，并且可以通过各种手术操作模拟系统反复训练，提高技能。这些都为外科医师进行开拓性的工作提供了机遇。然而，新技术也带来了医学上的挑战。新技术学习周期较长，处于学习曲线内的患者，手术质量得不到保障，也是一个现实问题。

#### （二）新技术开展存在的普遍性问题

在各种新技术的培训和准入方面，往往缺少统一的医师培训目标和准入门槛。国家卫生健康主管部门要加大力度抓好新技术的培训、准入及定期考核工作对于新技术顺畅开展及医疗安全至关重要。同时，硬件设施的标准和要求同样重要。在有些基层医院，腹腔镜显示器还是 20 世纪 90 年代的产品，不要说针对神经、血管的精细操作，即使寻找解剖标识都困难。有的医院腹腔镜器械质量差，严重影响整体手术效果。中国抗癌协会胃癌专业委员会前主任委员、上海交通大学朱正纲教授在一次学术会上谈到他的担忧和日本胃癌外科权威专家对我国腹腔镜胃癌手术开展现状的担忧——在中国目前中、晚期胃癌占主体的大背景下，如此大规模开展腹腔镜技术，难免会出现较多并发症和淋巴结清扫不规范等现象，从而影响整体治疗效果，所以做好规范准入、定期培训工作至关重要。

#### （三）加强外科医师的责任感

作为一名外科医师，要想技术与时俱进而不被淘汰，必须接受新观念、新理论、新技术、新方法，并认识新技术的原理、方法、适应证、禁忌证，以及新技术所隐藏的问题、缺陷。在应用新技术时，做到规范化、个体化，同时做好手术的质量控制、技术评估、管理与审定。善于思考，注重手脑联动，适时充电，继续接受教育，不耻下问，加强团队协作，操作时思路清楚，善于接受意见，这也是外科医师必须具备的素质。只有做到这些，新的技术才能为治疗服务，才能促进外科学的发展。

（田艳涛 康文哲）

## 第二节 国际腹腔镜胃癌手术的发展

### 一、腹腔镜外科的发展史

腹腔镜在外科的应用至今已有一百余年，回顾其发展历程，大概经历了三个时代——诊断腹腔镜、手术腹腔镜及现代腹腔镜时代。1901 年，德国外科医师 Georg Kelling 用膀胱镜直接通过腹壁插入腹腔进行观察，并称其为体腔镜检查。自此，腹腔镜技术开始登上了世界历史舞台。1910 年，斯德哥摩尔的 Hans Christian Jacobaeus 首次开展人腹腔镜检查并使用这一名字，腹腔镜开始应用在胃肠、妇科领域检查及诊断。

随着科学技术的进步，腹腔镜器械发展迅猛，1938 年弹簧充气针和可控性气腹的自动气腹机相继应用于临床。1966 年，柱状透镜系统及冷光源显著地改进了内镜图像的清晰度和对比度，同时消除了热光源可能引起内脏烧灼的危险。1981 年，世界第一台固态摄像头在美国出现，解决了医用产品的消毒问题，将摄像系统应用于临床。1979 年，德国的 E Frimberger 第一个在猪身上完成了腹腔镜胆囊切除术。1983 年，英国外科医师 John E. A. Wickham 首先提出微创外科的概念。1985 年，德国人 Erich Muhe 使用他自己设计的手术腹腔镜首次在人体实施胆囊切除术。20 世纪 80 年代初，随着电子内镜与电视的结合，给腹腔镜手术方式带来革命，Phihppe Mouret、Francois Dubois 及 Jacques Perissat 三位法国人成为带动腹腔镜外科历史车轮加速前进的"法国链条"。自此，以电视腹腔镜为代表的现代腹腔镜使腹腔镜技术得到了质的飞跃。

1987 年，法国医师 Phihppe Mouret 为一位女性患者完成了世界上第一例电视腹腔镜胆囊切除术，很快腹腔镜胆囊切除术在世界范围引起轰动，腹腔镜外科成为最具活力的领域，腹腔镜外科进入了黄金年代。

短时间内各种腹腔镜手术如雨后春笋般出现。1996 年,腹腔镜手术首次通过互联网直播。

## 二、腹腔镜技术在胃部手术中的应用

1990 年,美国医师 Karl A. Zucker 和 Richard W. Bailey 完成了第一例腹腔镜胃高位迷走神经切断术。1992 年,Peter Goh 等为一例内科治疗无效的胃溃疡患者施行了腹腔镜远端胃大部切除术,这是外科医师首次尝试腹腔镜下胃大部切除术,奠定了腹腔镜胃癌手术的基础。1994 年,日本 Seigo Kitano 等首次报道了腹腔镜胃癌根治术,开创了腹腔镜辅助胃癌根治术的先河。1997 年,Peter Goh 等为进展期胃癌患者行腹腔镜胃癌 D2 根治术并取得良好的疗效,证实较为复杂的淋巴结清扫术在腹腔镜下可以安全实施。此后,进展期胃癌腹腔镜手术报道逐渐增多。2002 年,Seiichiro Kanaya 等报道了全腹腔镜下远端胃癌根治、三角吻合术,让腹腔镜技术在胃癌治疗方面又向更加微创的方向发展。在腹腔镜胃癌手术应用的初期,手术方式以腹腔镜胃病变局部切除和远端胃大部切除为主。2003 年,Takeshi Omori 等报道了 5 例腹腔镜根治性全胃切除术,腹腔镜胃癌手术的适应证及手术范围不断扩大,技术逐渐成熟。在 2002 年,Makoto Hashizume 等第一次在全球报道了应用达·芬奇机器人治疗胃癌,并取得了良好的临床效果。

## 三、相关临床研究的开展

胃癌根治术手术复杂,对淋巴结规范性清扫要求较高,手术难度较大,因此至今仍有学者质疑腹腔镜胃癌根治术能否达到与开腹手术相同的根治效果。自腹腔镜胃癌手术开始在临床应用起,世界各地就不断有学者将其与胃癌开腹手术进行比较研究。目前,已有的研究结果显示,对于早期胃癌,腹腔镜胃癌手术与开腹手术相比具有类似的安全性及远期疗效,其中证据级别最高的临床研究来自日本和韩国。日本的 JCOG0912 试验证实,腹腔镜胃癌根治术治疗临床 Ⅰ 期或 Ⅰ B 期($T_1N_1$ 或者 $T_2N_0$)胃癌,患者总生存率不低于开腹手术,5 年无病生存率分别为 99.8% 和 98.7%。韩国的 KLASS-01 试验招募了 1 416 例早期胃癌($cT_1N_0M_0$、$cT_1N_1M_0$ 或 $cT_{2a}N_0M_0$)的结果显示,对早期胃($T_1N_0M_0$、$T_1N_1M_0$ 或 $T_{2a}N_0M_0$)患者行远端胃癌根治术,腹腔镜手术与开腹手术的并发症发生率和病死率相似;而 5 年总生存率(96.4% vs 96.3%)和 5 年无病生存率(92.9% vs 94.7%)的差异也均无统计学意义。韩国的 KLASS-01 试验与日本的 JCOG0912 试验结论一致,对于早期胃癌,腹腔镜下手术治疗并无太大争议。据此,2014 年第 4 版日本《胃癌治疗指南》[Japanese gastric cancer treatment guidelines 2014(ver. 4)]将腹腔镜远端胃癌根治术作为 Ⅰ 期胃癌患者的推荐手术方式。然而,对于早期胃上部癌,韩国的 KLASS-03 研究和中国的 CLASS-02 研究已证实,腹腔镜与开腹全胃切除术的安全性相当,但远期肿瘤学疗效需进一步观察。

进展期胃癌通常瘤体较大、肿瘤侵犯较深,胃周围淋巴结转移的可能性亦较大,一旦清扫不彻底,将会显著增加可治愈患者复发转移的概率,因此对于进展期胃癌是否适合腹腔镜手术仍有较多争议。国内外针对进展期胃癌的相关多中心前瞻性随机对照研究有韩国的 KLASS-02(NCT01456598)、日本的 JLSSG0901(UMIN000003319)及我国的 CLASS-01(NCT01609309)。我国的 CLASS-01 研究共纳入 1 056 例受试者,发现腹腔镜组与开放手术组相比,平均手术时间长 30 分钟,术中出血量少 12mL,腹腔镜组术后至患者下床行走时间、首次肛门排气时间、进流质饮食时间和住院时间等显著短于开放组;两组术中并发症发生率(4.8% vs 3.5%)和术后总体并发症发生率(15.2% vs 12.9%)比较差异无统计学意义。CLASS-01 研究的主要研究终点于 2019 年 5 月发表在国际顶级医学期刊《美国医学会杂志》(JAMA),结果显示腹腔镜组和开放组 3 年 RFS 分别为 76.5%、77.8%,3 年 OS 分别为 83.1%、85.2%,说明腹腔镜应用于进展期胃癌可与开放手术取得相同的长期肿瘤学效果。该研究首次提供了腹腔镜微创治疗局部进展期胃癌的高级别循证医学证据,揭示了腹腔镜微创手术治疗局部进展期胃癌具有确切的远期生存与显著的微创效果,有助于指导全球胃癌临床治疗方案,优化治疗模式,使更多患者从微创手术中获益。韩国的 KLASS-02 研究于 2015 年 4 月完成入组,其短期临床结果于 2019 年 12 月在《外科学年鉴》(Annals of Surgery)发表,结果显示与开放手术相比,腹腔镜胃癌手术治疗局部进展期胃癌具有微创优势,且不增加术后并发症的发生风险。日本的 JLSSG0901 研究显示,进展期胃癌行腹腔镜手术与开腹手术的并发症发生率分别为 4.7% 与 5.8%。另外,进展期胃癌涵盖 Ⅱ 期到 Ⅳ 期较大范围的患者,不同分期的患者,甚至同一分期的不同患者存在较大差异,这些患者是否均适合腹腔镜手术,值得进一步研究。不过随着对越来越多限定适应证的进展期胃癌病例开展腹腔镜 D2 根治术,目前规范性腹腔镜下淋巴结清扫已不存在技术障碍,但远期疗效仍需更多大宗病例多中心前瞻性随机对照研究来证实。

综上所述,虽然腹腔镜技术历经百年的发展,日趋成熟,腹腔镜胃癌手术也已开展二十余年,但是从早期胃癌到进展期胃癌的跨越,仍存在较多不确定性,尚有许多需要我们去证实的疑惑和需要我们直面的伦理问题。

（马福海　解亦斌　田艳涛）

## 第三节　中国腹腔镜胃癌手术的发展

胃癌是我国发病率、死亡率第三位的恶性肿瘤,我国每年胃癌新发病例占世界新发病例 40% 以上。不同于日本、韩国,我国的胃癌具有发病率高,早期胃癌比例低,病死率高,进展期病例为主要诊治对象等特点,给国家和社会带来了巨大的负担。因此,治疗胃癌是关系到民生的国之大计。一直以来,手术是治疗胃癌的重要手段。随着新时代的到来,我国腹腔镜胃癌治疗技术在普及、临床研究及新技术探索方面都取得了长足的进步。

### 一、临床研究

1. **历史背景**　中国腹腔镜胃癌外科于 2000 年左右开始技术探索,2005 年左右进入技术成熟阶段,2008 年左右开始临床推广。根据中国胃肠肿瘤外科联盟的统计数据,2014—2016 年,腹腔镜手术在我国早期胃癌及进展期胃癌治疗中的比例分别达到 35% 和 30%,已经进入全面的临床普及阶段。这期间,在该领域涌现了如上海交通大学医学院附属瑞金医院的郑民华教授、中国人民解放军陆军军医大学西南医院的余佩武教授、南方医科大学南方医院的李国新教授,以及福建医科大学附属协和医院的黄昌明教授等一大批的杰出学者。同时,从 1995 年中华医学会外科学分会腹腔镜与内镜外科学组成立开始,中国腹腔镜胃肠外科研究组、大中华腹腔镜胃癌研究与发展委员会、中国胃肠肿瘤外科联盟等相关的学术组织与体系也得以不断地完善与发展,都有效推动了各成员单位在腹腔镜外科研究数据核查管理、病理质量控制、长期疗效随访、科研助理团队的机制化组建,为国内的腹腔镜胃癌外科研究提供了良好的合作基础。之后,CLASS 研究等一系列高质量临床研究的开展,已使得我国腹腔镜胃癌外科的研究水平与世界先进国家保持同步。

2. **早期胃癌的腹腔镜手术**　早期胃癌的各个研究领域,我国已发表大量研究证明其可行性、安全性与远近期疗效。例如,胡伟国等回顾性分析了 68 例接受外科手术的早期胃癌的临床和手术资料,其中腹腔镜胃癌根治术 31 例、开腹胃癌根治术 37 例,比较两组的手术时间、术中出血、术后胃肠道恢复、术后住院天数、术后并发症。马沛等的研究则选取早期胃癌患者 58 例,28 例行开腹胃癌根治术者设为开腹组,30 例行腹腔镜胃癌根治术者设为腹腔镜组,证明了腹腔镜下胃癌根治术与开腹胃癌根治术相比,具有手术创伤小、患者痛苦较小、术后生存质量改善较快等优势,且术后生存率方面与开腹胃癌根治术相当。目前,我国接近结束或仍在进行的腹腔镜胃癌临床研究如表 1-1 所示。其中关于早期胃癌研究 4 项,1 项为比较 ESD 与腹腔镜辅助早期胃癌治疗的近期及远期疗效,其余 3 项均为早期胃癌腹腔镜下不同术式与传统胃切除的疗效比较(腹腔镜全胃切除术、ESD 联合腹腔镜辅助淋巴结清扫、保留幽门迷走神经的腹腔镜辅助胃切除术)。遗憾的是,相较于日本和韩国等先进国家,我国虽然病例资源丰富,但发表的研究以回顾性研究为多,高质量的前瞻性多中心研究仍然匮乏。

3. **进展期胃癌的腹腔镜手术**　对于进展期胃癌,我国于 2011 年 11 月启动的 CLASS-01 研究,通过对 1 056 例临床分期为局部进展期的胃下部癌患者随机分组,分别施行腹腔镜或开腹远端胃癌根治联合 D2 淋巴结清扫术。该研究的短期结果发现两组在术后并发症发生率、手术并发症严重程度、手术死亡率均无统计学差异。在这一标志性循证医学结果出现前后,我国累计有数十个单中心临床试验得出了与之类似的结论。这一结论也被写入了我国《腹腔镜胃恶性肿瘤手术操作指南》中。不过,虽然腹腔镜胃癌根治术近期疗效明显,但其远期治疗效果仍需要大量长期随访结果的支持。吻合口瘘,以及出血是腹腔镜胃癌根治术中最常见的并发症。此外,由于腹腔镜手术时间长,$CO_2$ 气腹可能导致肿瘤细胞呈现气化状态,因此,下肢静脉血栓,以及肿瘤种植转移也被认为是重要的腹腔镜相关并发症。不过,孙梯业等通过对 45 例腹腔镜及开腹术前术后腹腔冲洗液肿瘤脱落细胞学检查结果进行比较,发现腹腔镜胃癌手术和开腹手术术后种植转移的发病率相同,因此认为 $CO_2$ 气腹不会引起肿瘤细胞的播散,腹腔镜胃癌手术并不增加肿瘤细胞播散种植的机会。

同时,由于腹腔镜胃癌根治术手术时间相对较长且需要建立人工气腹,理论上对手术对象的身体基础情况的要求更高。因此,腹腔镜胃癌手术对老年患者是否适用同样是目前研究的热点之一。孟春燕等通过对 225 例 65 岁以上胃癌患者腹腔镜手术与开腹手术的手术时间、淋巴结清扫数、手术并发症发生率、术后生存时间进行比较,发现差异无统计学意义。笔者认为老年人腹腔镜辅助胃癌根治术能够达到与开腹手术相同的根治效果且具有明显的微创优势,手术时间和术前合并症是老年人腹腔镜胃癌根治术后并发症的独立危险因素。

腹腔镜远端胃癌根治术在近期疗效方面已被证实与开腹无异,但腹腔镜辅助全胃切除术、完全腹腔镜全胃切除术因术中部分区域淋巴结清扫(如胰腺上缘、脾门区)困难,腹腔镜下食管空肠吻合难度大,对术者手术技巧要求更高,尚未得到广泛推广。在困难区域淋巴结清扫方面,福建医科大学附属协和医院黄昌明团队对脾门区域淋巴结的清扫技术进行了创新性的优化,取得了较理想的临床疗效,前瞻性多中心的验证性研究正在进行中。在食管空肠吻合方面,大体可划分为三个阶段:第一个阶段,应用圆形吻合器行腹腔镜辅助下吻合;第二个阶段,应用直线吻合器全腹腔镜下行 Overlap 吻合;第三个阶段,采用倒刺线的改良 Overlap(modified overlap method using knotless barbed sutures,MOBS)吻合。李浙民等报道 15 例应用 MOBS 吻合的根治性全腹腔镜全胃切除术,术后吻合口瘘 1 例,认为 MOBS 吻合可用于全腹腔镜全胃切除术。

我国近期开展的腹腔镜胃癌治疗的临床 RCT 研究,根据研究内容可大致分为:①老年腹腔镜胃癌手术疗效研究 2 项。②不同术式疗效研究:全系膜胃切除术、Delta 胃十二指肠吻合术、保留 No. 10 组淋巴结的淋巴结清扫术、全腹腔镜全胃切除术、残胃癌腹腔镜全胃切除术各 1 项。③联合其他治疗的疗效研究:联合新辅助化疗、联合腹腔镜下胆囊切除术各 1 项。④新技术的疗效研究:3D 腹腔镜、机器人辅助腹腔镜各 1 项。⑤其他:腹腔镜探查辅助进展期胃癌分期(表 1-1,表 1-2)。

表 1-1　我国近期开展的腹腔镜胃癌治疗临床研究类型(前瞻性随机对照研究)

| 胃癌 | | 研究类型 |
|---|---|---|
| 早期胃癌 | 腹腔镜与 ESD 疗效比较 | ESD 与腹腔镜辅助早期胃癌治疗的近期及远期疗效比较 |
| | 腹腔镜下不同术式治疗早期胃癌的疗效研究 | 1. 腹腔镜全胃切除术<br>2. ESD 联合腹腔镜辅助淋巴结清扫<br>3. 保留幽门迷走神经的腹腔镜辅助胃切除术 |
| 晚期胃癌 | 老年胃癌腹腔镜疗效研究 | 1. 老年胃癌腹腔镜与开腹手术比较<br>2. 老年腹腔镜 D1 与 D2 淋巴结清扫术比较 |
| | 腹腔镜下不同术式治疗进展期胃癌疗效研究 | 1. 全系膜胃切除术<br>2. Delta 胃十二指肠吻合术<br>3. 保留 No. 10 组淋巴结的淋巴结清扫术<br>4. 全腹腔镜全胃切除术<br>5. 残胃癌腹腔镜全胃切除术 |
| | 联合其他治疗的疗效研究 | 1. 联合新辅助化疗<br>2. 联合腹腔镜下胆囊切除术 |
| | 新技术的疗效研究 | 1. 3D 腹腔镜<br>2. 机器人辅助腹腔镜 |
| | 其他 | 腹腔镜探查辅助进展期胃癌分期 |

表 1-2　我国近期开展的腹腔镜胃癌治疗的临床 RCT 研究

| 编号 | 名称 | 干预 | 预后指标 | 例数/例 | 单位 | 起止时间/年 |
|---|---|---|---|---|---|---|
| 1 | 新辅助化疗后腹腔镜及开腹治疗进展期胃癌的比较（REALIZA） | 新辅助化疗腹腔镜胃切除术开腹胃切除术 | 3 年无进展生存期总体生存率手术并发症手术死亡率围手术期恢复指标术后生活质量 | 102 | 北京大学肿瘤医院 | 2015—2022 |
| 2 | 腹腔镜下中上部 $T_{1\sim2}$ 期胃癌全胃切除术安全性分析（CLASS-02） | 腹腔镜下全胃切除术开腹全胃切除术 | 手术早期并发症率和死亡率术后恢复时间术后住院时间 | 200 | 复旦大学附属中山医院 | 2016—2018 |
| 3 | 腹腔镜探查辅助进展期胃癌分期 | 腹腔镜探查分期 | 腹膜转移或细胞学阳性安全性 | 450 | 北京大学肿瘤医院 | 2014—2017 |
| 4 | 老年进展期胃癌腹腔镜 D1 和 D2 淋巴结清扫的临床预后 | 腹腔镜 D1 及 D2 淋巴结清扫 | 3 年总体生存率3 年无病生存率活检淋巴结数淋巴结阳性数术中出血量中转开腹率总体术后并发症发生率总体术后死亡率术后首次下床时间 | 160 | 福建医科大学附属协和医院 | 2017—2022 |
| 5 | 腹腔镜胆囊切除联合 D2 淋巴结清扫术与腹腔镜 D2 淋巴结清扫术治疗晚期胃癌 | 腹腔镜胆囊切除联合 D2 淋巴结清扫术腹腔镜 D2 淋巴结清扫术 | 3 年无病生存率3 年总体生存率5 年无病生存率5 年总体生存率手术时间总失血量胰瘘例数淋巴结活检数中转开腹数肠梗阻例数 | 100 | 广东省中医院 | 2016—2024 |
| 6 | 腹腔镜 D2 淋巴结清扫加全胃系膜切除术治疗晚期胃癌的研究 | 腹腔镜 D2 淋巴结清扫加全胃系膜切除腹腔镜 D2 淋巴结清扫术 | 3 年无病生存率术后恢复过程并发症发病率和死亡率 | 167 | 华中科技大学同济医学院附属同济医院 | 2014—2023 |
| 7 | 全腹腔镜下改良 Delta 胃十二指肠吻合术治疗远端胃癌的前瞻性研究（MDSG） | 全腹腔镜远端胃切除术腹腔镜辅助远端胃切除术 | 3 年无病生存率发病率和死亡率术中情况术后恢复过程术后营养状况和生活质量炎症和免疫反应3 年总体生存率3 年复发模式 | 240 | 福建医科大学附属协和医院 | 2015—2017 |
| 8 | 腹腔镜辅助远端胃切除术治疗局部进展期胃癌的疗效观察（SWEET） | 开腹手术腹腔镜手术 | 术后并发症发生率3 年无病生存率 | 440 | 北京大学肿瘤医院 | 2014—2020 |

| 编号 | 名称 | 干预 | 预后指标 | 例数/例 | 单位 | 起止时间/年 |
|---|---|---|---|---|---|---|
| 9 | 腹腔镜胃癌手术与开放手术相比的多中心临床试验 | 开腹手术<br>腹腔镜手术 | 3 年无病生存率 | 1 056 | 华中科技大学同济医学院附属协和医院 | 2014—2016 |
| 10 | 腔镜下黏膜下切除联合腹腔镜局部淋巴结清扫术治疗早期胃癌 | ESD<br>LRLD | 无病生存率 | 20 | 首都医科大学附属北京友谊医院 | 2013—2019 |
| 11 | 腹腔镜脾脏保留 10 号淋巴结清扫术治疗中晚期胃癌的研究 | D2 淋巴结清扫术包括 No. 10 组淋巴结<br>D2 淋巴结清扫术不包括 No. 10 组淋巴结 | 3 年无病生存率<br>发病率和死亡率<br>3 年总体生存率<br>3 年复发模式<br>术后下床时间<br>脾切除率<br>脾脏血管损伤率<br>淋巴结清扫的次数<br>体重的变化<br>每日最高体温 | 536 | 福建医科大学附属协和医院 | 2015—2020 |
| 12 | 机器人与腹腔镜辅助远端胃切除术治疗胃癌临床疗效比较 | 机器人辅助的远端胃切除术<br>腹腔镜辅助的远端胃切除术 | 3 年无病生存率<br>3 年总体生存率<br>3 年复发模式<br>术后总体并发症发病率<br>术中并发症发病率<br>术后总体严重发病率<br>活检淋巴结数目<br>术后首次下床时间<br>术后排气时间<br>第一次流食的时间 | 300 | 福建医科大学附属协和医院 | 2017—2020 |
| 13 | 腹腔镜辅助保留幽门迷走神经的胃切除术治疗早期胃癌（LAPPG） | 保留幽门远端胃切除术 | 无进展生存<br>术后并发症<br>术后死亡率<br>3 年总体生存率 | 100 | 上海交大医学院附属仁济医院 | 2016—2020 |
| 14 | 腹腔镜全胃切除术治疗残胃癌的安全性和可行性 | 腹腔镜下全胃切除术及 D2 淋巴结清扫术 | 发病率<br>3 年无病生存率<br>3 年总体生存率<br>3 年复发模式<br>术后首次下床时间<br>联合器官切除率<br>活检淋巴结的数量<br>体重的变化<br>每日最高体温<br>术后首次排气时间 | 50 | 福建医科大学附属协和医院 | 2016—202 |
| 15 | 腹腔镜辅助全胃切除术与脾门淋巴结切除全胃切除术 | 腹腔镜辅助全胃切除术<br>开腹全胃切除术 | | 144 | 广东省中医院 | 2015—2019 |

| 编号 | 名称 | 干预 | 预后指标 | 例数/例 | 单位 | 起止时间/年 |
|---|---|---|---|---|---|---|
| 16 | 前瞻性随机对照试验比较内镜黏膜下切除术与腹腔镜辅助胃切除术治疗早期胃癌（LGE） | ESD<br>腹腔镜辅助胃切除术 | 并发症发生率<br>VAS 评分<br>住院时间<br>手术时间<br>SF36 生活质量评估<br>死亡率<br>总体生存率<br>复发率<br>无病生存率 | 86 | 威尔斯亲王医院 | 2009—2017 |
| 17 | 腹腔镜远端胃大部切除术治疗晚期胃癌的单中心研究 | 腹腔镜胃切除术<br>开腹胃切除术 | | 178 | 中山大学附属第三医院 | 2014—2018 |
| 18 | 老年人胃癌腹腔镜辅助和开腹远端胃切除术 | 腹腔镜胃切除术<br>开腹胃切除术 | | 202 | 南方医科大学南方医院 | 2014—2017 |
| 19 | 3D 与 2D 腹腔镜全胃切除术合并脾门部淋巴结切除 | 3D 腹腔镜全胃切除术<br>2D 腹腔镜全胃切除术 | | 480 | 中国人民解放军总医院 | 2017—2019 |
| 20 | 腹腔镜远端胃大部切除术治疗晚期胃癌的多中心研究（CLASS-01） | 腹腔镜胃切除术<br>开腹胃切除术 | 术后并发症发生率<br>手术死亡率<br>手术并发症严重程度 | 1 056 | 中国腹腔镜胃肠外科研究组 | 2012—2017 |

## 二、新技术的探索

对于腹腔镜胃癌治疗，目前新技术主要包括三类，分别记述如下。

**1. 单孔腹腔镜技术**　19 世纪 90 年代单孔腹腔镜技术开始应用于临床工作中，单孔腹腔镜手术在胃癌领域国内外主要用于早期胃癌的治疗，单孔腹腔镜手术在胃间质瘤、早期胃癌治疗技术上是可行的，能取得与传统手术方式相似的近期疗效，但其在进展期胃癌中的应用仍需要我们去研究和探索。与传统多孔腹腔镜手术相比，单孔腹腔镜在患者疼痛、出院时间等方面都有所减少，符合当代快速康复外科的趋势。目前，单孔腹腔镜技术难度大、普及程度低、手术适应证尚未达成共识等方面仍是此项技术有待突破的瓶颈。

**2. 达·芬奇机器人系统**　2000 年，FDA 正式批准了达·芬奇机器人系统应用于临床外科治疗，在此后几年中，达·芬奇机器人系统相继应用于腹部外科手术。与传统腹腔镜手术相比，达·芬奇机器人系统具有以下几点优势：①抖动过滤，机械臂消除人手的自然震颤，提高操作的稳定性。②高清三维画面，手术视野放大 10～15 倍，提高操作的精确度。③机械臂具备 7 个自由活动度，仿真机械腕，极大地提高了操作的灵活性。④术者单独控制机械臂，避免扶镜助手与术者配合不默契的问题。⑤术者采取坐姿，增加了身体舒适度，提高术者操作时的注意力。⑥术者远程操控，避免与患者直接接触。⑦消化道重建实现全腔镜下体内吻合。达·芬奇机器人系统操作相对简便，学习曲线比传统腹腔镜学习曲线短。

由于达·芬奇机器人系统设备价格高，对技术要求高，其在胃癌治疗领域的临床研究相对缺乏，适应证等尚未形成共识。我国目前仅在部分大型医学中心开展机器人胃癌手术，研究数量也相对有限。例如，余佩武等曾对 41 例胃癌患者进行回顾性研究，论证了达·芬奇机器人施行胃癌根治手术安全可行，具有手术视野清晰，解剖分离精细灵巧，患者创伤小、恢复快等优点。

**3. 前哨淋巴结导航手术**　前哨淋巴结指原发肿瘤第一个引流区域淋巴结,常常用于预测恶性肿瘤区域淋巴结的转移情况。前哨淋巴结导航手术(sentinel node navigation surgery,SNNS)最先被运用于乳腺癌及黑色素瘤患者。2000 年,Kazuhiko Miwa 等第一次将该技术运用于胃癌患者,以评估淋巴结清扫范围。

在可行性方面,因为胃癌淋巴引流复杂,前哨淋巴结导航手术的可行性一直备受争议。然而,2013年,日本学者 Yuko Kitagawa 等进行的多中心前瞻性研究为我们提供了有力的证据。其纳入 397 名临床分期为 $T_1$ 或 $T_2$,肿瘤直径<4cm 的胃腺癌患者,使用标准的双示踪剂内镜注射技术显示前哨淋巴结,继而活检所示淋巴结,再根据日本胃癌学会指南施行全面或改良的 D2 胃癌根治术。结果显示,97.5%的前哨淋巴结成功示踪。57 个判定为淋巴结阳性的患者中,准确率达到 93%,在全部人群中准确率达到 99%。在手术过程中,并无该技术相关的并发症发生。在我国,亦有不少研究(如程黎阳等对 39 例患者的回顾性研究)初步证明了前哨淋巴结导航手术的准确性。

在临床价值方面,尽管目前对于进展期胃癌,D2 胃癌根治术已成为标准治疗,对于早期胃癌患者,因其转移淋巴结有限,淋巴结导航手术显示出了其临床价值。

对于早期胃癌患者,局部切除已经被多项研究证明能减少出血、并发症的发生率,并能够提升早期胃癌患者的生存质量。然而,为了达到局部切除的目的,必须保留足够的血供。因此,淋巴结转移情况对手术决策至关重要。在腹腔镜前哨淋巴结导航手术应用后,对早期胃癌的治疗将从标准的 D1+根治术转变为个体化的功能保留手术,将大大地提升患者的生存质量并减少并发症的发生。

尽管如此,前哨淋巴结导航手术还存在许多问题,如示踪剂的选择还有待进一步讨论。该项技术能否使得患者获益也仍存争议。

随着我国综合国力的提高,我国的腹腔镜胃癌技术已经进入新的时代。不过,我们应清醒地看到,我国的腹腔镜胃癌治疗还存在诸多不足,在技术普及、科学研究、技术探索方面,与日本和韩国都有着显著的差距。在我国的一些基层医院,还缺乏开展此类临床工作和科学研究的能力。因此,在未来,我们必须本着积极的态度,持有强大的决心,努力提高我国的临床科研水平,只有这样才能推动我国的胃癌防治事业不断前行,为国家和人民造福。

(陕飞　李子禹)

# 第二章 腹腔镜胃癌手术器械选择

腹腔镜设备是由众多复杂的高科技器械所组成的一整套精密医疗仪器,包括影像系统、电能源系统、气腹系统、冲洗及吸引系统,以及各种手术器械等。腹腔镜手术操作是在密闭的体腔内进行,医师需借助各种器械、设备,通过摄像系统呈现的监视图像完成手术操作。因此,要成功地进行腹腔镜手术,不但要求术者具备熟练的腹腔镜操作技术,还要依赖必要的手术设备及器械。

## 一、气腹系统

为了保证腹腔镜手术的顺利进行,必须向腹腔内注入气体,以形成足够稳定的腔内手术空间。气腹机是用来将气体注入腹腔的机器(图 2-1),一般采用 $CO_2$ 气体,$CO_2$ 为惰性气体,不能燃烧。$CO_2$ 经气腹机处理后通过消毒的导管经气腹针或穿刺器(Trocar)注入。气腹针充气时,流量设定为 1L/min。

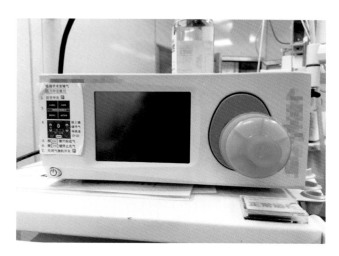

图 2-1 气腹机

在腹腔镜胃癌手术中,气腹机的工作压力通常设定为 12~15mmHg,这个压力范围既保证手术可以顺利进行,同时也能保证患者的安全。气腹机带有压力报警系统,监测腹腔的流速、流量及腹腔压力,在 $CO_2$ 气腹压力达到手术设定压力时,气腹机自动停止充气。在手术过程中,若患者麻醉变浅、腹肌紧张、腹腔内压力超过预设值,则气腹机发出报警声音。$CO_2$ 流量可以调整,以适应术中气腹的需要,在气腹压力低于设定腹腔压力时,气腹机可以自动充气,直到达到设定压力为止。由于冷的 $CO_2$ 气体可使患者体温下降,引起应激反应、肩部疼痛和呕吐等,影响术后恢复,多数气腹机带有 $CO_2$ 加温装置,可将注入腹腔的 $CO_2$ 加温,减少了术后疼痛及呕吐等并发症,也避免了温差较大引起镜头起雾,影响图像清晰度。

## 二、影像系统

腹腔镜手术与传统手术不同,必须借助先进的光学成像技术,视频图像处理传输技术将原本需要开腹暴露的手术视野经视频图像技术系统引出体外,并成像于高分辨率的彩色监视器屏幕上。手术者可根据屏幕图像完成腔内手术。本系统由腹腔镜、冷光源、内镜电视摄像系统和显示系统组成。

1. **腹腔镜** 目前,临床所采用的腹腔镜,具有良好的光导性和广角镜头,都是柱状透镜装置,透光性好,分辨率高,成像清晰且视野大。周边视野图像也保持清晰且不失真,镜体长度 30cm,直径 1~12mm,镜面视角 0°~90°,外观镜体有摄像头接口、光纤接口和镜头前的镜面(图 2-2)。摄像头通过光导纤维与信号转换器连接。能够提供给术者更加清晰的术野和更好的视觉感受。摄像头带有焦距调节功能,可以调节焦距使图像更加清晰。有的腹腔镜镜头具有自动对焦功能,更加方便操作。此外,腹腔镜还具有防水功

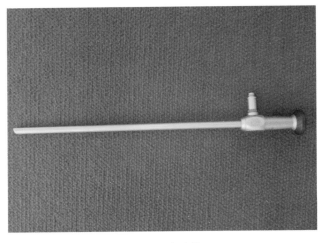

图 2-2　腹腔镜

能,可浸泡消毒。临床常用的腹腔镜多为硬质镜,腹腔镜有 0°、30°、45°及 70°等不同的视角可供选择。0°镜视野小,没有"上下"的方位区别,若要改变图像的方位,可旋转摄像头。摄像头正立时,产生的图像也是正立的,如摄像头旋转 180°,图像就是倒立的了。有角度的镜头视野大,可调节镜身从不同角度观察视野。临床上最常用的腹腔镜直径为 10mm,镜面为 0°或 30°的腹腔镜。0°的腹腔镜便于操作,30°的腹腔镜可以在特殊角度的手术需要时提供较好的手术视野。胃癌根治术中常用的镜头多为 30°,便于转动镜体观察脏器的侧方。直径越小的腹腔镜,其视角也越小,难以提供较大的手术视野,因此进行腹腔镜手术以直径 10mm 的腹腔镜为宜。镜视深度为 10~100mm,最佳距离为 10~50mm。在将腹腔镜置入腹腔前,除擦拭物镜和目镜外,还应适当加热镜头,或用腹腔镜专用无菌防雾剂、无水乙醇或聚维酮碘涂抹镜头,防止低温的腹腔镜物镜进入腹腔后被雾气笼罩,影响观察。

**2. 冷光源**　冷光源系统主要包括冷光源机和冷光源线(图 2-3)。用于腹腔镜手术的光源输出功率均在 150W 以上。冷光源用的灯泡中充有卤素或氙气,其输出功率为 70~400W。氙光源具有出色的传输光谱,光线强烈,与太阳光相似,涵盖了从紫外线到红外线的整个波段。内镜光源的传导借助光导纤维束,长度为 180cm,它和光源间有一块隔热玻璃,进入光缆的光就不会有热的成分,但会有很高的照明度。

**3. 显示系统**　摄像头与腹腔镜目镜连接,将腹腔镜图像以电信号的方式输入到信号转换器,其清晰度由水平扫描线表示,扫描线越多清晰度越高,是摄像系统的核心(图 2-4),其所拍摄的图像清晰度和分辨率越高,显示器上的图像越清晰。目前,三晶片数码控制彩色摄像头分辨率达 700 线以上,比模拟式摄像系统具有更高的分辨率。视频信号在监视器上进行显示,以便于外科医师在手术中观察图像进行操作,微创外科所用的监视器对扫描线、分辨率、图像还原、像素等方面的要求非常高。常用监视器一般为 14~21 英寸(1 英寸 = 2.54cm),目前多采用数字液晶显示器,围绕患者在四个方向上均安置监视器,使得术者和助手可以更加方便地观察到手术视野。监视器大小的选择取决于术者和监视器的距离,最好选用 21 英寸的监视器,监视器的分辨率至少 600 线。监视器放置的高度可与术者视平线平行或略低,以减少视觉疲劳。

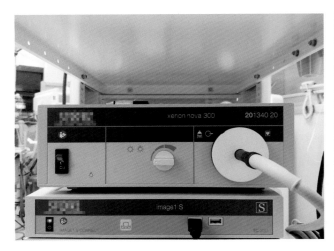

图 2-3　冷光源系统

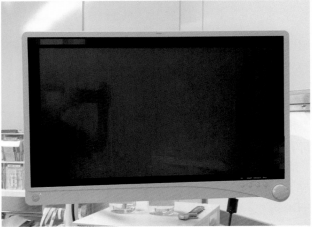

图 2-4　显示器

为了更好地进行教学和及时总结手术经验,在手术过程中需要记录腹腔镜手术的整个过程,因此还需要配备腹腔镜手术用的图像记录设备。国内目前也有很多手术录像工作站系统,对视频的采集、编辑提供专业的软件支持。

### 三、冲洗及吸引系统

为满足腹腔镜手术过程中创面冲洗的需要,必须配备专用的冲洗及吸引系统(图 2-5),一般要求流量大且操作简便。目前常用的装置是吸引、冲洗合二为一的冲洗吸引泵,冲或吸的压力可以根据手术需要在一定范围内进行调节,通常在 53.2kPa 以内。医师只需使用一个冲洗吸引管,机器可将水“泵入”腹腔并吸出,术中可以及时清理手术野,保持手术野清晰。冲洗吸引器有电动和气体做动力的两种,常用 $CO_2$ 气体作为动力的冲洗器,它连接 $CO_2$ 气瓶行正压冲洗,可

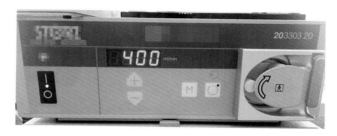

图 2-5　冲洗及吸引系统

达 1~2L/min 或更高,冲洗液的吸引则利用中心负压吸引系统完成。

### 四、电能源系统

由于腹腔镜手术必须借助器械代替手进行远距离操作,因此各种方便手术操作的电能源动力均被引用到腹腔镜手术中来,包括高频电刀、超声刀、外科激光手术器、内凝器、氩气束凝血电刀及微波刀等。电能源系统是腹腔镜操作中最重要的止血措施,是手术成败的重要环节。腹腔镜胃癌根治术最常用的是高频电刀和超声刀。

1. **高频电刀**　高频电刀是腹腔镜手术中最常用的切割和凝固设备,目前的电刀产品功能全面,调节方便,与电钩、分离钳和剪刀等连接,通常能够满足普通腹腔镜手术的需要(图 2-6)。高频电刀可分为单极电凝仪、双极电凝仪等,电凝仪有数字显示,可看到和听到工作停止的标记等。腹腔镜手术中最常用的是单极电凝,操作简单,经济实用,但电凝时产生的烟雾较大,影响腹腔镜手术视野。使用高频电刀有一定的危险性,易造成意外伤害,使用时应注意负极板尽量靠近手术的部位且必须固定妥当;电刀工作时电刀电流和高温传导,有可能发生组织传导性损伤;电刀必须在腹腔镜的视野监视内使用。高频电刀有危险性,在手术中应熟练掌握、仔细小心地使用,谨防损伤脏器组织。

2. **超声刀**　超声刀是通过超声频率发生器使金属刀头以 55.5Hz 的超声频率进行机械振荡,使与刀头接触的组织内的水分子汽化、蛋白质氢键断裂、细胞崩解、组织被切开或者凝固、血管闭合,达到切割组织和止血的目的(图 2-7)。超声刀是一种新型的手术器械,可以切割除骨组织以外的人体组织,它比高频电刀具有更大的优越性:①不具有热传导作用,可以避免切割组织时的热损伤。②产生烟雾较小,对手术视野影响小。③直径 3mm 以下的血管可以直接切割。④可以作为分离器械使用。超声刀集凝固、分离、止血、切割等操作于一体,减少了器械更换次数,缩短了手术时间,其安全性、有效性和实用性已得到公认,已成为腹腔镜胃癌根治手术的必备设备。缺点是价格较高。

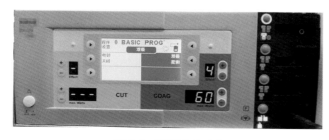

图 2-6　高频电刀主机

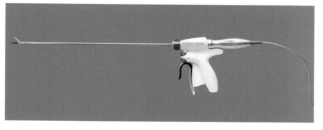

图 2-7　超声刀

### 五、其他常用器械

常用的腹腔镜手术器械有反复使用和一次性使用两种。多数手术器械可 360°旋转,并趋向于标准化,器械的各个部件可拆卸和互换。除一些特殊器械外,常用的手术器械直径均为 5mm 和 10mm,并均有连接单极或双极电凝的接口。

**1. 气腹针** 气腹针是腹腔镜必备的手术器械,是穿刺法建立气腹时使用的最普遍、最安全的器械(图 2-8)。它由钝头、带有弹簧的内芯和锐利的外套针组成。为防止伤及腹腔内脏,它的设计分为两部分:管状针鞘;带有弹簧的、钝性针头和针芯。进行穿刺遇到阻力时,针芯回缩,管状针刺进组织,一旦进入腹腔或无阻力区域,由于弹簧的作用,钝性针头的针芯弹出,保护管状针不至于刺到脏器。气腹针的长度一般有 80mm、100mm 和 120mm 三种。

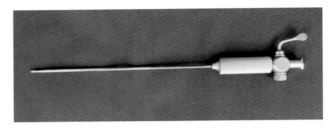

图 2-8 气腹针

**2. Trocar** Trocar 是腹腔镜和手术器械从外界进入腹腔的通道,由穿刺针芯和套管组成(图 2-9)。Trocar 有不同的规格及型号,外径为 3~25mm,腹腔镜胃癌根治术常用 5mm、10mm 和 12mm 的 Trocar,长度有 96mm、100mm、120mm 等,长度主要依据患者体型及肥胖程度选择。Trocar 的针芯尖端分为圆锥形、三棱形和具有保护装置的针栓。圆锥形 Trocar 芯穿刺时稍费力,但对腹壁的创伤较小,三棱形针芯穿刺时省力,但对腹壁切割较大,易造成腹壁出血。一次性套管穿刺器刺入腹腔后针芯自动弹回,即使戳到肠壁也不会造成损伤,目前临床常用。

**3. 转换套管** 当大口径的穿刺器应用小口径器械时,为了避免漏气,必须使穿刺器口径适应不同直径的器械,因此需要用转换套管(图 2-10),常用的转换套管长 190mm,外径 10mm,允许 5mm 器械通过。

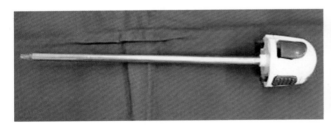

图 2-9 穿刺针

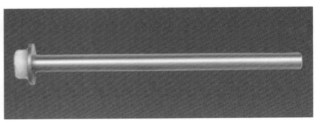

图 2-10 转换套管

**4. 手术钳** 手术钳主要有以下四种类型:①分离钳:用于手术中组织的分离与牵引,通电时也可对所钳夹的组织进行电凝(图 2-11A)。分离钳主要有弯头、直头和直角三种,均有单极电凝接口,除头端外,整个分离钳都是电绝缘的。分离钳一般长 330mm,外径 5mm,钳体可以 360°旋转,方便手术操作。每一种分离钳都可进行分离、止血、牵引及缝合打结。②抓钳:根据抓钳齿形不同可分为有创伤抓钳和无创伤抓钳两种,主要用于固定、牵引组织作用(图 2-11B)。有绝缘层,能进行电凝止血,可 360°旋转,长度一般为 320mm,外径为 5mm 或 10mm,有的抓钳带锁,可用于固定所加持的组织。③手术剪:手术剪是腹腔镜手术中常用的器械(图 2-11C)。外径一般为 5mm,能 360°旋转,常见的有钩形剪、直头剪、弯头剪,每一种形状剪刀有不同的用途。手术医师应根据手术需要来选用剪刀。多数剪刀都有单极电凝接口,也可用于电凝及组织分离等。④止血夹钳与止血夹:主要用于血管等管道组织的夹闭(图 2-11D)。止血夹由不同材料制成,最常用的是不可吸收的钛夹。钛夹由钛合金材料构成,对人体兼容性好,不产生排斥。止血夹钳长约 320mm,外径 10mm,能 360°旋转,有一次性施夹器和连发施夹器等。连发施夹器可装 10~20 枚钛夹,能连续击发。Hem-o-lok 夹由不可吸收的多聚合物材料制成,无组织反应性,无影像学干扰,有安全锁扣防止结扎夹向任何方向滑动。另外,还有各种可吸收夹,可避免钛夹等永久留存体内带来的弊端。

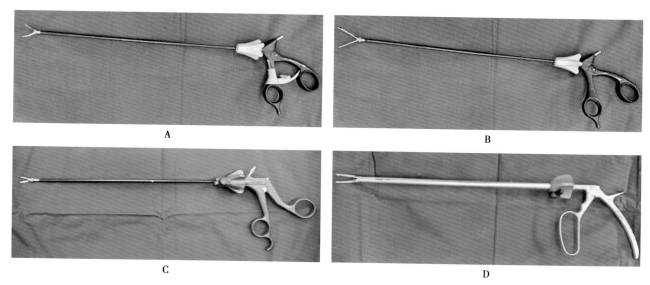

图 2-11 **手术钳类型**
A.分离钳;B.抓钳;C.手术剪;D.止血夹钳。

**5. 持针器** 持针器是腹腔镜必备的手术器械(图 2-12),分为掌式、枪式、推杆式和拉杆式等,头端有直头和弯头两种,有的持针器可使缝针自动归位。

**6. 牵开器** 腹腔镜下操作时,肝脏、肠管、大网膜等器官会影响手术野的显露,术中为了达到良好的显露,可使用不同类型的牵开器(图 2-13),外径有 5mm、10mm,形状有扇形、翼状、杠杆式。

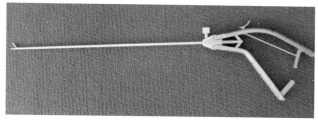

图 2-12 **持针器**

图 2-13 **牵开器**

**7. 切口保护套** 切口保护套使用时,从腹壁小切口置入腹腔内,可通过它置入大型手术器械和取出腹内切除的标本,在开口端部结扎封闭后,即可重建气腹,根据手术需要,腹壁切口可以方便、快速地重复开放、封闭(图 2-14)。

**8. 缝合器** 缝合器分为线性缝合器和环形吻合器两类。线性缝合器(linear stapler)可将组织进行直线型缝合(图 2-15A)。将组织放在钉仓和钉砧之间,安置好定位针,根据组织厚度标尺预定好适合的厚度,扳动击发手柄,缝钉驱动器将两排交错的缝钉置入组织并弯曲成 B 形,牢固地将两层组织钉合封闭。钉仓有不同的长度,有 60mm、90mm 等规格。环形吻合器(circular stapler)用于各种腔道的吻合,可以在腔道组织内置入两排环形交叉排列的缝钉,使两层腔道组织缝合在一起,内置的环形刀立即切除多余的组织,形成圆形吻合口,完成腔道的吻合(图 2-15B)。根据不同手术部位的需要,又分为直型、弯型、可曲型等不同亚型。每型又有大小不同的规格(25mm、26mm、28mm、29mm、31mm、33mm 等)以适应不同口径的消化道。线性切割缝合器

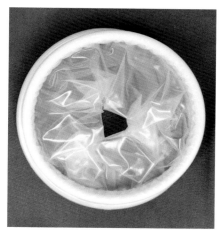

图 2-14 **切口保护套**

（linear cutter）可以同时在组织的两侧各钉入两排或三排直线交叉排列的缝钉,然后用推刀在两侧已缝合好的组织之间进行切割离断,分为腔内和腔外两种。目前,临床广泛应用这种缝合器进行胃-空肠侧侧吻合,肠-肠侧侧吻合等手术。钉子的高度有 2.5mm、3.5mm、4.8mm 等,钉仓有不同的长度,如 45mm、60mm、90mm、100mm 等。腹腔镜切割闭合器可钉入相互咬合成排的钉子,每侧二二或三三相互错开。闭合器自带切割装置,在两排钉子间有刀刃,能同时钉合和切割组织。闭合器头端可以旋转,能够满足狭窄空间中的特殊切割需求。

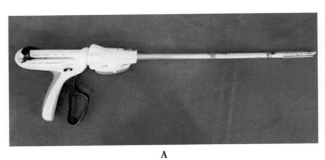
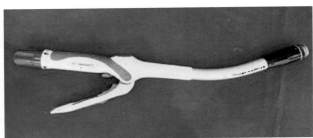

A

B

图 2-15　缝合器类型
A. 线性缝合器;B. 环形吻合器。

（韩瑛　梁建伟）

# 第三章　腹腔镜胃癌手术的适应证

## 第一节　概　　述

1994 年,日本学者 Seigo Kitano 等首次报道了腹腔镜辅助远端胃癌根治术,从此拉开腹腔镜胃癌手术的序幕。与开腹手术相比,腹腔镜胃癌手术具有术中出血少、术后住院时间短、术后康复快、切口瘢痕小等优点,深受广大外科医师的青睐。但受当时腹腔镜技术的影响,以及对腹腔镜淋巴结清扫、切除范围、操作规范等问题上存在争议,限制了腹腔镜胃癌手术的发展。随着腹腔镜技术的革新及外科医师对腹腔镜手术的不断实践,腹腔镜胃癌手术的适应证在不断变化。

### 一、腹腔镜在早期胃癌手术中的应用

2004 年日本胃癌协会提出,局限于黏膜层和局部淋巴结转移($N_1$)的胃癌,或者黏膜下和淋巴结转移在 $N_0$ 或 $N_1$ 的胃癌患者可行腹腔镜胃癌根治术,并首次将腹腔镜胃癌根治术作为 Ⅰ A 期胃癌的标准治疗方案之一。我国《腹腔镜胃癌手术操作指南(2007 版)》也指出腹腔镜胃癌根治术是治疗早期胃癌及部分进展期胃癌安全可行的手术方式。目前,日本、韩国、中国等多国胃癌治疗指南均指出,对于 Ⅰ A 期和 Ⅰ B 期胃癌患者可施行腹腔镜胃癌根治术。目前腹腔镜在早期胃癌根治术中的应用已达成共识。

1. **腹腔镜早期胃癌手术的近期疗效评价**　Hiroshi Ohtani 等的 meta 分析认为,腹腔镜早期胃癌手术的手术时间长于传统开放手术,但具有术中出血少、术后疼痛轻及并发症发生率低等优势。在淋巴结清扫方面,Yoshinari Mochizuki 等对 50 例术前分期为 $T_1N_0M_0$、行腹腔镜辅助胃癌根治术的患者进行了前瞻性临床试验,结果显示区域淋巴结清扫总数与传统开腹胃癌根治术大致相同。关于早期远端胃癌腹腔镜手术与开腹手术对比的两项Ⅲ期多中心随机对照临床试验 KLASS-01 和 JCOG0912 的短期疗效结果目前都已报道。韩国 KLASS-01 试验中表明,腹腔镜手术组总的手术并发症发生率低于开放手术组(13.0% vs 19.9%),而在死亡率(0.65% vs 0.3%)上无统计学差异。日本临床肿瘤学组 JCOG0912 试验结果显示,腹腔镜组的手术时间长于开腹组(278 分钟 vs 194 分钟),但出血更少(38mL vs 115mL),两组均无手术相关死亡患者,3~4 级手术并发症发生率无差异。上述证据说明腹腔镜早期胃癌根治术能取得良好的近期疗效。

2. **腹腔镜早期胃癌手术的远期疗效评价**　3 年及 5 年无病生存率是评价胃癌手术根治性的重要方面。日本学者报道了一项 16 个中心 1 294 例早期胃癌腹腔镜手术患者的临床研究,术后中位随访期为 36 个月(13~113 个月),术后仅有 6 例患者复发,5 年无病生存率 Ⅰ A 期为 99.8%,Ⅰ B 期为 98.7%,Ⅱ 期为 85.7%,提示良好的远期效果。韩国 KLASS 的一项多中心回顾性研究共纳入 1 417 例腹腔镜辅助胃癌手术患者,其中早期胃癌 1 186 例,肿瘤复发率为 1.6%。目前日本 JCOG0912 及韩国 KLASS-01 试验的远期生存结果仍在随访等待中,其结果将进一步验证腹腔镜在早期胃癌根治术中应用的远期疗效。

### 二、腹腔镜在进展期胃癌手术中的探索

1997 年 Peter Goh 等首次实施腹腔镜进展期胃癌根治术,标志着腹腔镜进展期胃癌手术的开始。进展期胃癌淋巴结转移率高,常伴有周围组织浸润,使得腹腔镜技术在治疗进展期胃癌方面难度大。目前,对

于进展期胃癌是否适合行腹腔镜治疗在国际上也存在争议。随着腹腔镜技术的不断成熟及设备的进一步发展,腹腔镜进展期胃癌手术的相关研究越来越多。我国《腹腔镜胃癌手术操作指南(2016 版)》将胃癌肿瘤浸润深度<$T_{4a}$ 期并可达到 D2 根治性切除术,以及胃癌术前分期为Ⅰ、Ⅱ、ⅢA 期作为已被认可并应用于临床实践的手术适应证,将胃癌术前评估肿瘤浸润深度为 $T_{4a}$ 期并可达到 D2 根治性切除术作为临床探索性手术适应证。

1. **腹腔镜进展期胃癌手术的近期疗效**　Ju Hee Lee 等的一项腹腔镜进展期胃癌($cT_2N_0 \sim cT_{4a}N_2$)根治术的前瞻性Ⅱ期临床试验共纳入 157 例患者,中转开腹 11 例(7.0%),远端胃切除患者平均住院时间为 6.3 天,全胃切除患者为 8.5 天;远端胃切除患者平均清扫淋巴结个数为 52.7 枚,全胃切除患者为 63.8 枚;术后并发症发生率为 25.5%,2 级以上并发症发生率为 11.5%,1 例患者围手术期死亡。另一项对 45 例行腹腔镜进展期胃癌根治术的患者及 83 例行开腹进展期胃癌根治术的患者研究显示,两组的淋巴结清扫个数没有差异。2009 年,在中华医学会外科学分会腹腔镜与内镜学组和中国抗癌协会胃癌专业委员会等学术组织的指导下,中国胃肠微创外科专家成立了中国腹腔镜胃肠外科研究组(Chinese Laparoscopic Gastrointestinal Surgery Group,CLASS),并开展了一系列临床研究。CLASS 回顾性分析了 1 184 例行腹腔镜辅助胃癌切除 D2 淋巴结清扫的进展期胃癌患者,术后并发症发生率为 10.1%,围手术期死亡率为 0.1%。2012 年,我国"腹腔镜和开腹 D2 根治术治疗局部进展期远端胃癌肿瘤学疗效的多中心、随机、对照临床研究"启动,共入组 1 056 例患者,初期分析结果显示,两组的术后并发症发生率、手术死亡率等方面差异无统计学意义,因此,由具备丰富经验的团队施行腹腔镜远端胃癌 D2 根治术治疗局部进展期胃癌安全可行。日本的一项前瞻性多中心Ⅱ期临床试验(JLSSG0901)纳入了 86 例行腹腔镜胃癌手术的进展期胃癌患者,吻合口瘘或胰瘘的发生率为 4.7%(4/86),3~4 级并发症发生率为 5.8%,中转开腹 1 例,无术中并发症发生,无围手术期死亡病例,6 个月内无因手术并发症再入院患者。韩国的一项前瞻性多中心Ⅱ期临床随机对照研究(COACT 1001)入组 204 例临床分期为 $cT_{2\sim4a}N_{0\sim2}M_0$ 行 D2 淋巴结清扫的远端胃癌患者,随机分为腹腔镜组和开放组,两组在淋巴结清扫相关并发症发生率、术后并发症发生率和应激反应上无统计学差异。上述证据表明腹腔镜手术治疗进展期胃癌的安全性及可行性,并可取得良好的近期疗效。目前 KLASS 正在进行一项多中心随机对照临床试验来评价腹腔镜远端胃癌切除 D2 淋巴结清扫治疗局部进展期胃癌的疗效(KALSS-02),其结果也将进一步验证腹腔镜进展期胃癌手术的疗效。

2. **腹腔镜进展期胃癌手术的远期疗效**　Atsushi Hamab 等进行了一项回顾性队列研究来比较腹腔镜辅助下 D2 淋巴结清扫与开腹 D2 淋巴结清扫进展期胃癌的长期效果,研究共纳入 167 例患者,其结果显示,开腹组 5 年无病生存率为 89.6%,腹腔镜辅助组为 75.8%,无统计学差异。KLASS 一项多中心回顾性研究随访 239 例因进展期胃癌行腹腔镜胃癌根治术的患者,结果显示,5 年总生存率为 78.8%,5 年疾病相关存活率为 85.6%,与开放手术相当。在 COACT 1001 临床研究中,腹腔镜组和开放组 3 年无病生存率分别为 80.1% 和 80.9%,无统计学差异。上述证据说明腹腔镜进展期胃癌的远期疗效与开腹手术相当,但仍需要更高级别证据进一步验证。上述提到的我国开展的 RCT 研究及韩国 KLASS-02 研究的远期临床结果也将进一步评价腹腔镜进展期胃癌的疗效,我们拭目以待。

## 三、腹腔镜在新辅助化疗后胃癌中的尝试

新辅助化疗可以缩小肿瘤,降低分期,提高 R0 切除率,但行新辅助化疗的胃癌患者肿瘤分期偏晚,化疗对组织及血管亦有一定的影响,使得手术难度增大,对腹腔镜手术来说充满挑战。新辅助化疗后胃癌行腹腔镜手术的相关报道较少,能否将二者结合目前尚无定论。

一项评价新辅助化疗后腹腔镜远端胃癌手术的近期疗效结果显示,与开腹手术组比,腹腔镜组的术中出血量、平均手术时间、并发症发生率、远近切缘的距离及淋巴结清扫数目均无统计学差异,但腹腔镜组具有手术切口更小、术后首次排气时间更短等优点。中国医学科学院肿瘤医院回顾性分析了 193 例新辅助化疗后的胃癌患者,按手术方式分为腹腔镜辅助手术组(42 例)和开放手术组(151 例),结果提示新辅助化疗后腹腔镜手术未增加手术风险,且手术效果与开放手术相当。黄昌明教授团队研究包含 35 例行卡培他滨联合奥沙利铂(XELOX)方案新辅助化疗联合腹腔镜手术的胃癌患者,新辅助化疗有效率为 62.9%,

疾病控制率为91.5%,R0切除率为100%,3年总生存率为77.1%,3年无病生存率为74.3%。目前,日本正在进行一项Ⅱ期临床试验(LANDSCOPE),旨在评估比较在可行D2胃切除术的胃癌中腹腔镜辅助远端胃切除术和开腹远端胃切除术的安全性及疗效,并决定能否在未来的Ⅲ期研究中评估新辅助化疗后腹腔镜组不比开腹组差。荷兰也在进行一项对比胃癌化疗后行开腹或腹腔镜手术的临床试验(STOMACH),其结果将有可能进一步评价新辅助化疗后行腹腔镜胃癌手术的疗效。

### 四、腹腔镜在残胃癌治疗中的应用

胃术后腹腔严重粘连,组织间隙失去正常结构,术区淋巴回流改变,大大地增加了残胃癌患者行根治性手术的难度,行腹腔镜手术更是困难。Yamada等在2005年第一次报道了腹腔镜辅助残胃癌手术,此后腹腔镜残胃癌手术多为散在报道,且各中心报道的病例数较少,残胃癌行腹腔镜治疗的安全性及可行性仍不十分明确。腹腔镜具有放大效应,有利于残胃、胃肠吻合口的游离及淋巴结清扫,同时腹腔镜在贲门、胃底及脾门的视野暴露上要优于开腹,更有利于残胃癌手术的实施。Shigeru Tsunoda等于PubMed上检索2014年5月前发表的腹腔镜残胃癌手术的相关英文文献,连同其所在单位完成的10例腹腔镜残胃癌手术,共总结了10项研究100例患者的临床资料,平均手术时间为197~488分钟,平均出血量为0~425mL,平均淋巴结清扫个数为8~24枚,平均术后住院时间为6~13天,共有18例(18%)患者出现术后并发症,与同期开腹手术组患者相比,腹腔镜手术治疗残胃癌手术时间延长40~90分钟,淋巴结清扫及患者远期生存情况相似。Taeil Son等2015年报道了一项腹腔镜(17例)与开腹(17例)手术治疗残胃癌的研究,结果显示腹腔镜手术时间明显延长(234.4分钟 vs 170.0分钟,$P=0.002$),但两组术后住院时间、并发症发生率、淋巴结清扫数和术后5年生存率差异均无统计学意义。此外,腹腔镜不仅可以对残胃癌进行根治性切除,对于探查中遇到不能切除或出现腹膜种植或远隔部位转移等原因无法进行根治性手术的残胃癌,也可以通过腹腔镜行姑息性残胃切除或残胃空肠吻合、空肠造瘘等手术,能够缓解症状,避免残胃癌出血、穿孔及胃肠吻合口梗阻等情况发生,并可免除剖腹探查的创伤。

### 五、腹腔镜在胃癌领域中的其他应用

《腹腔镜胃癌手术操作指南(2016版)》中将胃癌探查及分期和晚期胃癌短路手术作为已被认可并应用于临床实践的手术适应证,并将晚期胃癌的姑息性胃切除作为临床探索性手术适应证,可见腹腔镜在胃癌的诊断和分期、晚期胃癌的治疗中占有重要的地位。

1. **腹腔镜胃癌的诊断及分期**　术前准确的胃癌分期有助于治疗方案的确立,并可避免不必要的剖腹探查。术前常用检查方法包括胃镜、超声内镜、腹部B超及CT等,上述检查各有侧重,但不易发现网膜、腹膜及微小的肝脏转移等隐匿病灶,所以时常不能准确地判断胃癌术前临床分期。腹腔镜能探查原发肿瘤的部位、浸润深度、淋巴结转移、腹膜转移、腹水及邻近组织是否受到侵犯,并可通过腹腔灌洗细胞学检查有无肿瘤细胞脱落,从而弥补传统影像学方法的不足,进一步精确临床分期,指导下一步治疗。日本的一项研究纳入60例临床分期为Ⅲ/Ⅳ的胃癌患者,经过分期腹腔镜检查后,11例患者从$T_{4a}$降为$T_3$,3例患者从$T_{4b}$降为$T_{4a}$,14例患者从$P_0$变为$P_1$或$CY_1$,1例患者从$H_0$变为$H_1$。Valentin等研究了98例患者,其中45例在术前常规检查未发现癌转移,腹腔镜分期诊断检查发现17例患者发生癌转移(腹膜或肝转移)后行姑息性治疗,避免了无意义剖腹探查。

2. **腹腔镜晚期胃癌短路手术**　胃癌进展至一定程度常合并幽门梗阻,患者无法进食,严重影响患者的生活质量及治疗效果,胃癌短路手术对此类患者有重要的意义。腹腔镜胃癌短路手术有其独特优势,Yong Choi对68例合并出口梗阻的进展期胃癌短路手术进行研究,其中腹腔镜胃空肠吻合30例、开腹手术38例,结果提示与开腹手术比,腹腔镜胃空肠吻合姑息性治疗不可切除胃癌的免疫功能抑制轻,并发症少,血流动力学稳定,肠功能恢复早。

与国外相比,我国腹腔镜胃癌手术起步晚,但发展迅速。随着腹腔镜技术的发展、外科医师腹腔镜技术和认识的提升,开展腹腔镜胃癌手术的单位越来越多,腹腔镜胃癌手术也越来越规范,国内一些大的临床中心主导的高质量临床试验也越来越多。在高水平临床证据的支持下,腹腔镜胃癌手术的适应证也逐

步拓宽,从在早期胃癌中的摸索,到指南对早期胃癌腹腔镜手术的肯定,到进展期胃癌中的尝试,再到新辅助化疗后腹腔镜胃癌手术的探索,腹腔镜在胃癌领域发挥着越来越大的作用,目前已经是胃癌治疗过程中不可缺少的一部分。随着更多高质量临床证据的出现,腹腔镜胃癌手术的适应范围亦将更加规范、科学。

(邵欣欣　胡海涛　田艳涛)

## 第二节　腹腔镜胃癌手术适应证的评估方法

### 一、内镜评估

随着内镜及超声内镜(EUS)的诊断技术不断发展,其在胃肠道肿瘤的诊断和分期中起的作用越来越重要,同时根据临床需求,开展内镜下的一些新项目,如色素内镜、放大内镜、内镜下术前定位、超声内镜引导下细针穿刺活检术(EUS-FNA),有助于肿瘤精确分期和定位,从而为临床医师选择最佳的治疗方案提供依据,逐步实现胃癌的个体化治疗及精确治疗。

(一) 内镜

内镜及内镜下活组织检查是目前诊断胃癌的金标准,尤其是对平坦型和非溃疡性胃癌的检出率高于X线钡餐及CT等方法。内镜检查除了进行病理活检明确病变性质外,还可精确地判断病变范围、长度、肿瘤合并出血、穿孔等情况,对判断是否可以腹腔镜手术有指导性作用。

早期胃癌的内镜下分型依照2002年巴黎分型标准及2005年巴黎分型标准更新。浅表性胃癌(Type 0)分为隆起型病变(0~Ⅰ)、平坦型病变(0~Ⅱ)和凹陷型病变(0~Ⅲ)。0~Ⅰ型又分为有蒂型(0~Ⅰp)和无蒂型(0~Ⅰs)。0~Ⅱ型根据病灶轻微隆起、平坦、轻微凹陷分为0~Ⅱa、0~Ⅱb和0~Ⅱc三个亚型。

进展期胃癌内镜下分型目前多采用Borrmann分型:息肉型(Ⅰ型),溃疡型(Ⅱ型),溃疡浸润型(Ⅲ型),弥漫浸润型(Ⅳ型)。

术前准确判断肿瘤浸润深度、范围、镜下分型及淋巴结侵犯是选择合理的治疗方式、判断预后和决定治疗成败的关键。对于胃癌浸润范围的评估主要借助于化学和电子染色内镜来判断,对深度的判断主要依靠EUS。

EUS在胃癌的诊断和分期中起非常重要的作用,是用于评估原发胃癌浸润深度最可靠的工具,对肿瘤的T分期准确性较高,优于CT,但N分期和M分期的准确性不高。此外,对局部和远处转移的淋巴结可行EUS-FNA获取病理及细胞学标本,可以提高淋巴结分期的准确性。

在T分期方面,早期胃癌浸润深度的EUS判断标准:黏膜内癌表现为黏膜层和/或黏膜肌层增厚,结构模糊,欠规则,缺损,但黏膜下层清晰、连续、完整。黏膜下癌表现为黏膜肌层和黏膜下层层次紊乱,两者分界消失;黏膜下层增厚、中断;黏膜下层内较小的低回声影;但固有肌层清晰、连续、完整。进展期胃癌EUS表现为:①胃壁内低回声占位,回声不均匀,边界不清,部分可表现为混合性回声。②胃壁增厚,结构消失,层次紊乱,回声减低。皮革胃的EUS判断标准为胃壁全层增厚,以固有肌层增厚为著,各层次间结构尚可见,病变常累及周围组织,可伴有腹水和/或淋巴结转移。EUS对胃癌T分期的准确度为71%~92%,平均83%,对$T_1$、$T_3$及$T_4$分期的准确性最高,对$T_2$期的准确性最低(60%~70%)。对于$T_3$/$T_4$期病变,EUS可全面扫查浆膜受侵范围、周围组织受侵情况,如胃癌伴大面积浆膜层受侵、肿瘤与周围组织广泛浸润者不宜行腹腔镜手术(图3-1)。

在N分期方面,EUS能发现最大径5mm以上的淋巴结。淋巴结回声类型、边界及大小作为主要的判断标准,转移性淋巴结多为圆形、类圆形低回声结构,其回声常与肿瘤组织相似或更低,边界清晰,内部回声均匀,最大径>1cm。EUSN分期的总准确性65%~90%,$N_1$期的总敏感性为58.2%,$N_2$期的总敏感性为64.9%,总的来说EUS对N分期诊断的准确性较低。由于$T_1$期癌很少伴有淋巴结转移,所以诊断$T_1$期癌伴有淋巴结转移比较困难,此外,N分期低的主要原因是探头穿透深度的局限性,因而不能发现远处转移的淋巴结,同时也与操作者的经验有关。EUS在N分期的作用有待进一步研究。但是,当EUS很难辨别

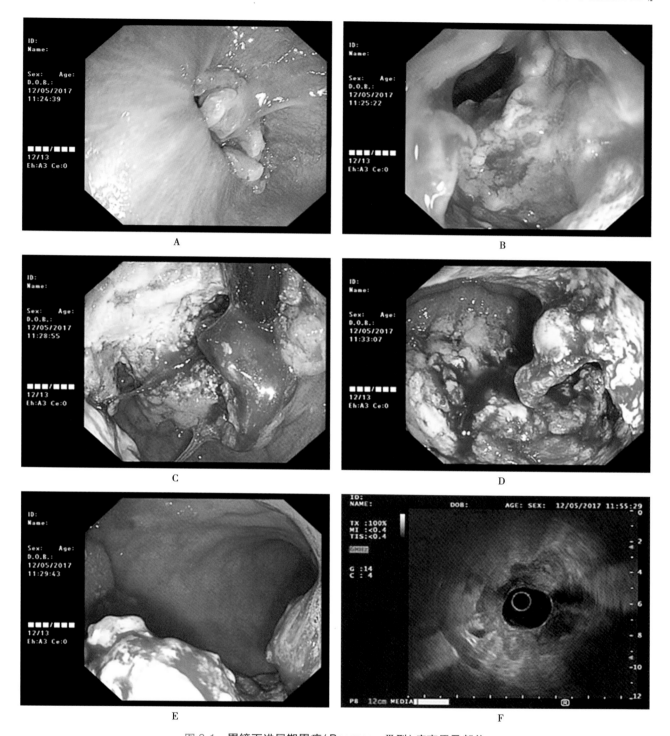

图 3-1 胃镜下进展期胃癌(Borrmann Ⅲ型)病变累及部位
A. 食管下段;B. 贲门;C. 胃底;D. 胃体;E. 体窦交界;F. EUS 示病变累及胃壁全周,浸透浆膜,侵及胰腺体部(T₄)。

淋巴结的良恶性时,EUS-FNA 对明确诊断有较大价值。

关于 M 分期,EUS 扫查纵隔远处淋巴结、腹水、腹膜和肝转移的作用有限,其总敏感性为 73.2%。胃癌的 M 分期主要依靠其他影像学检查。

（二）内镜下术前定位

与开腹手术相比,腹腔镜手术中不能直接触摸病灶,使得手术过程中定位变得困难,尤其是早期病变,术前内镜下定位能够帮助外科医师发现病变并确保术后病理的安全切缘。目前,内镜下术前定位技术包括内镜黏膜下注射纳米碳混悬注射液(简称纳米碳)或亚甲蓝,同时可在病变上界和/或下界标记钛夹。术前内镜黏膜下注射纳米碳/亚甲蓝应用于腹腔镜胃癌根治术是安全、可行的,两者均有定位作用,但与亚甲蓝相比,纳米碳的优势在于不仅弥散速度慢,而且可以示踪淋巴结,因此目前临床通常使用纳米碳进行定位(图 3-2)。

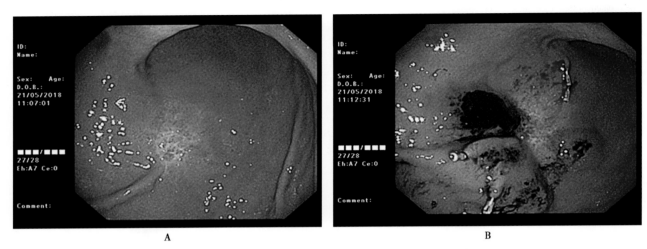

**图 3-2　早期胃癌(0~Ⅱ型)**
A. 早期胃癌内镜下表现;B. 纳米碳注射及病变上下钛夹标记早期。

纳米碳是一种新型的淋巴结示踪剂,它是应用纳米技术将活性炭研制成的黑色混悬液,其大小均匀,理化特性稳定,表面积大,有较强的吸附能力,对淋巴组织有较好的亲和力,并且纳米碳颗粒直径约150nm,而毛细血管内皮间隙为30~50nm,毛细淋巴管内皮间隙约500nm,毛细淋巴管基膜发育不全,局部注射纳米碳混悬液后,纳米碳颗粒不进入毛细血管而能够穿过毛细淋巴管,所以在肿瘤病灶周围注射纳米碳后其迅速被巨噬细胞吞噬,随后进入淋巴管,并集聚、滞留于淋巴结中,使淋巴结染成黑色。纳米碳这一良好的生物学特性已被临床上广泛的研究应用,如乳腺癌、甲状腺癌前哨淋巴结的检出、药物载体与化疗等。术前黏膜下注射纳米碳应用于腹腔镜胃癌根治术不仅有助于术者发现并清扫更小的淋巴结,有效地提高淋巴结检出率,还具有肿瘤定位作用,在完全腹腔镜胃癌根治术中具有较高的应用价值。

(张月明)

## 二、影像学评估

随着腹腔镜技术的广泛开展,以及新辅助放化疗等综合治疗的临床应用,使胃癌治疗手段趋于个体化,治疗前准确评估对于患者的治疗及预后尤为重要。同时,随着影像技术的迅猛发展,用于胃癌诊断、分期及疗效评价的影像检查手段日趋多样,诊断水平不断提高。除了传统的钡餐造影外,还包括超声内镜(EUS)、多层螺旋 CT(MDCT)、磁共振成像(MRI)、PET/CT 等。

(一)上消化道钡餐造影

上消化道钡餐造影操作简单、方便,价格相对低廉,是胃癌诊断的传统影像检查方法。它可以通过直接观察黏膜的改变、胃壁蠕动性等来进行胃癌的定性诊断,并可以清楚地显示病变范围,长期以来对于传统手术术式的选择有很大的帮助。但是钡餐造影仅能观察黏膜面的改变,而不能反映病灶的侵犯深度、周围淋巴结及邻近器官的情况(图 3-3);对于小的早期癌有漏诊的可能;具有操作者依赖性,图像质量及诊断准确性与检查医师的技术经验水平有很大的关系。

(二)超声内镜

EUS 检查自 1980 年首次应用于临床,近三十年来取得了很大的发展,被认为是用于胃癌 T 分期的首选检查方法。它结合了胃镜与超声的优点,不但可以观察黏膜的病变,还可以判断病变的侵犯深度与范

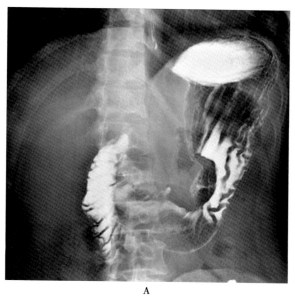
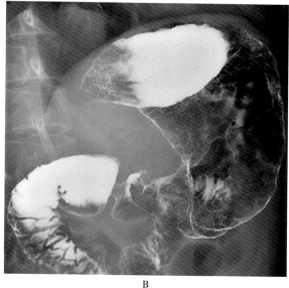

图 3-3 上消化道钡餐造影胃癌表现
A. 肿块型；B. 局部浸润型。

围,以及周围淋巴结、邻近器官的情况,为临床选择合适的病例行腹腔镜手术提供了有力的帮助。

通常 EUS 可以把正常胃壁分为 5 层结构:第 1 层高回声与第 2 层低回声为黏膜层;第 3 层高回声为黏膜下层;第 4 层低回声为固有肌层;第 5 层高回声为浆膜层。发生胃癌时,胃壁正常结构被破坏,局部形成低回声的肿块。根据破坏层次可以判断肿瘤的浸润深度,从而进行肿瘤的 T 分期。EUS 对于早期胃癌的分期准确率优于进展期胃癌。影响 EUS T 分期准确性的原因主要包括以下几点:肿瘤引起的纤维化及炎性改变在 EUS 上也可以表现为低回声,有时与肿瘤难以区分,从而导致分期过度;病灶过小不易探及,或者病灶过大不能探测完全,未寻找到最大浸润深度等是分期过浅的原因。另外,操作医师的经验水平与熟练程度,EUS 本身的限制也会直接影响分期的准确性。

由于受到超声探头探测范围的限制,EUS 对于胃癌 N 分期的诊断价值受到挑战。圆形或类圆形、低回声、边界清楚的淋巴结多被视为转移淋巴结;而椭圆形、高回声、边界模糊的淋巴结视为非转移淋巴结(图3-4)。EUS 对于 N 分期总的诊断准确性为 60%~65%,处于中等水平。这是因为,对于小于 5mm,尤其是

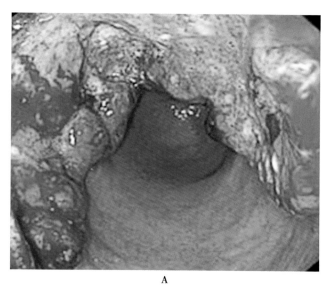
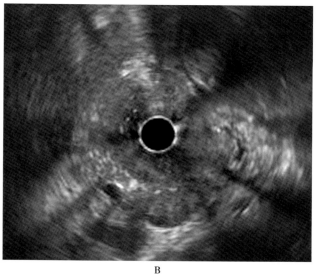

图 3-4 胃体部溃疡型肿物影像学表现
A. 内镜下表现；B. EUS 表现为胃体部低回声占位,回声不均匀,主要位于固有肌层,局部浸透胃壁浆膜。

小于 3mm 的小淋巴结 EUS 难以探及,同时也难以评价是否存在转移;受限于超声束的穿透距离而难以评估较远区域(如腹腔干周围、肠系膜血管根部等)的淋巴结。

（三）多层螺旋 CT

随着 MDCT 扫描技术与后处理功能的不断发展,空间与时间分辨率的不断提高,MDCT 成为胃癌腹腔镜术前评估中的最重要影像检查手段。

依据 MDCT 所采集的薄层容积数据,可以进行多平面重建(multi-plane reconstruction,MPR)和仿真内镜(virtual endoscopy,VE)等后处理,DCT 对于胃癌的分期准确性达 70%~80%,尤其对进展期胃癌分期的准确性可以达 80% 以上。对应于 TNM 分期的 CT 分期标准如下:$T_{1a}$:肿瘤处黏膜较正常略增厚或强化,低密度带完整;$T_{1b}$:<50% 厚度的低密度带被破坏;$T_2$:>50% 厚度的低密度带被破坏,但邻近外层的相对高密度带可见;$T_3$:无法区分增强的肿瘤病灶与邻近外层的相对高密度带,但外周浆膜面光整,脂肪间隙清晰;$T_{4a}$:增厚胃壁外缘出现结节状或不规则高密度影,脂肪层密度增高模糊并见条状致密影;$T_{4b}$:有邻近脏器受侵犯的表现,如肿瘤与邻近组织间脂肪间隙消失,接触面凹凸不平,对应结构形态与密度的改变等(图 3-5)。CT 仿真内镜技术可直接显示黏膜的病变,一定程度上弥补断层成像对 $T_1$ 期胃癌诊断的不足,其对早期癌的检出要优于常规 CT。但总体来说,MDCT 对进展期胃癌的检出率要高于早期癌。对于 $T_2$ 及 $T_3$ 期病灶的鉴别有时会存在一定困难,这主要是因为当胃壁边缘出现小的不规则或条索状影时,可能会认为肿瘤浸润而出现过度诊断,实际上多数是由于纤维炎性反应所致,在临床分期中应引起注意。

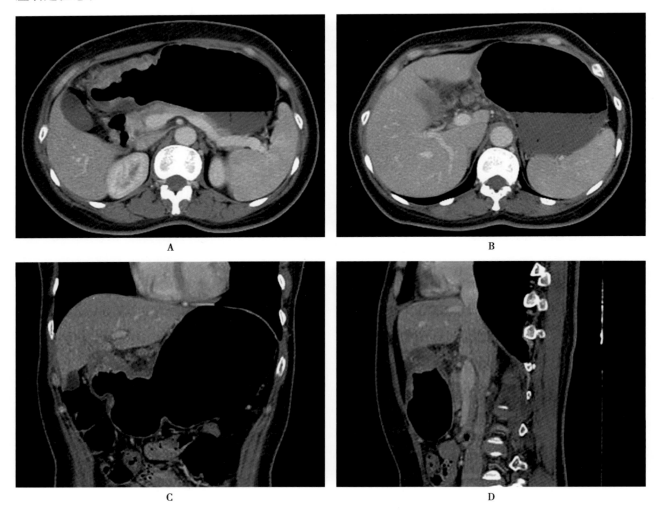

A

B

C

D

图 3-5　胃癌 CT 表现

A. 胃窦部胃壁不规则增厚,侵犯浆膜层;B. 胃小弯侧淋巴结转移;C. MPR 冠状位影像学表现;D. MPR 矢状位影像学表现。

　　由于具有较高的软组织分辨率,CT 可以直观、清晰地显示胃周与腹腔淋巴结,是胃癌 N 分期的主要影像检查手段。但 CT 在判断淋巴结转移方面尚缺乏统一的标准,目前多采用胃周淋巴结短径超过 6mm、胃周外淋巴结短径超过 8mm,或者伴有坏死及明显强化的圆形淋巴结视为转移淋巴结。MDCT 结合 MPR 对胃癌 N 分期准确性为 70%~75%。

　　CT 一直作为胃癌检出远处转移的主要方法,其对肝脏转移的诊断效能已得到广泛认可,但对于腹膜转移的准确性则差强人意。文献报道 CT 的敏感性仅 20% 左右,也就是说有相当一部分病例,术前未被诊断出腹膜转移,而在术中或术后病理证实为腹膜转移。随着肿瘤增大与 T 分期的增加,存在腹膜转移的可能性增大,这种情况在行腹腔镜手术前,应尤其认真评估。

　　（四）磁共振成像

　　传统观点认为由于运动伪影、缺乏合适的口服对比剂、扫描时间过长及相对较高的费用,限制了其在胃癌诊断与分期中的应用。但是,随着磁共振快速成像序列技术的发展,图像质量较前有了很大的提高,加之 MRI 本身具有良好的软组织分辨率,其在胃癌的应用也在逐渐开展(图 3-6),尤其对于 CT 对比剂过敏的患者,MRI 是优选的影像检查手段。对于 CT 不能明确的肝内转移病灶,MRI 可以明显提高诊断的准

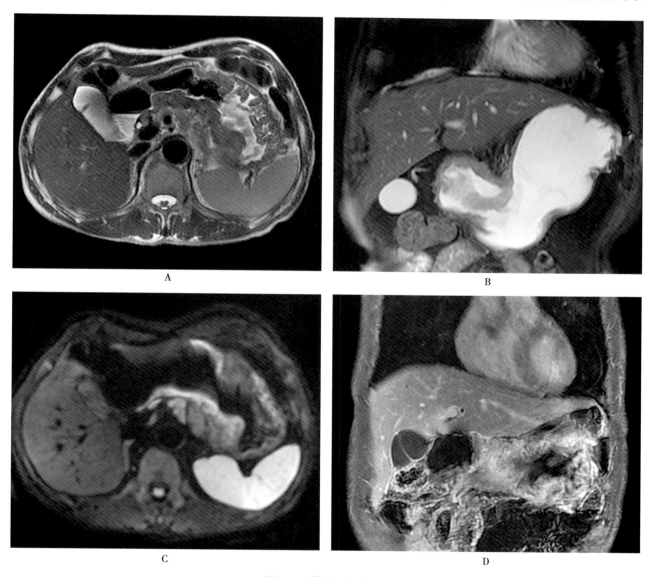

图 3-6　胃癌 MRI 表现

A. $T_2WI$ 表现为胃窦部胃壁不规则增厚,呈不均匀稍低信号;B. $T_2WI$ 冠状位表现;C. DWI 表现为高信号;D. 增强扫描呈不均匀明显强化。

确性。但由于受到运动伪影的干扰,MRI 对是否存在腹膜转移的诊断效能较差。

（五）PET/CT

$^{18}$F-FDG PET/CT 可以从形态学与功能学两个层面对胃癌进行检测与全面分析,因此在术前分期、预后评估及疗效监测方面具有一定的指导意义。由于正常胃组织对$^{18}$F-FDG 可以有生理性的与炎性的摄取,检查前应充分饮水或牛奶使胃腔充盈,尽可能地减少假阳性的干扰。

大量摄取$^{18}$F-FDG 是大多数恶性肿瘤的共同特征。原发胃癌摄取 SUV 的高低与肿瘤的大小与侵犯深度有关,即随着肿瘤对胃壁浸润深度的加深,SUV 值随之升高,这对肿瘤的 T 分期有一定的参考价值(图 3-7)。但是对于一些特殊类型的胃癌如黏液腺癌、印戒细胞癌等多为低摄取,这可能与肿瘤细胞表面葡萄糖运转蛋白的数量即代谢功能变异,导致$^{18}$F-FDG 摄取过低或排除过快有关。由于受到假阳性与假阴性的影响,PET/CT 对于早期胃癌的检出率非常低;同时由于受到空间分辨率的影响,其对进展期胃癌的诊断准确性也不及 MDCT。PET/CT 对于胃癌的诊断价值更多地体现在某些肿大淋巴结的判定、远处转移、疗效评估、术后监测复发等方面。

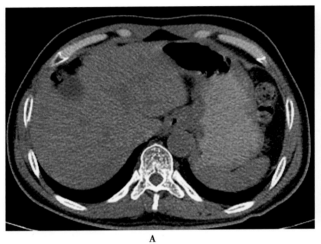 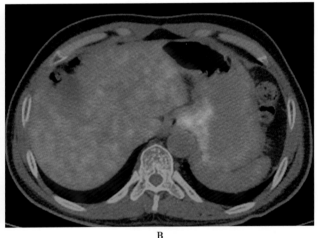

图 3-7　贲门癌 CT 与 PRT-CT 表现特点
A. CT 表现;B. PET-CT 表现。

PET/CT 可以检测到隐匿性转移病灶,从而改变胃癌的分期与临床治疗方案,但由于受到空间分辨率的限制,PET/CT 对于腹膜转移的判定并不优于 MDCT。

总之,随着影像技术的发展,对于胃癌的检出、分期及术前评估的准确性不断提高。EUS 与 MDCT 是用于胃癌 T 分期的主要检查手段。MRI 推荐用于 CT 对比剂过敏的胃癌患者及 MRI 依从性较好的患者。对于 N 与 M 分期,MDCT 仍然是首选的影像检查方法。PET/CT 可用来明确某些淋巴结的性质及发现隐匿性转移灶,从而改变肿瘤的分期与治疗方案。同时,还应注意结合检查设备的辐射剂量、患者个体素质及耐受性、性价比等问题综合考虑。

（万丽娟　张红梅）

## 三、细胞学评估

术中腹水(peritoneal effusion)和腹腔冲洗液(peritoneal washing)细胞学检查是诊断腹腔游离癌细胞的检查方法。胃癌患者腹腔游离癌细胞可以来自胃癌原发灶浆膜侵犯,转移的淋巴结和血管中的癌栓。在胃癌腹膜转移发生机制的"种子土壤"学说中,腹腔游离癌细胞的形成是腹膜转移的先决条件。术中腹水和腹腔冲洗液细胞学检查主要用于临床没有明确腹膜转移证据而行诊断性腹腔镜检查和胃癌切除术的患者,细胞学检查阳性可能反映了肉眼无法识别的腹膜微转移,也可能仅仅提示了发生腹膜转移的高风险状态。

**1. 细胞学取材方法**　开腹探查后,如有足够量(≥200mL)腹水则直接取腹水进行细胞学检查,如无腹水或腹水<200mL 者,则用超过 250mL 的温 0.9%氯化钠溶液依次冲洗双侧膈顶、肝下区、大网膜、双侧结肠旁沟和道格拉斯窝,避免直接冲洗原发病灶;于双侧膈下区、肝下区和道格拉斯窝收集 100mL 以上灌洗液(开腹探查后,用 200mL 生理盐水冲洗胃床及道格拉斯窝,若癌肿位于胃后壁则打开小网膜囊冲洗,收集 100mL 以上灌洗液),加入抗凝剂,送细胞学检查。抗凝剂以肝素最常用,按照每毫升冲洗液加 3 单位肝素的比例。

**2. 细胞学制片方法**　细胞学制片方法包括常规涂片和 ThinPrep 液基薄片两种方法。常规涂片制作简单,时间短,术中急查时可缩短报告时间,但涂片中细胞会有不同程度的退变,诊断相对困难。液基薄片制作过程相对烦琐,制片时间较长,但涂片中细胞结构清晰,有利于形态学观察,并且制片剩余细胞可在细胞保存液中长期保存,便于开展辅助诊断,如蛋白和基因的检测。

常规涂片的制备过程:腹水或腹腔冲洗液 2 500 转/min 离心 10 分钟;离心后小心弃去上清液;取细胞沉淀直接涂片 2 张。液基薄片制备过程:离心方法同前,将离心后的细胞沉淀中加入 30mL 细胞消化液,振荡 10 分钟;1 500 转/min 离心 10 分钟,弃上清液;细胞沉淀转入细胞保存液静置 15 分钟;由 ThinPrep 2000 制作液基薄片一张。常规涂片和液基薄片均于 95%乙醇中固定 15 分钟,苏木精-伊红或巴氏染色法染色。

如果为术中急查,则各步骤时间可相应缩短:细胞沉淀转入消化液中振荡时间由 10 分钟减至 2 分钟;细胞沉淀转入保存液中静置时间由 15 分钟减至 10 分钟;制备好的涂片固定时间由 15 分钟减至 10 分钟;其他步骤时间不变。如果腹水或腹腔冲洗液中的细胞量较多,在常规涂片后有剩余沉淀物,也可同时制备常规涂片和液基薄片。

**3. 细胞学诊断**　细胞学诊断分为四级:良性(未见肿瘤细胞),非典型细胞,可疑癌细胞和癌细胞。在1998 年日本胃癌分类中为良性、非典型细胞和可疑癌细胞这三级诊断被归为 $CY_0$,癌细胞这一级诊断被归为 $CY_1$。腹水中的正常细胞有间皮细胞、组织细胞、血细胞(红细胞、中性粒细胞和淋巴细胞)。间皮细胞是腹水中最主要的细胞成分,正常间皮细胞中等大小,胞质嗜碱性,核居中位,可以有一个不明显的小核仁(图 3-8A)。间皮细胞常散在或呈小的团片状,在腹腔冲洗液中可以见到大的、平铺的间皮细胞片,这也是腹水和腹腔冲洗液最大的不同。间皮细胞在某些特殊情况下(如感染、肝硬化或肿瘤)会出现明显增生,形成三维的乳头状结构或出现明显核仁,此时需要和癌细胞鉴别。另外,在腹腔冲洗液中间皮细胞还会发生退行性改变,胞质内出现空泡,当空泡足够大,将细胞核挤至胞质边缘时与印戒细胞癌很难鉴别。胃癌脱落细胞在腹水中主要呈现为三维立体的细胞团;胞质相对疏松,可有黏液分泌;细胞核异型明显,可见明

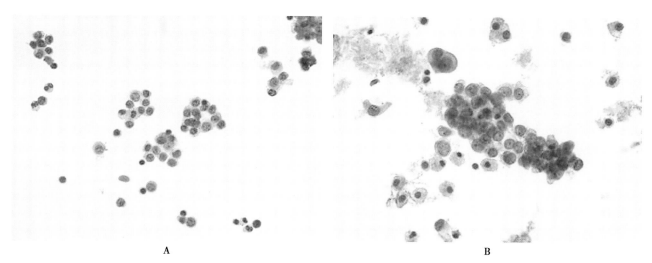

**图 3-8　正常间皮细胞与腺癌细胞形态**
A. 正常间皮细胞呈单个或小的团片状排列,细胞质厚实,细胞核居中,核质比正常,有一不明显的小核仁(巴氏染色,高倍镜);B. 腺癌细胞涂片中央为乳头状排列的腺癌细胞,癌细胞的胞质疏松,胞核较正常间皮细胞明显增大,有的癌细胞可见明显核膜,且核形不规则,核仁明显(巴氏染色,高倍镜)。

显的核仁(图 3-8B)。有些分化差的腺癌细胞体积相对较小,细胞单个出现,当涂片中仅有少量癌细胞时,这些单个存在的癌细胞很难被识别。

**4. 细胞学检查对腹膜转移预测的准确性**　在没有明确腹膜转移证据的患者中,细胞学检查可以作为腹膜转移的预测指标,不同研究报道的细胞学检测预测腹膜转移发生的准确性有较大差异。细胞学预测准确性最高的研究来自 Yasuhiro Kodera 等,在他们的研究中共有 91 例患者,在发生腹膜转移的 10 例患者中有 8 例细胞学检查阳性(敏感性为 80%),而在 81 例没有发生腹膜转移的患者中,只有 2 例细胞学检查阳性(特异性为 97.5%)。总体来说,细胞学检查对于腹膜转移的预测特异性较高(86%~100%),但敏感性较低(23%~83%)。出现这一情况的原因有:①癌细胞脱落的比较少,现有制片方法不能捕捉到极少的脱落癌细胞;即使细胞涂片捕捉到癌细胞,由于癌细胞量少导致观察者不能识别癌细胞而漏诊。②镜下癌细胞形态不典型,与正常细胞鉴别有困难。由于细胞学诊断中遵循严格的阳性判读标准,一些分化好的腺癌的形态与增生活跃的间皮细胞有形态学交叉,这时细胞学往往会判读为"非典型细胞"或"可疑癌细胞",而不会直接判读为阳性。由于形态学检查的局限性,有必要引入辅助方法以提高细胞学预测的敏感性。

**5. 细胞学检查在胃癌患者预后中的意义**　研究显示,细胞学检查阳性患者在中晚期、浆膜受侵、淋巴结转移、肿瘤分化差的胃癌患者中显著高于早期、未侵及浆膜、无淋巴结转移及肿瘤分化程度高的患者,并且细胞学阳性患者的复发率和死亡率也均高于细胞学阴性患者。在 Etsuro Bando 等的研究中,1 297 例胃癌患者做了术中腹腔冲洗液细胞学检查,296 例患者细胞学检查阳性。在细胞学阳性患者中 5 年生存率仅为 2%,而细胞学阴性患者的 5 年生存率为 58%。此项研究中,细胞学阳性患者中既有做了根治术的患者,也有由于肿瘤扩散仅做了剖腹探查的患者。在最近的一项 meta 分析中,研究对象只针对接受了胃癌根治性手术的患者,患者术后随诊 2 年和 5 年。术中腹腔冲洗液细胞学阳性患者的复发率分别为 55.35% 和 68.73%;而阴性患者的复发率则仅为 16.77% 和 31.36%。因此,术中腹水和腹腔冲洗液细胞学检查阳性是胃癌的独立预后不良因素。

**6. 细胞学阳性病例的临床管理**　1998 年,日本《胃癌处理规约》推荐将术中腹水和腹腔冲洗液细胞学检查作为胃癌分期的依据。2010 年第七版美国癌症联合会(AJCC)胃癌分期中也将术中腹水和腹腔冲洗液细胞学阳性患者归为 $M_1$ 期,也就是Ⅳ期。第七版美国国立综合癌症网络(NCCN)胃癌指南推荐对 $T_3/T_4$、N+患者及术前化疗的患者进行诊断性腹腔镜加腹腔冲洗液细胞学检查。虽然术中腹水和腹腔冲洗液细胞学检查被多个临床指南所推荐,然而对于临床没有明确腹膜转移证据、单纯术中腹水和腹腔冲洗液细胞学阳性的胃癌患者国际上尚无公认的管理方案。

最近,日本《胃癌治疗指南》(第四版)在循证医学基础上回答了关于没有明确腹膜转移证据、单纯术中腹水和腹腔冲洗液细胞学阳性患者的治疗原则,该指南认为在不存在其他非治愈因素时,可以采用包括标准手术在内的综合治疗。

研究中的综合治疗措施包括:生理盐水彻底冲洗术野及腹腔,术中腹腔内灌注化疗,术后辅助化疗和术中腹腔内热灌注化疗等。一项有代表性的研究来自 Masafumi Kuramoto 的研究,他将腹腔冲洗液细胞学阳性患者分为三组,第一组单纯手术治疗,第二组手术+腹腔内灌注化疗+术后辅助化疗,第三组在第二组的基础上术中用生理盐水进行彻底的腹腔冲洗。三组的 5 年生存率分别为 0、4.6% 和 43.8%。虽然对腹腔冲洗液细胞学阳性患者的预防措施收到了令人满意的研究结果,但要获得对此类患者的最佳管理方案,仍需要大规模的临床研究。

**7. 辅助诊断的研究**　如前所述,细胞学检查对预测腹膜转移的敏感性较低。因此,研究人员在腹水和腹腔冲洗液中进行了多种分子标志物的检测,用以提高腹水和腹腔冲洗液检查的敏感性。这些辅助研究包括免疫细胞化学标记、CEA 蛋白浓度检测,CEA、CK20 和 MMP-7 蛋白 mRNA 检测、端粒酶活性检测和流式细胞等。免疫细胞化学标记、CEA 蛋白水平检测和 CEA mRNA 检测与细胞学检查对腹膜转移预测的准确性比较(表 3-1)。

表 3-1　不同检查方法对腹膜转移预测的准确性

| 检查方法 | 敏感性/% | 特异性/% |
| --- | --- | --- |
| 细胞学检查 | 11~88 | 86~100 |
| 免疫细胞化学标记 | 23~100 | 81~93 |
| CEA 蛋白水平检测 | 22~75 | 77~96 |
| CEA mRNA 检测 | 31~100 | 59~95 |

　　目前研究数据显示,CEA mRNA 检测的敏感性明显高于细胞学检查,是最有潜在价值的辅助诊断方法,然而由间皮细胞和淋巴细胞中 CEA 蛋白所引起的假阳性是 CEA mRNA 检测面临的最大问题。虽然分子检测取得了令人瞩目的结果,但是分子检测在阳性诊断标准、阳性结果与临床相关性、阳性病例的临床管理等诸多问题上的不确定性,限制了它们在临床的应用。

（郭会琴）

# 第四章　腹腔镜胃癌淋巴结清扫技巧

## 第一节　胃周淋巴引流系统概述

胃周淋巴系统非常复杂,由纵横交错的淋巴管道和众多的淋巴结构成,是全身淋巴系统和免疫系统的重要组成部分。胃的黏膜层、黏膜下层、肌层及浆膜下层都存在毛细淋巴管,各淋巴管之间有广泛的交通支。毛细淋巴管多位于毛细血管网的深侧,具有比毛细血管更大的通透性,一些不易经毛细血管透过的大分子物质可进入毛细淋巴管。胃壁浆膜下丰富的淋巴管网最终汇集形成输出淋巴管,分别沿着胃左动脉、脾动脉和肝总动脉汇集到腹腔干并最终汇集于腹主动脉周围。

早在20世纪40年代日本学者就对胃癌患者的腹腔淋巴结进行了彻底的廓清,发现腹腔淋巴系统是胃癌发生转移的主要途径,并从解剖学上将腹腔淋巴结进行了详细的描述,把胃周复杂的淋巴系统按照胃周动脉系统进行了分区和分组。即:①向腹腔动脉干根部引流的淋巴结群,包括沿着胃左动脉的淋巴结、沿脾动脉的淋巴结和沿肝总动脉的淋巴结;②向肠系膜上动脉根部引流的淋巴结群,包括幽门下淋巴结与胰腺前淋巴结;③向膈下动脉引流的淋巴结群,以贲门左淋巴结为主。此外,肝十二指肠韧带内淋巴结由胆囊管淋巴结、沿着胆总管的网膜孔淋巴结、胰头前后淋巴结组成。胰头后上缘的淋巴结群位于门静脉及胆总管后,是肝十二指肠韧带内下行淋巴管的中间淋巴结,也是肝总动脉后方淋巴结到腹主动脉周围淋巴结右侧径路的中间淋巴结。腹腔淋巴结的集合输出淋巴管和经肠系膜上动脉周围的输出淋巴管汇合在一起形成肠干,一般在肝十二指肠韧带和胰头后,以及腹腔动脉和肠系膜上动脉周围有数根沿着腹主动脉走行的大淋巴管。

此外,需要关注胃的淋巴回流包括腹腔干和肠系膜上动脉周围淋巴结的汇入,然后沿着腹主动脉前下行,最后汇集于左肾静脉上下腹主动脉周围淋巴结,该部位神经节的损伤可能会导致某些功能障碍,因此,要更多关注自主神经损伤导致的后果。

**（一）胃小弯侧淋巴引流**

**1. 胃左淋巴结区域（胃左动脉区域）**　收集包括胃小弯左1/2范围内、贲门区域及胃底右1/2范围内的淋巴回流。其中,胃小弯左1/2范围内淋巴管多汇入胃左动脉干淋巴结,再汇入胃左动脉根部淋巴结。贲门区域淋巴管主要汇入贲门前、贲门后及贲门旁淋巴结,少部分汇入胃左动脉根部淋巴结。胃底右1/2范围内的淋巴管主要汇入贲门前和贲门旁淋巴结,少部分汇入左膈下淋巴结及胃左动脉根部淋巴结。该区域是胃周淋巴引流非常重要区域之一。

**2. 胃右淋巴结区域（胃右动脉区域）**　收集胃小弯右1/2范围内、幽门上区域淋巴回流。其中,大部分幽门上区域淋巴管注入肝总动脉干淋巴结,再汇入肝总动脉根部淋巴结。也有少部分幽门上区域淋巴管可经肝十二指肠韧带逆行汇入肝门部淋巴结。

**（二）胃大弯侧淋巴引流**

**1. 胃网膜左淋巴结区域（胃网膜左动脉区域）**　收集胃底左1/2范围内、胃体大弯左1/2范围内淋巴回流。其中,胃底左1/2范围内淋巴管汇入脾门淋巴结,再注入脾动脉干淋巴结,也有少部分直接汇入胰脾淋巴结。胃体大弯侧左1/2范围内淋巴回流沿着胃网膜左动脉汇入脾门淋巴结,再注入脾动脉干淋巴结到达脾动脉根部淋巴结。

**2. 胃网膜右淋巴结区域（胃网膜右动脉区域）**　收集胃大弯侧右 1/2 范围内、幽门部淋巴回流。其中，胃大弯右半淋巴管一部分沿着胃网膜右动脉注入幽门下淋巴结，再沿着幽门后汇入到幽门上淋巴结，并注入肝总动脉干淋巴结到达肝总动脉根淋巴结。一部分幽门下淋巴结沿着胰头前面向下注入肠系膜上动脉根部淋巴结。

**（三）胃周淋巴结分组**

胃周区域淋巴结分站目前仍沿用日本第 14 版《胃癌处理规约》的标准，具体描述如表 4-1。

表 4-1　胃周淋巴结分组

| 淋巴结分组 | 名称 | 解剖学定义 | 解剖学边界 |
|---|---|---|---|
| 1 | 贲门右侧淋巴结 | 包括沿着胃左动脉上行支进入胃壁的第一支分布的淋巴结 | 内侧界为食管中线，外侧界为左侧膈肌脚，上界为食管裂孔上缘，下界为胃左动脉上行支进入胃壁第一支的下缘 |
| 2 | 贲门左侧淋巴结 | 包括沿着左膈下动脉食管贲门支分布的淋巴结 | 内侧界为食管中线，外侧界为右侧膈肌脚，上界为食管裂孔上缘，下界为左膈下动脉食管贲门支的下缘 |
| 3a | 胃小弯上 1/2 淋巴结 | 沿着胃左动脉各分支分布的淋巴结 | 内侧界为胃体小弯侧胃壁，外侧界为左肝脏面下缘，上界为胃左动脉上行支进入胃壁第一支的下缘，下界为胃左动脉下行支进入胃壁的最末支 |
| 3b | 胃小弯下 1/2 淋巴结 | 沿着胃右动脉远端进入胃壁的第二支分布的淋巴结 | 内侧界为胃体小弯侧胃壁，外侧界为左肝脏面下缘，上界为胃右动脉远端进入胃壁的终末支，下界胃右动脉进入胃壁的第一支左侧 |
| 4sa | 胃大弯左侧群（沿胃短动脉） | 沿着胃短动脉各支分布的淋巴结（胃周区域） | 上界为左膈下动脉胃底支下方，下界为胃网膜左动脉以上，内侧界为胃底大弯侧，外侧界为胃短动脉近根部 |
| 4sb | 胃大弯左侧群（沿胃网膜左动脉） | 沿着胃网膜左动脉分布的淋巴结（胃周区域） | 上界为胃短动脉进入胃壁的第一支，下界为胃网膜左动脉进入胃远端最后一支，内侧界为胃大弯胃壁，外侧界为胃网膜左动脉根部以上 |
| 4d | 胃大弯右侧群（沿胃网膜右动脉） | 沿着胃网膜右动脉远端和进入胃壁第二支分布的淋巴结 | 上界为胃窦部大弯胃壁，下界为胃网膜右动脉根部，左侧界为胃网膜右动脉远端进入胃壁最后一支，右侧界为胃网膜右动脉进入胃壁第二支的左侧缘 |
| 5 | 幽门上淋巴结 | 沿着胃右动脉近端和进入胃壁第一支分布的淋巴结 | 上界为胃右动脉根部，下界为胃窦小弯侧胃壁，左侧界为胃右动脉进入胃壁第一支右侧缘，右侧界为胃十二指肠上动脉左侧缘 |
| 6a | 幽门下淋巴结（沿胃网膜右动脉） | 沿着胃网膜右动脉近端和进入胃壁第一支分布的淋巴结 | 上界为胃窦部大弯侧胃壁，下界为胃网膜右动脉根部，左侧界为胃网膜右动脉进入胃壁第一支右侧，右侧界为胃十二指肠上前动脉 |
| 6v | 幽门下淋巴结（沿胃网膜右静脉） | 沿着胃网膜右静脉及其根部分布的淋巴结 | 上界为胃网膜右静脉远端出胃壁的第一支处胃壁，下界为胃网膜右静脉汇入 Henle 干处胰十二指肠上前静脉，左侧界为胃网膜右静脉出大弯侧胃壁的第一支右侧，右侧界为副右结肠静脉或者右结肠静脉 |

续表

| 淋巴结分组 | 名称 | 解剖学定义 | 解剖学边界 |
|---|---|---|---|
| 6i | 幽门下淋巴结(沿幽门下动脉) | 沿着幽门下动脉及其根部分布的淋巴结 | 上界为幽门下动脉进入胃壁处,下界为幽门下动脉根部,左侧界为胃网膜右动脉,右侧界为幽门下静脉第一分支 |
| 7 | 胃左动脉干淋巴结 | 沿着胃左动脉根部到其上行支起点之间分布的淋巴结 | 上界为胃左动脉上行支的起点,下界为胃左动脉的根部 |
| 8a | 肝总动脉上前淋巴结 | 沿着肝总动脉上前分布的淋巴结 | 上界为肝总动脉背侧冠状平面的上缘,下界为肝总动脉下后方、胰腺上缘门静脉的显露,左界为肝总动脉起始部,右界为胃十二指肠动脉起始部 |
| 8p | 肝总动脉后淋巴结 | 沿着肝总动脉后方分布的淋巴结 | 上界为肝总动脉背侧冠状平面的上缘,下界为肝总动脉后方门静脉的显露,左界为肝总动脉起始部,右界为胃十二指肠动脉起始部 |
| 9 | 腹腔动脉淋巴结 | 沿着腹腔干分布的淋巴结 | 分为三个区域:脾动脉起始部、肝总动脉起始部、肝动脉与脾动脉交汇处 |
| 10 | 脾门淋巴结 | 包括胰腺尾部以远的脾动脉周围、胃短动脉根部及胃网膜左动脉近端到进入胃壁第一支分布的淋巴结 | 上界为脾上极血管根部上缘,下界为下极动脉根部下缘,右界为胰尾部脾动脉入脾处 |
| 11p | 脾动脉干近端 | 沿着脾动脉起始部到胰腺尾部末端之间距离的近端 1/2 分布的淋巴结 | 左界为胃后动脉根部右侧缘,右侧界为脾动脉起始部 |
| 11d | 脾动脉干远端 | 沿着脾动脉起始部到胰腺尾部末端之间距离的远端 1/2 分布的淋巴结 | 左界为脾动脉末端分叉部,右界为脾动脉分出胃后动脉根部的左侧缘 |
| 12a | 肝十二指肠韧带淋巴结(沿肝固有动脉) | 左右肝管汇合部到胰腺上缘之间的尾侧 1/2 范围内,沿着肝固有动脉分布的淋巴结 | 上界为左右肝管汇合部水平,下界为胰腺上缘水平,左侧界为门静脉左侧壁及前壁,右侧界为胆总管的左侧缘 |
| 12b | 肝十二指肠韧带淋巴结(沿胆总管) | 左右肝管汇合部到胰腺上缘之间的尾侧 1/2 范围内,沿着胆管分布的淋巴结 | 上界为左右肝管汇合部,下界为胰腺上缘胆总管,左界为肝固有动脉右侧缘,右界为胆总管右侧缘 |
| 12p | 肝十二指肠韧带淋巴结(沿门静脉) | 左右肝管汇合部到胰腺上缘之间的尾侧 1/2 范围内,沿着门静脉分布的淋巴结 | 上界为左右肝管汇合部水平,下界为胰腺上缘 |
| 13 | 胰头后淋巴结 | 沿着胰头后十二指肠乳头向头侧分布的淋巴结 | 上界为胰头背侧冠状平面的上缘,下界为胰头下后方、胰腺上缘门静脉的显露,左界为胰头起始部,右界为胃十二指肠动脉起始部 |
| 14v | 肠系膜上静脉淋巴结 | 沿着肠系膜上静脉分布的淋巴结 | 上界为胰腺下缘,下界为结肠中静脉汇入肠系膜上静脉的根部,左侧界为肠系膜上动脉右侧缘,右侧界为胰腺勾突左侧缘 |
| 15 | 结肠中血管淋巴结 | 沿着结肠中血管分布的淋巴结 | 上界为结肠中血管起始部,下界为结肠中血管末端分支处 |

| 淋巴结分组 | 名称 | 解剖学定义 | 解剖学边界 |
| --- | --- | --- | --- |
| 16a1 | 腹主动脉旁 a1 淋巴结 | 沿膈主动脉裂孔的腹主动脉周围分布的淋巴结 | 上界为腹主动脉裂孔,下界为腹腔动脉根部上缘 |
| 16a2 | 腹主动脉旁 a2 淋巴结 | 沿着腹腔动脉根部上缘至左肾静脉下缘高度的腹主动脉周围分布的淋巴结 | 上界为腹腔动脉上缘,下界为左肾静脉下缘 |
| 16b1 | 腹主动脉旁 b1 淋巴结 | 沿着左肾静脉下缘至肠系膜下动脉根部上缘高度的腹主动脉周围分布的淋巴结 | 上界为左肾静脉下缘,下界为肠系膜下动脉根部上缘 |
| 16b2 | 腹主动脉旁 b2 淋巴结 | 沿着肠系膜下动脉根部上缘至腹主动脉分叉部高度的腹主动脉周围分布的淋巴结 | 上界为肠系膜下动脉根部上缘,下界为腹主动脉分叉部 |
| 17 | 胰头部淋巴结 | 沿着胰腺被膜下方胰头部表面分布的淋巴结 | 沿着胰十二指肠上前静脉在胰头表面分布的淋巴结 |
| 18 | 胰体下缘淋巴结 | 沿着胰腺体部下缘分布的淋巴结 | 左界为胰尾下缘,右界为肠系膜上动脉起始部左侧缘 |
| 19 | 膈下淋巴结 | 主要沿着膈下动脉分布的淋巴结 | 左右膈肌脚周围淋巴结 |
| 20 | 食管旁淋巴结(食管裂孔处) | 沿着膈食管裂孔处食管旁分布的淋巴结 | 食管裂孔内的淋巴结 |
| 110 | 下段食管旁淋巴结 | 沿着下纵隔内的食管旁分布的淋巴结 | 下段食管旁淋巴结 |
| 111 | 膈上淋巴结 | 沿着食管裂孔上方膈肌分布的淋巴结 | 膈肌上方 |
| 112 | 后纵隔淋巴结 | 食管和食管裂孔以外后纵隔内分布的淋巴结 | 食管旁后纵隔内 |

**(四)胃周淋巴结转移规律**

淋巴结转移是胃癌的主要转移方式,文献报道 75%~90%的胃癌发生淋巴结的转移。胃壁各层存在丰富的淋巴管网,为淋巴结转移提供了有利条件。胃癌发生淋巴结转移的过程如下:①癌细胞侵入淋巴管网;②癌细胞在淋巴管内运行;③癌细胞在淋巴结内形成转移灶;④向腹腔干根部回流的淋巴结;⑤向肠系膜上动脉根部回流的淋巴结。

**(五)胃周淋巴结与胃系膜**

胃系膜是胚胎发育期胃背侧系膜旋转形成,包括胃网膜左系膜、胃网膜右系膜、胃左系膜、胃右系膜及胃后系膜。胃周血管和淋巴管像信封一样包裹在胃系膜当中,因此完整切除胃系膜即可达到胃周淋巴结的廓清,同时能够保持手术野的无血化。

(燕　速)

## 第二节　腹腔镜胃癌手术淋巴结清扫技巧

### 一、以血管为导向淋巴结清扫

腹腔镜手术治疗早期胃癌已成为共识。在进展期胃癌的治疗上由于具有显著的微创优势、良好的安全性和远期的肿瘤学疗效,已逐渐被广大学者所接受。但由于胃周解剖复杂,淋巴结清扫要求高,限制了腹腔镜的普及和推广。特别是对初学腹腔镜胃癌手术的医师来说,如何快速度过学习曲线,缩短学习曲线的时间,避免更多的胃癌患者不必要的利益损害,是所有准备从事腹腔镜胃癌手术的医师必须面临的一个课题。以往的胃癌淋巴结清扫技术是多部位、多起始点的模式,加剧了胃癌的淋巴结清扫难度。在此介绍一种以血管为导向的淋巴结清扫技术,使腹腔镜下胃癌的淋巴结清扫更加规范化、标准化和简单化。

（一）血管为导向胃癌 D2 根治术的理论基础

**1. 胃的胚胎发育**　胃在胚胎发生初期呈直桶状,在其腹侧及背侧分别有各为两叶的腹侧系膜和背侧系膜,系膜的两叶间有胃的血管及伴行的淋巴管、淋巴结和神经。背侧胃系膜前层自胃大弯向下延伸,首先附着于横结肠的网膜带(三条结肠带分别称为系膜带、网膜带和独立带),成为狭义的大网膜前层。背侧胃系膜后层其两叶之间有腹腔动脉及其主要分支。它在胰腺以上的部分与腹后壁腹膜相融合,成为网膜囊上部的后壁,包绕胃左动脉、胃左静脉和肝总动脉的部分,分别称为胃胰襞和肝胰襞。背侧胃系膜后层向下包绕胰腺,其后叶与腹后壁腹膜相融合形成胰后筋膜。位于腹主动脉左者称为胰后 Toldt 筋膜,位于其右侧者称为胰后 Treltz 筋膜,其前叶为胰前筋膜,成为网膜囊中部的后壁。背侧胃系膜后层自胰腺下缘两叶相融合继续下行,走行于横结肠系膜的前方,并与横结肠系膜前叶相融合,成为网膜囊下部的后壁,向下亦附着于网膜带。网膜囊包括大网膜、网膜囊前壁的肝十二指肠韧带、肝胃韧带、膈胃韧带、肝脏尾状叶下浆膜、网膜囊后壁的大网膜后叶、横结肠系膜前叶、胰腺被膜、肝胰襞、胃胰襞等。完整切除网膜囊可以清楚地显露血管根部,清扫浆膜之间包裹的淋巴结、淋巴管,彻底清除微转移灶及淋巴结。在网膜囊外间隙进行分离、切除可防止种植和切离面残留癌细胞。我们把这种切除模式称为网膜囊全切除。

**2. 血管走行与网膜囊筋膜的关系**　腹主动脉发出腹腔动脉干(长 1.0~1.5cm),腹腔动脉干分出胃左动脉、脾动脉和肝总动脉。胃左动脉在胃胰襞中走向左上方到达胃小弯上部附近分为上行支与下行支,上行支分布到食管及胃贲门部,下行支走向胃小弯,上行支和下行支都同时发出前支和后支,分布在胃的前壁、后壁。脾动脉起于腹腔动脉干,位于网膜囊后壁,在胰腺体尾部上缘走向左方,沿途同时向上方和下方分出小分支走向脾门部。脾动脉下方的分支分布到胰腺体尾部,分别有胰大动脉、胰背动脉等;上方分支分布到胃体部后壁为胃后动脉。脾动脉在脾门处主干或分支发出胃短动脉和胃网膜左动脉,走行在网膜囊腹侧系膜,分布到胃大弯侧和大网膜。肝总动脉在肝胰襞中走向右侧分支为肝固有动脉和胃十二指肠动脉。肝固有动脉进入肝十二指肠韧带走向肝门,途中发出胃右动脉。胃十二指肠动脉走行在胃窦后壁胰腺前方的动脉沟内,在幽门下方分支为胃网膜右动脉和胰十二指肠上前动脉。胃的静脉大多与动脉相伴行,但胃左静脉和胃网膜右静脉的注入部位变异较大,据文献统计,有 54.2% 的胃左静脉经肝总动脉于外上方注入门静脉,有 44.3% 的胃左静脉在肝总动脉根部下方注入脾静脉和门脾角。胃网膜右静脉绝大多数汇入肠系膜上静脉或其属支(95.6%),少数情况汇入门静脉或脾静脉。胃网膜右静脉与胃网膜右动脉在幽门下方并不伴行,其间有较大的间隙,间隙内有 No.6 组淋巴结,因此必须将二者分别结扎,便于清除 No.6 组淋巴结。近端的胃网膜右静脉在胃背侧系膜后层前后两叶之间走行,末端汇入肠系膜上静脉。而结肠中静脉走行在横结肠系膜后叶,根部也大致汇入同一部位的肠系膜上静脉。胃的系膜发育及血管走行为以血管为导向的胃癌 D2 根治术提供了解剖学基础。

（二）以血管为导向的腹腔镜胃癌 D2 根治术步骤

**1. 以结肠中血管为导向的幽门下区淋巴结清扫(资源 1)**　打开胃结肠韧带,进入小网膜囊后,助手左手钳夹胃窦大弯侧向头侧牵拉,术者从左向右游离横结肠系膜与胃后壁的粘连,进入结肠系膜前后叶潜在间隙,沿此间隙向右侧拓展,找到结肠中血管(MCV/MCA),以 MCV/MCA 为导向,用超声刀的无功能面紧贴 MCV/MCA 表面向头侧游离,可在结肠中静脉的根部找到胃网膜右静脉(RGeV),继续以 MCV/MCA 和 RGeV 两血管为共同导向,在胰颈下缘找到 RGeV 入肠系膜上静脉处。在此游离过程中,Henle 干及结肠右静脉根部已被很好地显露,在胃结肠干汇入点上方离断 RGeV,清扫 No.6v 组淋巴结。胃网膜右动脉(RGeA)起始部和 RGeV 离断处不在一个平面,此时建议以胰腺平面为参照平面,从左到右游离胰腺被膜前叶,找到走行在胰腺动脉沟的胃十二指肠动脉(GDA),定位 GDA 后,向其远心端追溯至 RGeA,于根部切断,清扫 No.6a 组淋巴结;幽门下动脉(IPA)变异较多,

资源 1　以结肠中血管为导向的幽门下区淋巴结清扫

多数起源于 GDA 或 GDA 与 RGeA 交角处,位于 RGeA 的后方,于根部钳夹切断,清扫 No. 6i 组淋巴结。

**2. 以胃十二指肠动脉为导向的幽门上区淋巴结清扫(资源 2)**　在以结肠中血管为导向的幽门下区淋巴结清扫时,GDA 远端已得到很好地显露,循 GDA 向近心端可追溯到肝总动脉(CHA)和肝固有动脉(PHA)。继续沿 PHA 向头侧游离可找到胃右动脉(RGA)的根部,减少因盲目寻找血管而导致其损伤的风险,于根部离断胃右动脉,此过程清扫了 No. 5 组、No. 12a 组及部分 No. 8a 组淋巴结。

**3. 以肝总动脉为导向的胰腺右上缘淋巴结清扫(资源 3)**　在上述操作过程中,肝总动脉的右侧部分也得到良好地显露。继续沿肝总动脉向左游离,清扫 No. 8a 组淋巴结;游离过程中可发现胃左静脉(LGV)。胃左静脉变异较大,可于 CHA、脾动脉的前方、后方汇入门静脉或脾静脉,应小心游离避免损伤出血,游离后可于根部先结扎切断。继续沿肝总动脉向右侧游离,显露腹腔干、脾动脉根部及胃左动脉(LGA),于根部结扎、离断胃左动脉,清扫 No. 7 组、No. 9 组淋巴结,此时,胰腺右上缘的淋巴结清扫已全部完成。

**4. 以脾动脉为导向的胰腺左上缘淋巴结清扫(资源 4)**　助手左手钳夹胃胰襞,将胃体向头侧翻转并持续牵引,术者左手钳下压胰腺,使两者之间的胃胰皱襞有一定的张力。以胰腺上缘脾动脉(SA)根部为突破点,循脾动脉的走行向左上游离,进入胃底后方的肾前筋膜间隙,此间隙为天然的 Toldt 间隙,为无血管区,很少引起出血;达胃后血管后,从根部离断该血管,清扫 No. 11p 组淋巴结。此时可分两步,第一步:继续沿此平面间隙向头侧和左侧拓展游离,进入食管裂孔达食管后方和脾上极,完成整个胰腺上缘的淋巴结清扫。第二步:继续沿脾动脉向脾门方向游离,清扫 No. 10 组淋巴结。由于脾动脉在脾门处分支较为复杂,此时更应以血管为导向,仔细辨认清楚脾叶血管和胃短血管,避免不必要的血管损伤。

血管为导向的淋巴结清扫技术可以缩短手术时间,减少术中出血量,使胃癌淋巴结的清扫更加规范、标准化。

资源 2　以胃十二指肠动脉为导向的幽门上区淋巴结清扫

资源 3　以肝总动脉为导向的胰腺右上缘淋巴结清扫

资源 4　以脾动脉为导向的胰腺左上缘淋巴结清扫

**(三)以血管为导向淋巴结清扫技巧总结**

胃周血管解剖复杂,出血风险高,早期显露主要血管走行具有重要的现实意义。根据胃系膜理论,胃周淋巴脂肪组织处在以胃网膜左血管、胃网膜右血管、胃左血管、胃右血管和胃后血管为中心的系膜包裹之中,后者也是阻止肿瘤扩散的天然屏障。因此,以血管为导向的淋巴结清扫方法兼顾手术安全和肿瘤整块切除目标。

(黄庆兴)

## 二、幽门上淋巴结清扫技巧

幽门上淋巴结包括 No. 8a 组淋巴结、No. 5 组淋巴结、No. 12a 组淋巴结,个别病例需要清扫 No. 8p 组淋巴结及 No. 12p 组淋巴结。幽门上区淋巴结清扫一般选择前侧入路或后侧入路。

**(一)入路选择**

**1. 前侧入路**　右侧站位多采用前侧入路,即先离断十二指肠,将胃离断牵向左侧,然后再清扫幽门上淋巴结。优点:无十二指肠和胃壁的阻挡,视野宽敞,暴露清晰,利于清扫十二指肠韧带前壁及内侧壁。将胃右系膜蒂向左侧及腹侧牵引,可以很好地显露并清扫 No. 5 组淋巴结、No. 12a 组淋巴结。清扫时,沿着胃十二指肠动脉及肝总动脉顺势而上,依次清扫部分 No. 8a 组淋巴结、No. 5 组淋巴结及 No. 12a 组淋巴结,根部结扎并切断胃右动脉,同时显露肝固有动脉后方的门静脉左前壁。清扫的上界到达肝固有动脉分出左右肝动脉为止,右侧以清扫到胆总管左侧壁为止。缺点:需要先在幽门上区域胃窦上方无血管区开窗,遇有幽门上前方的小血管会引起出血,红染术野,因此一定要耐心解剖。此外,无十二指肠及胃壁向腹侧的牵引,根部处理胃右血管在角度上似乎有些困难。基于以上优点,现在国内很多左侧站位术者也开始采用前侧入路进行幽门上区域的淋巴结清扫。

**2. 后侧入路**　左侧站位多采用后侧入路,即在不离断十二指肠的情况下,助手挑起胃后壁,在胃的背侧清扫胰腺上区域及幽门上淋巴结,清扫完毕后再离断十二指肠。优点:张力保持得好,尤其在根部处理胃右血管时很便利。缺点:在清扫 No.12a 组淋巴结时显露门静脉左侧壁有一定的困难,在彻底廓清 No.8a 组淋巴结时后侧入路也不如前侧入路视野宽敞,尤其当遇到肥胖患者时操作更困难。

**(二)　技巧及优化**

**1. 后侧入路**　按照动脉轴原理,以肝总动脉轴为解剖中心,向头侧解剖并逐渐显露胃十二指肠动脉起始部、胃右动脉及肝固有动脉起始部。首先,切开胰腺被膜向头侧剥离,当到达胰腺上沟时,助手向腹侧提起肝总动脉前方淋巴脂肪组织,助手动作要轻柔,以含夹为主,主刀左手轻压胰腺,最好左手抓钳含夹一块小纱布起到垫压胰腺的作用,向背侧轻压胰腺并保持一定的张力,此刻,可以看到肝总动脉鞘与淋巴脂肪组织之间的发丝样白色纤维组织,用超声刀轻松切断发丝样纤维组织并进入正确间隙,保持术野的无血状态,一直清扫到肝总动脉上后侧。此时,主刀左手钳可以钳夹肝总动脉鞘前方神经或者直接含夹住肝总动脉,紧贴肝总动脉鞘分离淋巴脂肪组织,超声刀勿太靠近淋巴脂肪组织分离,否则易引起不必要的出血。胃十二指肠起始部(肝总动脉发出胃十二指肠动脉处)由肝总动脉下后壁、胃十二指肠动脉左侧壁和胰腺上缘构成危险三角区,其内是门静脉,最好牵起肝总动脉,超声刀不要进入太深,避免误伤三角区内的门静脉。在胰腺上缘沿着肝总动脉轴向头侧解剖,可以追踪到胃右动脉及胃右静脉的根部,胃右静脉相对细小,但是仍建议用血管夹夹闭。这时,助手左手钳深入到胃后壁及十二指肠球部后方向腹侧牵引,右手提起肝总动脉前淋巴脂肪组织,主刀左手可以持无创抓钳也可以用带侧孔的吸引器,下压肝总动脉及肝固有动脉,显露并夹闭胃右动脉。于胃窦小弯侧靠近胃壁向头侧开窗,注意避免损伤胰十二指肠上血管及幽门上前血管,因为该处血管比较细小,很容易误伤造成出血,红染手术野。此后,建议转为前侧入路。后侧入路手术野展示见图 4-1,资源 5 和资源 6。

**2. 前侧入路**　测量切缘后,切断十二指肠并将胃及大网膜翻向头侧及左侧,此时清扫幽门上区已无任何阻挡,视野开阔。继续沿着肝固有动脉向头侧解剖,助手将前面从肝总动脉表面清扫下来的淋巴脂肪组织向左侧牵引,自肝固有动脉右侧缘向头侧解剖并可以显露出肝左右动脉分叉处,然后沿肝固有动脉表面向左侧解剖分离,助手左手钳含夹肝固有动脉并向右侧牵开,左手将淋巴脂肪组织向左侧牵引,超声刀沿着肝固有动脉左后壁向背侧解剖。此时,可以看到门静脉左前壁,继续向背侧及头侧解剖,此处注意用超声刀的非工作面操作,避免过深而损伤门静脉。此处亦可遇见副肝左动脉或者发自胃左动脉的肝固有动脉,在不清楚血管走行和起源时不要轻易切断某根血管,建议彻底显露血管的起止点后,再予以结扎切断。前侧入路手术视野展示见资源 7。

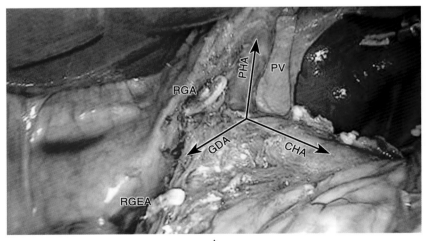

A

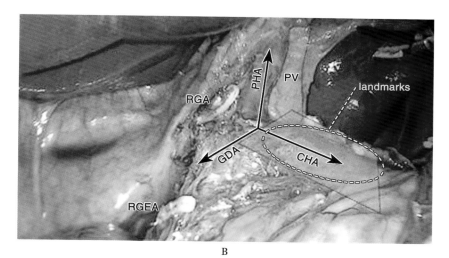

B

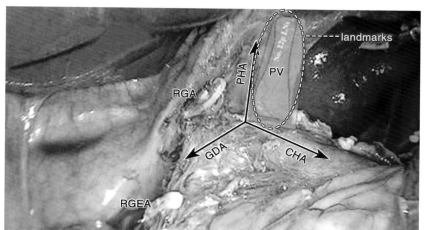

C

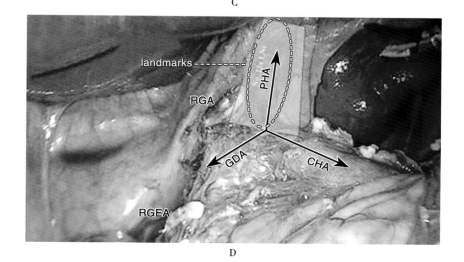

D

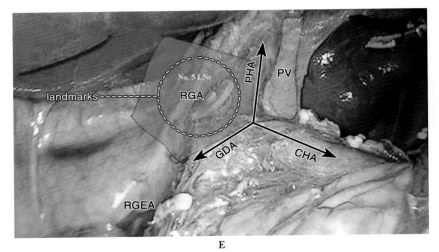

E

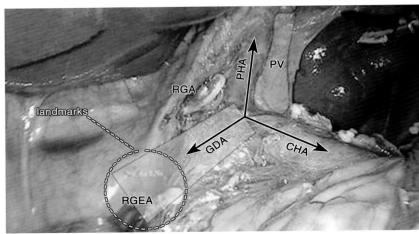

F

图 4-1　幽门上淋巴结清扫
A. 门静脉；B. No. 8 组淋巴结；
C. No. 12p 组淋巴结；D. No. 12a
组淋巴结；E. No. 5 组淋巴结；
F. No. 6 组淋巴结。
PHA：肝固有动脉；PV：门静脉；
RGA：胃右动脉；RGEA：胃网膜
右动脉；GDA：胃十二指肠动脉；
CHA：肝总动脉；landmarks：区域
淋巴结分组边界。

资源 5　沿胰腺前筋膜进入
幽门上区域

资源 6　沿胰腺上间隙过渡
进入幽门上区域

资源 7　幽门上区域淋巴结
清扫

（三）幽门上淋巴结清扫技巧总结

幽门上淋巴结清扫的手术入路体现了日韩右侧站位和中国左侧站位的各自优势。两者特点决定了实际操作中术者要扬长避短，充分发挥不同入路的优势。例如，后侧入路常能提供更好的胃右血管张力，利于解剖。然而，在缺乏经验和良好配合的情况下，却容易导致肝固有动脉损伤。因此，在助手经验欠缺，不能良好地显露手术空间，血管辨认不清等情况下，术者要及时转为前侧入路，避免医源性损伤。

（燕　速）

## 三、幽门下淋巴结清扫技巧

随着肿瘤微创治疗新时代的来临，幽门下区域淋巴结清扫也朝着精细化方向发展。幽门下区域淋巴结清扫是腹腔镜胃癌根治术中最重要的步骤之一，其清扫彻底性与胃癌患者预后密切相关。幽门下区域清扫范围包括 No. 6 组、No. 14v 组淋巴结，该区域淋巴结清扫的意义不仅仅在于完成了幽门下区域的根治，为 No. 7 组、No. 8 组、No. 9 组和 No. 12p 组清扫找到正确的解剖层面，减少出血风险，而且还能给术者建立极大的信心,对成功地完成手术打下良好的基础。

总之,幽门下区淋巴结清扫在胃癌根治术中是必不可少的。该区域的淋巴结清扫对减少肿瘤细胞残存、帮助临床准确分期及评估预后、指导肿瘤患者治疗方案和延长肿瘤复发时间有重要的意义。

（一）大网膜及横结肠系膜前叶切除

1. 助手持两把无创抓钳,先将大网膜推至横结肠上后方,再将大网膜向上提起并向两侧展开,术者左手在相应节段的横结肠处下压,与助手形成三角牵拉(图4-2)。

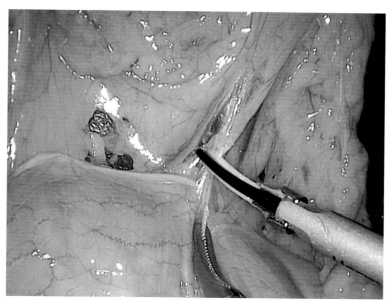

图 4-2 提拉大网膜

2. 术者左手下压横结肠,右手持超声刀切开胃结肠韧带,注意调整下压部位始终保持胃结肠韧带的张力。

3. 于横结肠中央处,贴近横结肠打开胃结肠韧带,进入网膜囊。此处血管较少且为大网膜最薄处,由此进入层次较简单,且不易损伤血管。分离过程中注意保护结肠,超声刀非功能面靠近肠壁浆膜,避免热损伤,造成迟发性穿孔(图4-3)。

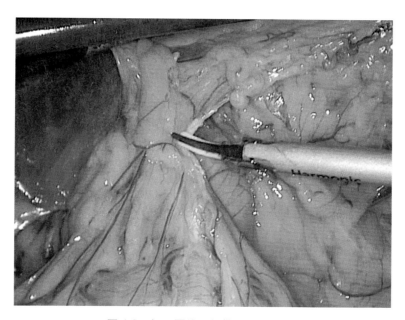

图 4-3 打开胃结肠韧带,进入网膜囊

4. 自中央先向左侧分离,清扫 No.4sb 组淋巴结并裸化胃大弯侧直至结肠肝曲,再向右侧分离至结肠脾曲。清扫过程中,助手无创抓钳前后交替,始终保持三角牵拉。

扶镜助手要点:大视野显露胃结肠韧带,露出部分横结肠,以避免误伤横结肠。跟随超声刀,让术野在镜头中央(图 4-4)。

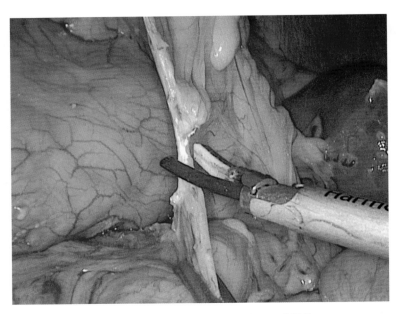

图 4-4　打开胃结肠韧带,扶镜助手正确操作

5. 助手左手提拉胃窦大弯侧网膜,向上牵拉,右手向上提拉横结肠系膜前叶;术者左手按压横结肠系膜,与助手左手形成张力,右手持超声刀以中结肠静脉为标志点,在其右侧打开横结肠系膜前叶,进入前后叶间隙,沿中结肠血管向根部前行,打开胰腺前筋膜并进入胰腺前间隙,向右侧分离至十二指肠降部内侧缘。

(二)No.6 组淋巴结清扫

手术步骤(资源 8):

1. 助手左手持无创抓钳抓持胃窦大弯侧向上提起,并向头侧牵拉,右手持无创抓钳提起血管表面的脂肪结缔组织,充分暴露整个幽门下区;术者左手钳将横结肠系膜向腹侧牵拉,形成张力,便于右手分离(图 4-5)。

2. 自胰十二指肠上前静脉与胃网膜右静脉的汇合处开始,作为 No.6 组淋巴结清扫的起点,沿胃网膜右静脉表面向远心端解剖,直至胰头上缘平面(图 4-6)。

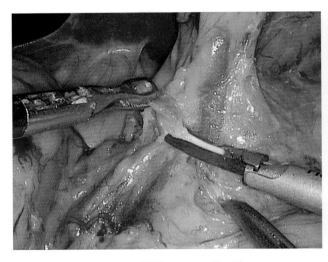

图 4-5　暴露 No.6 组淋巴结

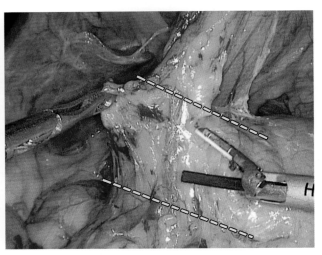

图 4-6　No.6 组淋巴结清扫范围

资源8　No. 6
组淋巴结清扫

3. 扶镜助手将胃网膜右静脉"竖立"(图4-7),便于术者操作,并给出远景视野,以便确定解剖层面及解剖标志,待精细化解剖分离时再给出近景;充分暴露并裸化胃网膜右静脉,继续向远心端显露胃网膜右静脉与胰十二指肠上前静脉的汇合点,继续向远心端解剖可显露Henle干(图4-8)。在解剖不清楚或者把握不准的情况下勿轻易横断胃网膜右静脉,避免误断血管带来严重后果,可继续向下解剖直至充分显露Henle干,并能够分辨肠系膜上静脉、中结肠静脉、右结肠静脉,此时解剖结构较清楚,可明确横断胃网膜右静脉的位置。

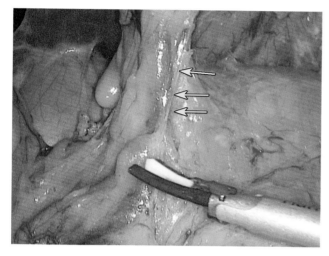

图4-7　"竖立"网膜右静脉　　　　　　　　　　图4-8　Henle干显露

4. 在胃网膜右静脉与胰十二指肠上前静脉汇合部的上方,上血管夹后离断胃网膜右静脉。显露并清除其后方的淋巴脂肪组织(图4-9,资源9)。

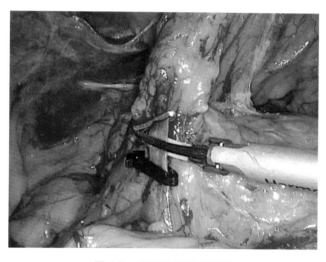

图4-9　离断胃网膜右静脉

资源9　离断胃网膜右静脉,
显露并清除其后方的淋巴结

5. 助手左手继续向上方提拉胃窦后壁,右手抓钳向外侧推开十二指肠球部,术者左手用小纱布向下方轻轻按压胰腺,显露十二指肠胰头间沟(图4-10),向胰腺的右上方剥离胰腺被膜直至显露出胃十二指肠动脉,清扫胃网膜右静脉和胃网膜右动脉之间的淋巴结,沿胃十二指肠动脉终末段解剖,暴露胃网膜右动脉(图4-11)。

6. 助手抓持胃网膜右动脉表面的脂肪淋巴组织,超声刀沿着动脉表面的解剖间隙向幽门方向分离,清除胃网膜右动脉根部的脂肪淋巴组织,充分裸化胃网膜右动脉根部并上血管夹,离断胃网膜右动脉(胃

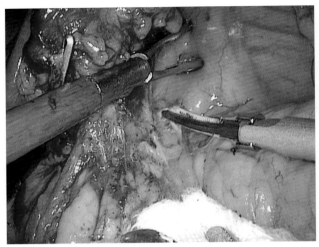

图 4-10　显露十二指肠胰头间沟

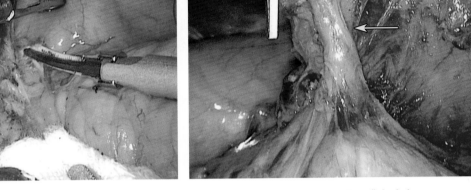

图 4-11　解剖胃网膜右动脉

网膜右动脉起始部和胃网膜右静脉离断处通常不在同一平面,建议以胰腺平面为参照,自左向右游离胰腺被膜前叶,找到走行于胰腺动脉沟的胃十二指肠动脉,向其远心端追溯至胃网膜右动脉,于根部离断,清扫 No.6a 组淋巴结(资源 10)。幽门下动脉变异较多,多起源于胃十二指肠动脉或胃十二指肠动脉与胃网膜右动脉交角处,位于胃网膜右动脉后方,于根部钳夹离断,清扫 No.6i 组淋巴结(资源 11)。

资源 10　No.6a 组淋巴结清扫

资源 11　No.6i 组淋巴结清扫

7. 于离断胃网膜右动脉后方显露幽门下动脉,可辨别幽门下动脉起源,将从胃十二指肠动脉或胃网膜右动脉发出的幽门下动脉裸化并离断。

8. 助手左手继续向上方提拉胃窦后壁,右手提起十二指肠表面的脂肪纤维组织,术者左手向腹侧牵拉,超声刀非功能面紧贴十二指肠壁从胃网膜右动脉根部断端开始,继续向幽门方向裸化十二指肠壁达幽门部,整块切除幽门下区脂肪淋巴组织,完成 No.6 组淋巴结的清扫。

扶镜助手要点:将胃网膜右动、静脉"竖立",便于术者操作,并给出远景视野,以便确定解剖层面及解剖标志,待精细化解剖分离时再给出近景。

(三) No.14v 组淋巴结清扫

1. 助手左手位置不变,右手向上提拉横结肠系膜前叶,术者左手按压横结肠系膜后叶,与助手右手对抗形成张力。

2. 进入横结肠系膜前后叶间隙后,沿中结肠静脉向胰颈下缘分离(图 4-12),找到中结肠静脉汇入肠系膜上静脉处,此处接近 No.14v 组淋巴结的下界(图 4-13)。

3. 进入胰十二指肠后间隙后,继续向上分离至胰腺下缘,此为 No.14v 组淋巴结的上界(图 4-14)。

4. 向左侧裸化肠系膜上静脉表面,至其左侧缘,此为 No.14v 组淋巴结的左界。

5. 向右侧经 Henle 干表面分离至胃网膜右静脉与胰十二指肠上前静脉汇合部左侧,此为 No.14v 组淋巴结的右界,该区域血管变异较多,应仔细辨别各静脉属支的汇入关系。分离过程中始终保持非功能面靠近静脉表面。

扶镜助手要点:此时宜近不宜远,需清晰显露肠系膜上静脉及其属支,以免误伤。将肠系膜上静脉竖立。

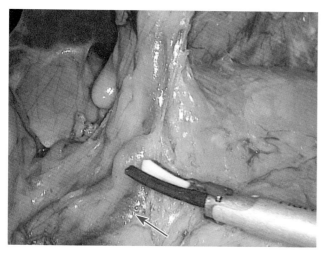

图 4-12　中结肠静脉

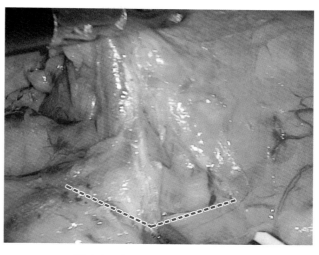

图 4-13　No. 14v 组淋巴结下界

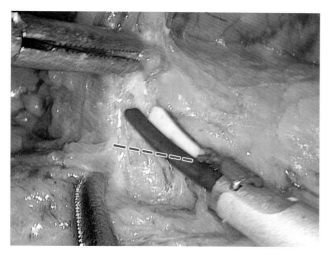

图 4-14　No. 14v 组淋巴结上界

（四）术中可能出现的情况及处理技巧

1. 肥胖患者处理技巧　肥胖患者脂肪组织较多,脂肪负荷较大,胸腹部大量脂肪引起肺顺应性降低,心肺负担大,增加手术的风险;肥胖患者术野显露更困难,胃周淋巴结解剖操作更复杂,术中更易出血,重要结构难以辨认,从而耗费更多时间。肥胖患者胃血管周围脂肪堆积,脆性高,不易牵拉,术中操作需轻柔,离断组织需充分,以预防出血,也增加了手术耗时。同时,肥胖是糖尿病、高血压及肿瘤发病的高危因素,增加术后并发症发生率及处理难度,应注意围手术期的血糖、血压控制。

2. 解剖分离过程中重视组织"三角"张力关系的应用　腹腔镜手术过程中三角划分是一项必要的技术,助手 2 把抓钳,术者 1 把抓钳将组织牵成三角形,形成三角张力关系,便于精确暴露,避免组织损伤。在幽门下区淋巴结清扫过程中,要充分利用好三角张力关系,使需要清扫的淋巴结区域充分暴露。

3. 重视肠钳的使用　当肿瘤位于胃窦部且较大时,助手左手抓钳难以充分抓持胃窦壁,易滑脱,此时可以考虑换用抓持力较大的肠钳,抓持牢固。在整个幽门下区清扫过程中,助手左手抓持胃窦壁后变动范围小,换用肠钳并不会增加助手操作难度。

4. 重视小纱布的使用　术中可将腔镜小纱布折成"田字形"或者剪成两小块,经 Trocar 孔送入腹腔中,小纱布可以用来吸血,保持操作视野的清晰,对于小的渗血,其使用较吸引器更方便,对手术影响小;在需要下压组织进行暴露时,可将小纱布置于压迫部位表面,以增加受力面积,减少组织损伤;亦可以用来帮助分离组织,幽门下区脂肪淋巴组织较多而影响暴露时,可利用小纱布增加摩擦力,将下垂的脂肪组织固定在肝和十二指肠间,以便更好地进行暴露、分离组织。

5. 重视解剖变异　胃网膜右静脉、右结肠静脉及胰十二指肠上前静脉通常于幽门下区汇入肠系膜上静脉,但肠系膜上静脉根部各属支汇入方式却不尽相同。Henle 教授最早于 1868 年提出来自结肠的静脉与 RGEV 形成胃结肠静脉干,即 Henle 干,在胰腺下缘汇入肠系膜上静脉（SMV）。其后,有研究发现,胰十二指肠上前静脉或胰十二指肠下前静脉也是这一静脉干的常见属支,将其进一步定义为"胃-网膜-胰腺-十二指肠-结肠干"。目前,根据多项研究显示,胃结肠静脉干可由胃网膜右静脉、胰十二指肠上前静脉、右结肠静脉、中结肠静脉构成 3 支型或 4 支型胃胰结肠干;或者胃网膜右静脉和右结肠静脉、中结肠静脉构成 2 支型或 3 支型胃结肠干;或者由胃网膜右静脉和胰十二指肠上前静脉构成 2 支型胃胰干等。这些解剖变异的存在,增加了手术难度,术中处理须小心。

**6. 重视解剖平面**　对于肿大淋巴结的清扫,寻找正确的解剖平面至关重要,如果分离平面过高很容易进入淋巴结中导致淋巴结出血。对于肥胖或者伴肿大的 No. 6 组淋巴结,当胰十二指肠上前静脉与胃网膜右静脉汇合处手术入路点不易确定,应先暴露肠系膜上静脉及 Henle 干,由下而上沿着胰头表面显露胃网膜右静脉的起点。可通过寻找血管表面的间隙,紧贴在血管的表面分离淋巴结基底部,将淋巴结整块切除。淋巴结通常质地较脆,助手可通过提拉淋巴结表面的筋膜来显露解剖间隙,尽量不要直接钳夹提拉肿大的淋巴结,以免导致出血和肿瘤播散。

**（五）幽门下淋巴结清扫技巧总结**

我国以远端进展期胃癌多见,幽门下区又是常见转移部位,因此,规范的 No. 6 组和 No. 14v 组淋巴结清扫对手术质量尤为关键。基于对胃系膜解剖和淋巴结转移规律的总结,日本学者将 6 组淋巴结细分为 No. 6a 组、No. 6v 组和 No. 6i 三个亚组,背后的原因值得深思和体会。"解剖平面、三角牵张、血管优先"仍然是主要的操作原则。

（李正荣）

## 四、贲门右侧淋巴结清扫技巧

贲门右侧淋巴结包括 No. 1 组淋巴结及 No. 3a 组淋巴结,有时包括 No. 19 组淋巴结。No. 1 组淋巴结为沿着胃左动脉上行支进入胃小弯贲门部的第一支的淋巴结,包括贲门右侧及贲门前方的淋巴结。No. 3a 组淋巴结为沿着胃左动脉上行支进入贲门部第一支的下方与胃右动脉进入胃壁第一支的左侧之间上 1/2 区域内的淋巴结。

**（一）入路选择**

**1. 前侧入路**　超声刀沿着胃小弯侧靠近胃壁无血管区切开小网膜,向头侧清扫小弯侧 No. 3a 组淋巴结及 No. 1 组淋巴结一直游离到食管右侧壁。优点:适合肥胖患者,对助手要求不高。缺点:小网膜内容易出血。

**2. 后侧入路**　清扫完胰腺上缘区域淋巴结后,沿着左侧肾前筋膜表面向头侧解剖分离,到达贲门右侧区域时,在胃小弯侧后壁切开小网膜,对 No. 3a 组淋巴结和 No. 1 组淋巴结进行彻底的廓清。优点:视野清晰,清扫彻底。缺点:对助手要求高,需要将胃后壁向腹侧头侧牵引,到达贲门右侧区域时需要从前侧入路来完成。

**（二）技巧及优化**

**1. 前侧入路**　清扫贲门区域时,一般需要悬吊肝脏(图 4-15A)。超声刀紧贴着左肝下缘切开胃小弯侧网膜向头侧解剖,注意勿损伤副肝左血管,进展期胃癌不考虑保留迷走神经肝支。到达膈下时,切断贲门右侧膈胃韧带,助手左手钳挑起左侧膈肌脚,右手钳提起小网膜向右下方牵引并保持一定的张力,超声刀沿腹段食管切断迷走神经前后干,并向尾侧游离清扫 No. 1 组及 No. 3 组淋巴结(图 4-15B)。也可以沿着胃小弯侧靠近胃壁无血管区切开小网膜,由尾侧向头侧分层解剖,避免误伤小网膜内血管造成不必要的出血(资源 12)。

**2. 后侧入路**　在清扫完胰腺上缘区域内淋巴结后,将网膜组织翻至左侧腹腔,助手左手钳挑起胃后壁,并向腹侧和头侧牵引胃后壁。超声刀沿着左侧肾前筋膜表面向头侧解剖分离,到达贲门右侧区域时,切断膈胃韧带,在助手右手钳的协助下,从头侧向尾侧沿着胃小弯侧后壁切开小网膜,对 No. 1 组淋巴结和 No. 3a 组淋巴结进行彻底的廓清。贲门右侧淋巴结清扫手术视野展示见资源 13。

**（三）贲门右侧淋巴结清扫技巧总结**

贲门右侧淋巴结包裹在胃背侧系膜之中。前、后侧入路在助手配合、视野显露、出血风险上各有千秋,清扫策略取决于术者手术团队的偏好,加以灵活掌握和应用。

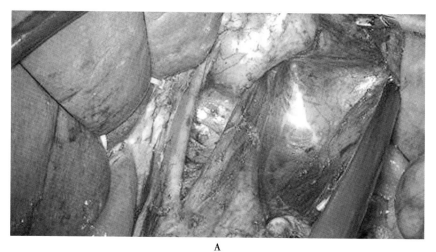

A

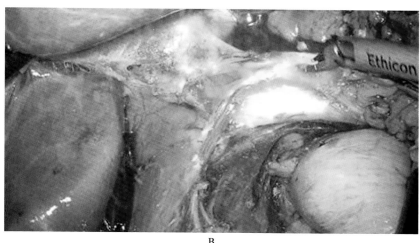

B

图 4-15 幽门右侧淋巴结清扫视野
A. 悬吊肝脏；B. 贲门右侧（No. 1 组及 No. 3 组淋巴结清扫）。

资源 12 贲门右侧淋巴结清扫

资源 13 幽门下胰腺上区域过渡及
贲门右区域淋巴结清扫

（燕 速）

## 五、贲门左侧淋巴结清扫技巧

贲门左侧区域内淋巴结包括 No. 2 组淋巴结和 No. 4sa 组淋巴结。No. 2 组淋巴结为沿左膈下动脉胃底支进入胃底前后壁区域内分布，No. 4sa 组淋巴结为沿胃短动脉进入胃底部分布。

（一）入路选择

**1. 左侧入路** 清扫完 No. 4sb 组淋巴结后，助手左手抓钳将胃底向右下腹牵开，右手抓钳挑起脾胃韧带并保持一定张力，超声刀沿着脾脏切断脾胃韧带，遇胃短动脉逐一夹闭，一直解剖至食管左后壁，显露左膈下动脉胃底支,并于根部结扎胃底支血管。优点:清扫彻底,尤其是显露左膈下动脉胃底支时视野宽敞。缺点:如遇肥胖患者,处理胃短动脉最上一支时较为困难,容易受到网膜脂肪组织的干扰。

**2. 右侧入路**　在清扫完 No. 3 组淋巴结和 No. 1 组淋巴结后,用超声刀切开食管前腹膜,助手挑起食管裂孔处膈肌,由食管右侧向左侧进行解剖,显露左膈下动脉胃底支并于根部夹闭切断,然后在脾脏上极夹闭胃短动脉最上一支,并沿脾脏缘逐一向尾侧夹闭胃短动脉,完成 No. 4sa 组淋巴结清扫。优点:保持清扫的连贯性,避免了胃大弯侧网膜脂肪组织的干扰。缺点:在根部处理胃短动脉最上一支时有一定困难。

**3. 后侧入路**　清扫完胰腺上区域后,助手将胃后壁向腹侧及头侧牵引,超声刀沿着后方的肾前筋膜表面向头侧解剖,同时显露左膈下动脉,解剖出胃底支后,在根部夹闭胃底支并继续向头侧及脾脏方向解剖游离,完成对 No. 2 组淋巴结的清扫。切断脾胃韧带,在近脾脏处夹闭切断胃短动脉,完成 No. 4sa 组淋巴结的清扫。优点:视野宽敞,易于操作,沿着左侧肾前筋膜向头侧可以一直游离至膈胃韧带,左膈下动脉全程及胃底支显露清晰。缺点:助手需要将胃后壁向腹侧挑起,在处理脾胃韧带时,对助手的要求比较高,需要保持一定的张力。

（二）技巧及优化

**1. 右侧入路**　清扫贲门区域时,常规将肝脏左叶进行悬吊,避免肝左叶对手术野的干扰,这样助手的两只手可以腾出来帮助主刀完成淋巴结清扫。超声刀紧贴着左肝下缘切开胃小弯侧网膜,注意勿损伤副肝左血管,向头侧解剖至食管右侧壁,切断食管旁迷走神经前后干,并向尾侧剥离,继续沿着食管壁向左侧游离,助手挑起食管裂孔处膈肌,彻底游离食管,此时,建议改为左侧入路,超声刀离断脾胃韧带,遇到胃短动脉逐一夹闭(资源 14,资源 15)。

资源 14　贲门右侧淋巴结清扫及向贲门左侧淋巴结清扫过渡

资源 15　贲门左侧区域的淋巴结清扫

**2. 左侧入路**　在彻底清扫完 No. 4sa 组淋巴结后,助手需要将大网膜移至右下腹,左手抓钳钳夹胃底大弯侧向右下腹牵引,右手抓钳钳夹 No. 4sa 组淋巴结胃侧结扎点并提起脾胃韧带,保持一定的张力,超声刀沿着脾脏缘切断脾胃韧带,遇胃短动脉逐一夹闭,直至脾脏上极,小心显露胃短动脉最上极一支夹闭并切断,此时助手挑起食管,将食管向右侧、腹侧牵引,显露左膈下动脉胃底支并夹闭切断,彻底廓清贲门左侧区域的 No. 2 组及 No. 4sa 组淋巴结。

**3. 后侧入路**　清扫完胰腺上区域淋巴结后,沿着左侧肾前筋膜表面向头侧进行解剖游离。助手左手抓钳需将胃后壁向腹侧挑起,保持一定的张力,可以看到左膈下动脉发自腹主动脉,沿左膈下动脉向头侧解剖分理处胃底支根部钳夹切断,然后沿着左侧肾前筋膜与 Toldt 筋膜之间的天然间隙向左上腹游离,根部显露胃短动脉逐一夹闭切断,到达膈下,切断膈胃韧带,到达食管左侧壁,此处可以沿着食管壁进入食管裂孔内进行后纵隔及膈肌上下区域的清扫。贲门左侧淋巴结清扫完毕手术野展示见图 4-16,资源 16。

（三）贲门左侧淋巴结清扫技巧总结

贲门左侧淋巴结清扫关键在于保证左侧肾筋膜的完整性,妥善地处理胃短血管。有时,最上一支胃短血管处理失误往往带来灾难性后果。建议采用止血夹闭合所有胃短血管,而不是用超声刀凝固。部分病例中,超声刀凝固闭合端的再次开放会导致严重的术后出血。

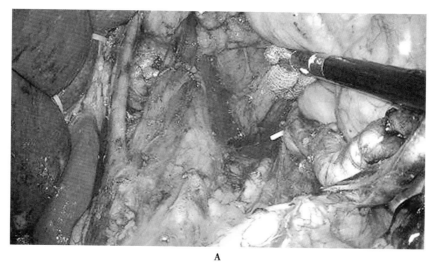

**A**

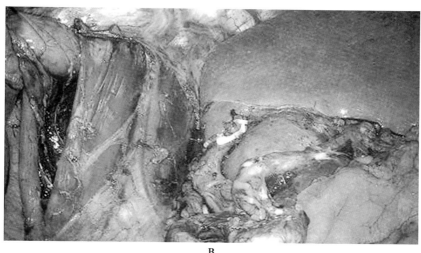

**B**

图 4-16 贲门左侧清扫完毕手术野展示

A. 胃短动脉结扎点及左侧肾前筋膜;B. 两侧的膈肌脚及腹段食管。

资源 16 胰腺上区域向贲门左区域淋巴结清扫过渡

（燕　速）

## 六、胃小弯侧淋巴结清扫技巧

胃小弯侧淋巴结主要包括 No. 3a 组淋巴结和 No. 3b 组淋巴结。No. 3a 组淋巴结为沿着胃右动脉进入胃壁第一支的左侧与胃左动脉上行支进入贲门小弯第一支下方之间区域内的上 1/2 范围内淋巴结（沿胃左动脉上行支分布），下 1/2 范围内淋巴结（沿胃右动脉分布）归属为 No. 3b 组淋巴结。此外，需要知道胃小弯侧网膜内有迷走神经肝支、副肝左动脉、变异发自胃左动脉的肝总动脉等结构。

（一）入路选择

**1. 前侧入路**　清扫完幽门上区域淋巴结后，超声刀沿着肝左叶小网膜附着处向头侧分离，一直游离到食管右侧壁，然后沿着胃壁小弯侧向尾侧清扫 No. 3a 组淋巴结和 No. 3b 组淋巴结。优点：显露好，无须翻动胃壁，清扫完幽门上区后沿着小网膜肝脏附着缘一直游离至食管右侧壁，一气呵成。缺点：到达贲门右侧时，从头侧往尾侧游离，靠近胃壁易损伤小网膜内血管造成不必要的出血。

**2. 后侧入路**　清扫完胰腺上区域淋巴结后，助手将胃后壁向腹侧及头侧牵引，超声刀沿着左侧肾前筋膜向头侧解剖，到达食管右侧壁时，转而沿着胃小弯背侧从头侧向尾侧廓清小弯侧淋巴结（包括 No. 3a 组和 No. 3b 组淋巴结）。从后侧清扫胃小弯侧时，胃左动脉进入胃壁的分支清晰可辨，超声刀慢档离断即可。

（二）技巧及优化

**1. 前侧入路**　清扫完幽门上区域淋巴结后，超声刀沿着肝左叶小网膜附着处向头侧分离，一直游离到食管右侧壁，此过程中需要特别注意小网膜内的副肝左动脉、发自胃左动脉的变异肝总动脉、肝固有动脉等血管变异。此时助手左手抓钳挑起食管，右手抓钳将小网膜向右下方牵引，超声刀沿食管右侧壁转而向尾侧进行解剖游离，清扫小弯侧 No. 3a 组和 No. 3b 组淋巴结。在游离过程中，靠近胃壁时易损伤小网膜内血管造成不必要的出血，因此助手与主刀适当对抗牵引非常必要，这样容易找到间隙，在行远端进展期胃癌根治术（TLDG）时，需要彻底清扫小弯侧淋巴结，保留幽门的远端胃切除术（PPG）需要特别注意迷走神经肝支的保留，清扫小弯侧 No. 3b 组淋巴结即可，无须进一步清扫 No. 3a 组淋巴结（资源 17）。

资源 17　幽门下向胰腺上缘过渡，再向贲门右区域过渡清扫淋巴结

**2. 后侧入路**　清扫完胰腺上区淋巴结后，沿着左侧肾前筋膜表面向头侧进行解剖游离。助手左手抓钳需将胃后壁向腹侧及头侧挑起，保持一定的张力，超声刀沿着左侧肾前筋膜向头侧解剖，一直到达食管裂孔处，显露两侧的膈肌脚，转而沿着食管右后壁从头侧向尾侧清扫小弯侧 No. 3a 组和 No. 3b 组淋巴结，遇到进入胃壁的小血管用超声刀慢档离断即可。近端胃切除术（PG）时，清扫小弯侧 No. 3a 组淋巴结即可，同时注意迷走神经干及肝支的保护。胃小弯侧淋巴结清扫后手术视野展示见图 4-17，资源 18。

（三）胃小弯侧淋巴结清扫技巧总结

对于成熟的腹腔镜手术团队，前侧、后侧入路都可以达到满意的淋巴结清扫效果。相比前侧入路，后侧入路对助手配合要求低。助手牵拉动作相对固定，术者可以自如完成小弯侧淋巴结清扫。此处清扫可在 No. 7 组淋巴结清扫后顺势进行，助手不必频繁更换牵拉位置，有利于手术的流畅性。

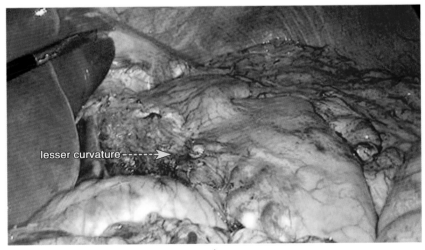

A

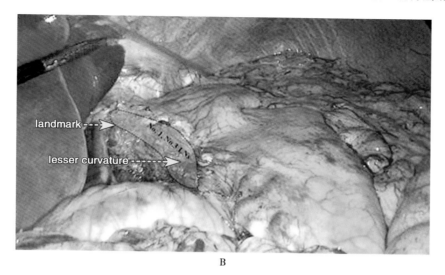

B

图 4-17　食管右侧壁、胃小弯侧裸区（从贲门右侧到胃窦部）No. 1 组和 No. 3 组
淋巴结

lesser curvature：胃小弯；landmark：No. 1 组和 No. 3 组淋巴结边界。

资源 18　胃小弯侧淋巴结清扫

（燕　速）

## 七、胰腺上区淋巴结清扫技巧

胰腺上区是胃癌 D2 根治淋巴结清扫的重点与难点，主要包括 No. 7 组、No. 8a 组、No. 9 组、No. 11p 组、No. 12a 组淋巴结。胰腺上区解剖结构复杂，有较多的重要血管，如腹腔动脉、肝总动脉、门静脉、脾动静脉、胃左动静脉、胃后血管等，彻底的淋巴结廓清操作难度较大（图 4-18）。至今，胰腺上区淋巴结清扫仍

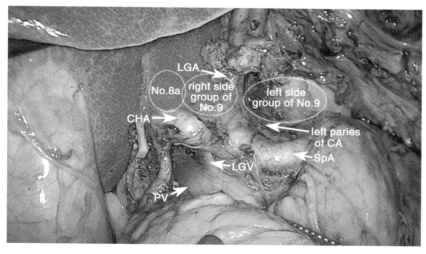

图 4-18　胰腺上缘区域血管解剖

CHA：肝总动脉；LGA：胃左动脉；SpA：脾动脉；LGV：胃左静脉；PV：门静脉；left pa-ries of CA：腹腔动脉左半区域。

存在诸多争议和困惑。本文将结合笔者的临床实践,针对以下五个方面的问题进行相关的探讨。

（一）清扫 No. 11p 组淋巴结时是否要显露脾静脉

根据 2014 年第 4 版日本《胃癌治疗指南》的定义,No. 11p 组淋巴结是指沿脾动脉近段分布的淋巴结,起自脾动脉根部,至脾动脉全程的中点。这意味着 No. 11p 组淋巴结的清扫,可能不是仅仅清扫脾动脉前方和上方的淋巴脂肪组织,还需将脾动脉后方的淋巴脂肪组织一并清扫。韩国 KLASS-2 研究组为保证 KLASS-2 研究中 D2 手术的规范性,对各站淋巴结是否完整清扫制定了相应的标准,该研究组对 No. 11p 组淋巴结完整清扫的评价标准是,近侧半的脾动脉被显露,近侧半的脾动脉术中定位指从脾动脉的起始部到迂曲的脾动脉离胃最近的地方,脾静脉被显露或至少胰腺的背侧被显露出来。No. 11p 组淋巴结的清扫创面(图 4-19),完整的 No. 11p 组淋巴结的清扫应包括清除脾动脉前方、上方、后方的淋巴结脂肪组织,彻底清扫这组淋巴结要求打开脾动脉后方和肾筋膜前方的解剖间隙,显露胰腺后上缘,并将肾筋膜与胰腺后上缘夹角处的淋巴脂肪组织进行廓清,并显露脾静脉。对于些脾静脉显露困难的病例,此时至少应该将胰腺的背侧显露出来。我们在临床操作中发现,如果能够从脾动脉与腹腔干夹角处先进入肾筋膜前方的解剖层面,并沿肾筋膜浅面进行解剖,则能够完整地廓清脾动脉后方的 No. 11p 组淋巴脂肪组织,并相应地显露出脾静脉;但如果仅仅从前方进行脾动脉前方及上方的淋巴脂肪组织清扫,将导致脾动脉后方的淋巴脂肪组织的残留,并造成不必要的创面渗血。

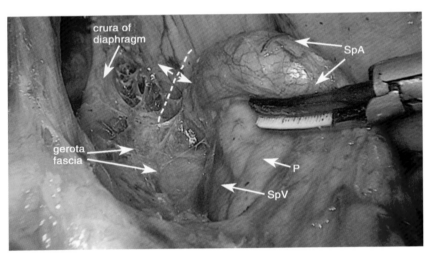

图 4-19　No. 11p 组淋巴结

SpA:脾动脉;SpV:脾静脉;P:胰腺;crura of diaphragm:膈肌脚;gerota fascia:肾筋膜。

（二）胃癌 D2 手术幽门上区及胰腺上区淋巴结的清扫是否要显露门静脉

根据 2014 年第 4 版日本《胃癌治疗指南》的定义,No. 12a 组淋巴结是指位于肝十二指肠韧带内沿肝固有动脉近侧分布的淋巴结,No. 12p 组淋巴结是指位于门静脉后方的淋巴结,肝固有动脉近侧是指左右肝管汇合部至胰腺上缘连线中点近侧。《中国腹腔镜胃癌根治手术质量控制专家共识（2017 版）》明确指出,清扫 No. 12a 组淋巴结时,应脉络化肝固有动脉的前壁及内侧壁,并显露门静脉左侧壁。韩国 KLASS-2 研究组的胃癌 D2 手术标准也指出,进行 No. 12a 组淋巴结清扫时,门静脉的左侧壁必须显露,沿门静脉左侧壁的软组织要彻底清除。

另外,No. 8a 组淋巴结是位于肝总动脉前方及上方的淋巴结（图 4-20,图 4-21）。手术时患者是平卧位,而解剖上描述的肝总动脉上方是针对站立位而言。进行腹腔镜手术时,视角是从脚侧、腹侧往头侧、背侧观察,首先看到的应该是肝总动脉前方的淋巴结,而不是其上方的淋巴结。当提起肝总动脉上方的淋巴结时,可以看到该淋巴结下方的门静脉前上缘,这提示我们可以将门静脉前上缘作为 No. 8a 组淋巴结的一个解剖后界标志。

《中国腹腔镜胃癌根治手术质量控制专家共识（2017 版）》指出,No. 8a 组、No. 8p 组淋巴结（肝总动脉后方淋巴结）的分界并无明确界定,建议可通过门静脉前壁与肝总动脉投影的交点作一平行于肝总动脉的

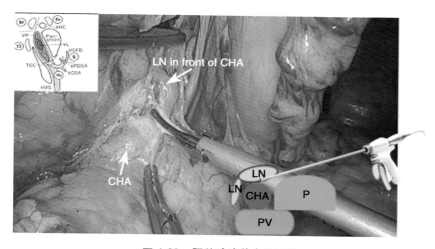

**图 4-20　肝总动脉前方淋巴结**

CHA：肝固有动脉；LN in front of CHA：肝固有动脉前方淋巴结；LN：淋巴结；P：胰腺；PV：门静脉；LN：淋巴结。

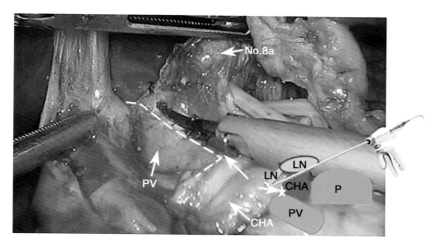

**图 4-21　肝总动脉上方淋巴结**

CHA：肝固有动脉；LN：淋巴结；P：胰腺；PV：门静脉。

虚拟线，位于此线以前者为 No.8a 组淋巴结，位于此线以后者为 No.8p 组淋巴结。我们认为主动显露门静脉前上缘，还可避免不必要的门静脉损伤。正如，在甲状腺腺叶切除手术中，往往需要显露喉返神经，这样既可避免神经损伤风险又可使腺叶切除更彻底。同样，在胰腺上区清扫时显露门静脉可使胰腺上区淋巴结清扫更安全、更彻底。当然，这里的显露门静脉不是指门静脉全程暴露，而是至少要能让术者清楚门静脉的具体位置，以免清扫时损伤门静脉。从图 4-22 可以看到，如果不主动显露门静脉，那么 No.12a 组、No.8a 组淋巴结难以彻底廓清，而且清扫时容易损伤门静脉。明确 No.8a 淋巴结清扫范围和找到相应的解剖学标志很重要，门静脉上缘可作为 No.8a 组淋巴结清扫的良好解剖学标志之一（图 4-22）。

（三）No.9 组淋巴结在腹腔干右侧的清扫后界

根据 2014 年第 4 版日本《胃癌治疗指南》的定义，No.9 组淋巴结是沿腹腔动脉分布的淋巴结，因此清扫 No.9 组淋巴结时必须显露腹腔动脉右侧壁。《中国腹腔镜胃癌根治手术质量控制专家共识（2017 版）》指出，No.9 组淋巴结是指腹腔干周围的淋巴结，主要分布于腹腔干前方及两侧，胃左动脉、肝总动脉、脾动脉 3 支血管根部的淋巴结为 No.9 组淋巴结。只有完整清除分布在上至右侧膈肌脚、下至肝总动脉与脾动脉分叉处、两侧后方至主动脉前筋膜区域的脂肪淋巴组织，才能达到彻底清扫 No.9 组淋巴结的目的。我们团队的体会是，将门静脉前壁与肝总动脉投影的交点与腹腔干根部上缘作一假想平面，作为 No.9 组淋巴结在腹腔干右侧的清扫后界。如腹腔干根部平面难以确定，可参照右膈肌脚红黄交界线所处平面（图 4-23）。

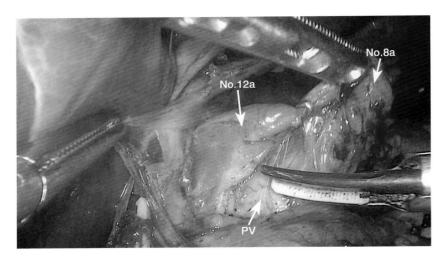

图 4-22　No. 8a 组淋巴结
PV：门静脉。

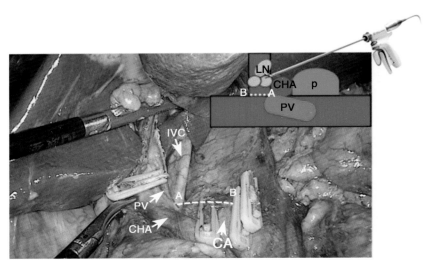

图 4-23　No. 9 组淋巴结
CHA：肝总动脉；IVC：下腔静脉；LN：淋巴结；PV：门静脉；CA：腹腔动脉。

（四）如何使腹腔镜下胰腺上区淋巴结的清扫更容易、更彻底、更安全

在传统的开放手术中，进行胰腺上区淋巴结清扫时，观察视角是从前向后，显露门静脉、脾静脉相对比较容易。而腔镜的观察方向则不同，是从前下方向后上方，门静脉、脾静脉被胰腺上缘、肝总动脉遮挡，这给门静脉、脾静脉的显露造成一定的困难，给淋巴结廓清带来不便。不少学者相继介绍了几种不同的腹腔镜下胰腺上区淋巴结清扫的方法。大体可分为右侧入路、中间入路及左侧入路，根据十二指肠离断时机分为前入路和后入路。这些方法均有各自不同的优缺点，为腹腔镜胃癌根治术胰腺上区淋巴结清扫提供了不同的解剖思路。

我们的做法是，先完成 No. 9 组淋巴结腹腔动脉左侧部分及 No. 11p 组淋巴结的清扫，离断十二指肠、清扫 No. 5 组淋巴结、离断胃右血管、根部离断胃左血管，并在胰腺上缘初步显露肝总动脉。此时 No. 8a 组、No. 9 组腹腔干右侧的淋巴脂肪组织就会更加游离，此时保持适当的张力，便可较为简单地进行 No. 8a 组肝总动脉上方淋巴结及 No. 9 组腹腔动脉右侧的淋巴脂肪组织的清扫。需要特别指出的是，当胃左静脉从肝总动脉后方汇入门静脉或门脾角时，胃左静脉应尽量在胃左静脉汇入门静脉处离断，或至少靠近胃左静脉根部离断，然后以胃左静脉的血管夹作为此区域清扫的解剖后界进行腹腔动脉右侧 No. 9 组淋巴结清扫。未靠近根部离断胃左静脉，之后的清扫如在胃左静脉的血管夹深面进行，有

资源 19　胰腺上缘区域淋巴结清扫

使血管夹滑脱引起大出血的风险。而在胃左静脉的血管夹以上平面进行解剖,则不会损伤门静脉、下腔静脉等深面组织。此外,进行腹腔动脉右侧淋巴结清扫时,往往会遇到较大的淋巴管,建议上血管夹后离断,可减少术后乳糜漏的发生。如何简单、安全、彻底地进行腹腔镜下胰腺上区淋巴结的清扫,见资源19。

（五）遇到腹腔动脉右侧成串肿大淋巴结的处理方法

在进行胰腺上区淋巴结清扫时,往往会碰到腹腔动脉右侧淋巴结成串肿大的情况,此时应该如何处理?

肿瘤根治手术的其中一个重要的治疗原则是整块切除,整块切除能减少不必要的创面出血及可能的肿瘤播散。因此,我们认为如腹腔动脉右侧淋巴结成串肿大,应该尽量行 D2+ 的整块切除。目前,有关胃癌在某些情况下是否需要行扩大淋巴结清扫尚存在争议。日本 JCOG9501 研究的亚组分析显示,根据肿瘤的部位不同,对有高度怀疑淋巴结转移的患者进行选择性的扩大清扫,可以给患者带来生存获益。《胃癌处理规约》指出,No. 16 组淋巴结出现转移淋巴结时,行新辅助化疗后进行扩大 D2+淋巴结清扫可能是较好的选择。我们认为整块切除原则高于 D2 清扫原则,当遇到腹腔动脉右侧成串淋巴结肿大情况时,应该进行局部扩大的 D2+清扫,尽量完全廓清该处的淋巴脂肪组织,达到 R0 切除,否则从成串肿大淋巴结中间切断,有残留肿瘤和引起肿瘤术中医源性播散可能。如何进行胰腺上缘区域淋巴结的扩大清扫,见资源20。

资源 20　胰腺上缘区域淋巴结扩大清扫

综上所述,No. 12a 组淋巴结的清扫必须显露门静脉左侧壁;No. 11p 组淋巴结的清扫要求尽量显露脾静脉,清除肾筋膜前方和脾动脉、胰腺后上缘间的淋巴脂肪组织,在有些病例显露脾静脉困难,应至少显露胰腺后上缘;腹腔动脉右侧 No. 9 组淋巴结和 No. 8a 组淋巴结的清扫要求彻底清除肝总动脉和腹腔动脉夹角间的淋巴脂肪组织并显露腹腔动脉右侧壁;门静脉的显露和胃左静脉的根部离断,可使这个区域的清扫更安全和彻底;先离断十二指肠、胃右、胃左血管后再行腹腔动脉右侧区的清扫将使手术难度降低;如果术中遇到腹腔动脉右侧成串肿大淋巴结,整块切除的 D2+手术是较好的选择。

（六）胰腺上区淋巴结清扫技巧总结

胰腺上区淋巴结清扫是胃癌 D2 淋巴结清扫的核心,此处解剖位置深在,易受抬高的胰腺干扰,所有操作在重要的血管周围进行。因此,手术的关键在于首先显露和确认腹腔镜下淋巴结清扫的解剖边界,例如门静脉左侧缘、胃左静脉根部、左侧 Toldt 间隙等,做到所有操作有迹可循。清扫中,应做到步步为营,充分显露。

（陈逸南　尤俊）

## 八、脾门淋巴结清扫技巧

脾门淋巴结主要包括 No. 4sb 组、No. 10 组和 No. 11d 组淋巴结,是胃癌尤其是胃中上部癌 D2 淋巴结清扫术的重要环节。除外早期的胃上部癌或脾门淋巴结肿大固定或肿瘤直接侵犯脾门患者外,进展期的胃中上部癌患者均可行腹腔镜辅助全胃切除合并保脾的脾门淋巴结清扫术。目前,随着保全脏器功能、微创等外科理念被越来越多的学者所认可,腹腔镜保脾的脾门淋巴结清扫逐渐受到重视和应用。但由于脾门位置深在、血管解剖复杂,且脾脏质地软而脆,在腹腔镜下行保脾的脾门淋巴结清扫时,外科医师需要面对各种挑战,因此,掌握腹腔镜脾门淋巴结清扫手术技巧及优化策略是顺利完成操作的保证。

（一）分离过程中的手术技巧

腹腔镜脾门淋巴结清扫术与其他腹腔镜手术一样都需要经历一个循序渐进的过程才能达到稳定熟练的程度,此过程即腹腔镜手术的最初学习阶段,称为学习曲线,通常以初学者的手术技术达到相对稳定所需的手术例数来衡量。当达到一定的手术数量时,手术操作技巧会有明显的提高,达到稳定的平台期,即顺利地跨越了学习曲线。我们以手术时间、出血量、中转开腹率、并发症发生率、术后恢复进食时间、术后住院天数等方面作为学习曲线的评价指标,发现在具备熟练腹腔镜胃癌手术技巧的基础上,经过约 40 例的腹腔镜原位脾门淋巴结清扫术后,术者可基本达到稳定熟练的程度。我科进一步采用移动平均值、累积和曲线图分析学习曲线。比较学习曲线前后的近期疗效及生存情况。根据累积和曲线图,亦得出 40 例为"黄氏三步法"学习曲线的截点,并将学习曲线分为两期:学习期（1～40 例）、学成期（41～130 例）。与学习期相比,学成期手术时间、术中出血量和血管损伤明显减少,差异有统计学意义,其中,脾叶血管或脾极血管损伤学习期明显多于学成期（$P=0.028$）。两期患者在近期恢复和术后严重并发症发生情况上差异均无统计学意义。以下几个方面可能有助于缩短学习曲线：①稳定默契的团队协作在腹腔镜原位脾门淋巴结清扫术中占据重要的地位。②术者均应具备一定的腹腔镜胃癌手术经验。③在学习曲线的早期，可以选择全身情况好、年龄轻、合并症少、肿瘤较小、体型较瘦的患者作为最初学习阶段的经验积累，以降低手术操作的风险，增加手术医师的信心，顺利地跨越学习曲线。④要善于总结经验和吸取教训，摸索适合自己的操作体位和解剖入路，逐步形成相对稳定的手术步骤。

由于主刀和助手的四把器械均朝向左上腹狭小的区域，彼此之间夹角小，容易导致器械遮挡观察方向，即"筷子效应"。此时扶镜助手可通过旋转光纤与镜头，适时调整观察角度，以获得最佳手术视野。

开始清扫此区域淋巴结前，应先将胃体尽量下推至右下方，再将大网膜翻转推送置于胃的前壁上方，让胃体和大网膜在手术操作过程中不容易遮挡视野。部分患者存在网膜组织与脾粘连的情况（图 4-24），此时助手应注意牵拉

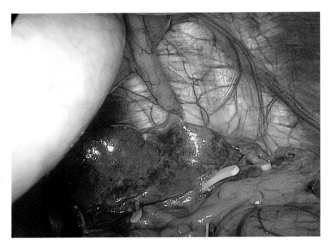

图 4-24 网膜与脾粘连

组织的力度和角度，避免用力不当造成脾脏撕裂引起出血（图 4-25）。因此，在进行淋巴结清扫之前应先将脾胃韧带的粘连松解（图 4-26）。

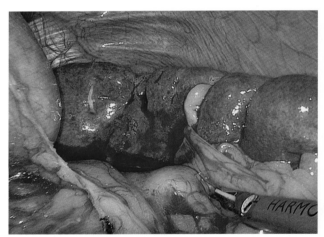

图 4-25 脾粘连因牵拉力度过大导致脾被膜撕裂出血

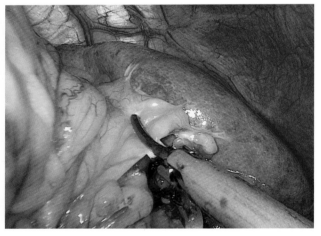

图 4-26 将脾粘连松解后再行进一步操作

在脾门淋巴结清扫手术入路的选择上，有的学者采用中间入路的手术方式：术者站在患者的右边，在剑突下方需多置入一个 Trocar，超声刀由脾动脉根部开始向远端进行 No. 11p 组、No. 11d 组、No. 10 组淋巴结清扫。该手术入路要求术中将胃短血管先离断后再进行脾门淋巴结清扫，这样的操作方式适合主刀位于右侧的操作。也有的学者采用胰后入路的手术方式：术者立于患者左侧，助手站在患者右侧，先离断脾胃韧带、胃网膜左及胃短血管，游离胰腺下缘、进入胰后间隙，在胰后间隙游离脾静脉、脾动脉，清扫脾门淋巴结。我们认为，上述手术入路要求主刀首先离断胃短血管后移除全胃标本以得到较好的术野暴露，不符合肿瘤的整块切除原则，而且当脾门区有淋巴结转移时，由于缺乏胃底后壁及胃脾韧带的有效牵拉，不利于解剖层面的显露和转移淋巴结的清扫。为此我们采取沿着胰尾上缘进入胰后间隙的手术入路，并称之为"左侧入路"。该入路沿着胰尾进入胰后间隙，在根部离断胃短血管等，将脾门淋巴结同胃肿瘤整块切除，符合肿瘤根治原则，同时手术过程助手可以借助胃脾韧带进行牵拉暴露，有利于手术区域局部张力的保持。

　　腹腔镜保脾的脾门淋巴结清扫术的手术步骤我们总结为"黄氏三步法"，该手术方法的成功施行，是主刀、助手和扶镜助手密切配合的结果，降低了腹腔镜下保脾的脾门淋巴结清扫术的难度，使腹腔镜下常规对进展期胃上部癌进行脾门淋巴结清扫成为可能，进一步推动腹腔镜技术在胃癌中的运用。

　　该法可分为三步：

　　第一步，脾下极区域淋巴结清扫：超声刀沿横结肠上缘向左分离大网膜至结肠脾曲（图4-27），而后紧贴胰腺固有筋膜前方沿着胰腺的走行方向剥离胰腺被膜至胰尾上缘（图4-28）。超声刀在胰尾前方循筋膜延续方向打开胰腺前筋膜进入胰腺上缘的胰后间隙，接着沿胰后间隙进入脾肾韧带与胃脾韧带相延续的间隙，并于胃脾韧带的起始部显露脾血管主干末端（图4-29），随后循脾血管末端分离进一步显露脾下叶血管或脾下极血管（图4-30）。助手右手提起该血管表面的脂肪淋巴组织，超声刀非功能面紧贴血管向远端分离，直至脾门处（图4-31）。在分离过程中，一般于脾下极附近的脾下叶动脉或脾下极动脉可显露胃网膜左血管根部（图4-32）。助手提起胃网膜左血管根部周围的脂肪结缔组织，超声刀沿着该血管表面的解剖间隙将其裸化（图4-33，图4-34），并于该血管根部上血管夹后离断（图4-35），完成 No.4sb 组淋巴结的清扫。此时，助手提起脾叶血管表面的脂肪结缔组织，超声刀继续沿脾叶血管表面的解剖间隙小心、细致地往脾门方向钝、锐性分离。在分离过程中，可能遇到从脾叶血管发出的 1~2 支胃短血管（图4-36）。助手轻轻提起胃短血管，超声刀细致地分离胃短血管周围的脂肪淋巴组织，裸化胃短血管后（图4-37），于其根部上血管夹并予离断（图4-38）。

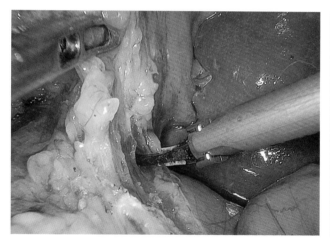

图 4-27　分离大网膜至结肠脾曲

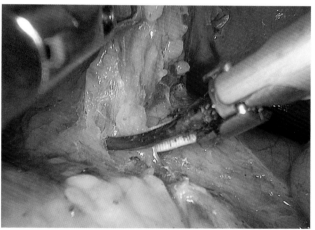

图 4-28　剥离胰腺被膜至胰尾上缘

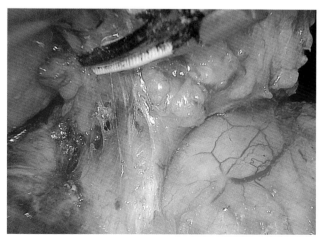

图 4-29　于胰后间隙显露脾血管主干末端

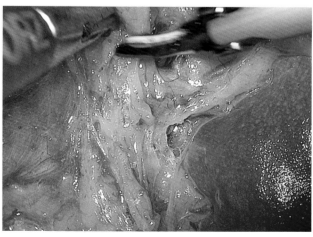

图 4-30　显露脾下极血管

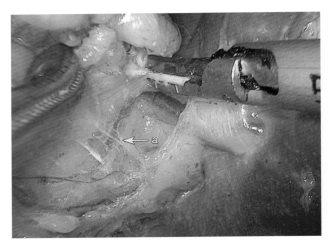

图 4-31　脾下叶血管(a)至脾门处

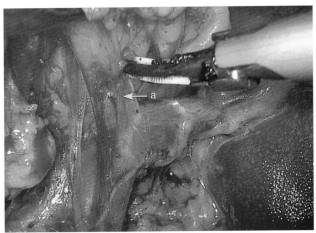

图 4-32　显露胃网膜左血管根部(a)

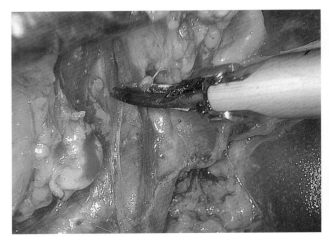

图 4-33　沿着胃网膜左血管表面的解剖间隙将其裸化

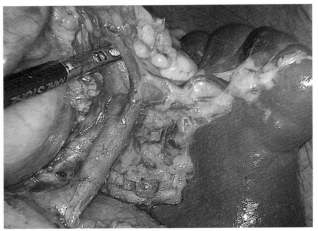

图 4-34　助手提起已经裸化的胃网膜左血管

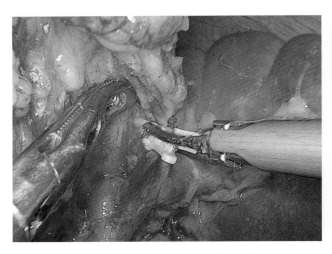

图 4-35　于根部离断胃网膜左血管

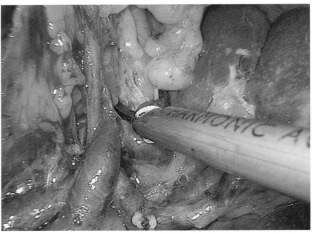

图 4-36　显露第一支胃短血管

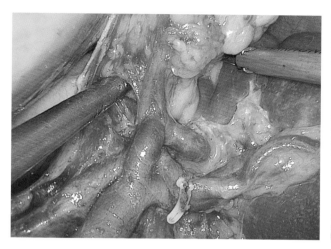

图 4-37　第一支胃短血管裸化后

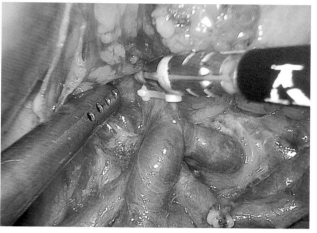

图 4-38　离断第一支胃短血管

第二步,脾动脉干区域淋巴结清扫:助手右手将脾动脉表面已经分离的淋巴脂肪组织向上方提拉,超声刀从脾动脉主干往脾门方向,沿脾动脉表面的解剖间隙裸化脾动脉干至脾叶动脉的分支处,清扫脾动脉远侧端周围的脂肪淋巴组织(图 4-39)。此时,常常会遇到由脾动脉发出的胃后血管,助手夹住胃后血管向上方牵引,超声刀紧贴脾动脉主干分离胃后血管周围的脂肪淋巴结组织(图 4-40),于其根部上血管夹离断(图 4-41),完成 No.11d 组淋巴结的清扫。

第三步,脾上极区域淋巴结清扫:助手轻轻地提起胃脾韧带内脾血管分支表面的脂肪淋巴组织,超声刀非功能面紧贴着脾叶动脉及脾叶静脉表面的解剖间隙,小心、细致地钝、锐性交

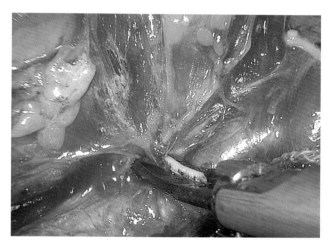

图 4-39　清扫脾动脉远侧端淋巴结

替推、剥及切割分离(图 4-42,图 4-43),将脾上极区域各血管分支完全裸化。此时,常有 1~3 支胃短动脉由脾叶动脉发出(图 4-44),走行在胃脾韧带内。助手应夹住胃短血管向上方牵引,超声刀紧贴胃短血管根部细致地解剖其周围脂肪淋巴组织,于根部上血管夹后予以离断(图 4-45)。通常位于脾上极的最后一

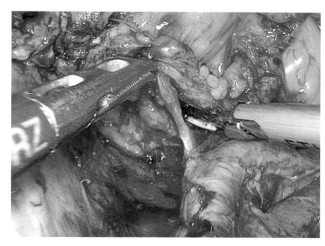

图 4-40　显露并裸化胃后血管

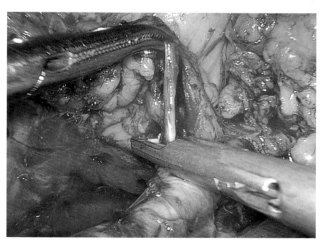

图 4-41　于根部离断胃后血管

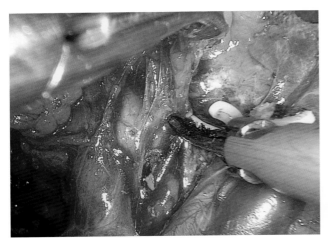

图 4-42　脾上极区域沿脾叶血管锐性剥离

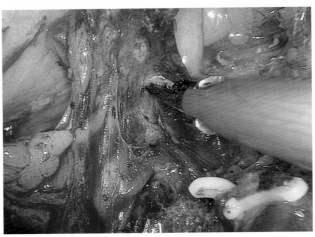

图 4-43　脾上极区域沿脾叶血管钝性剥离

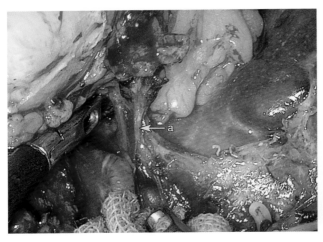

图 4-44　第三支胃短血管（a）裸化后

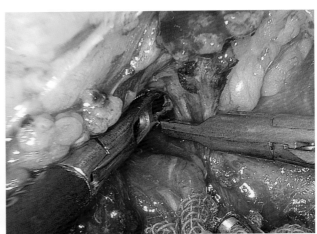

图 4-45　于根部离断第三支胃短血管

支的胃短血管很短（图 4-46），使胃底紧贴脾门，若牵拉不当易被撕裂出血。此时，助手应往右上方适当牵拉胃底充分暴露该支血管，主刀仔细分离其周围的脂肪结缔组织后于根部上血管夹并予离断（图 4-47，资源 21）。

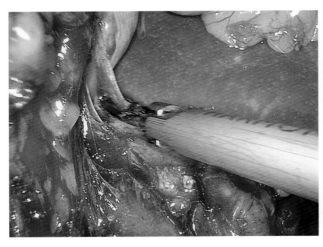

图 4-46　分离显露脾上极最后一支胃短血管

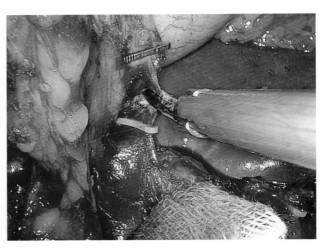

图 4-47　于根部离断脾上极最后一支胃短血管

当胰尾位于脾下极并与脾门具有一定距离时,可以行脾门后方淋巴结清扫。助手左手以无损伤抓钳向腹侧提起脾叶血管,右手提起脾门后方的脂肪淋巴组织,主刀左手下压肾筋膜,超声刀沿肾筋膜表面分离脾门后方脂肪淋巴组织,并于脾血管的下方将该处淋巴结完整清扫(图4-48,图4-49)注意清扫时超声刀分离平面不要超过肾筋膜以免引起出血。在清扫No. 10组淋巴结过程中须注意脾叶动脉分支数的变异,操作时避免损伤引起出血。至此完成脾门区No. 10组、No. 11d组淋巴结清扫(图4-50)。

资源21 腹腔镜"黄氏三步法"保脾脏、脾门淋巴结清扫

与脾门淋巴结清扫的"黄氏三步法"手术操作流程相对应,助手的暴露方式也主要分为三步。第一步,清扫脾下极区域淋巴结:助手将已游离的网膜组织置于右上腹及胃前壁,左手向上提起胃脾韧带起始部,术者用小纱布向左下方轻轻按压胰体尾部下缘,显露脾下极区域(图4-51);第二步,清扫脾动脉干区域淋巴结:助手将游离的大网膜及部分胃脾韧带置于胃前壁与肝下缘之间,左手牵拉胃底大弯侧后壁向右上方翻转并使余下的胃脾韧带保持一定的张力,主刀左手下压胰体部进一步显露胰后间隙的脾动脉区域(图4-52);第三步,清扫脾上极区域淋巴结:助手左手钳夹胃底大弯侧并向右下方牵引,主刀左手下压脾门处血管,充分显露脾上极区域(图4-53)。在操作过程中,助手右手同样可以采用挑、顶、夹、推、挡等方式协助主刀完成脾门淋巴结的清扫。

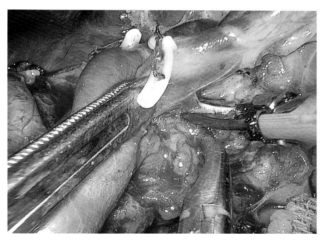

图 4-48 沿肾筋膜表面清扫脾血管后方淋巴结

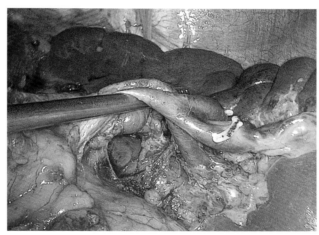

图 4-49 脾血管后方淋巴结清扫后

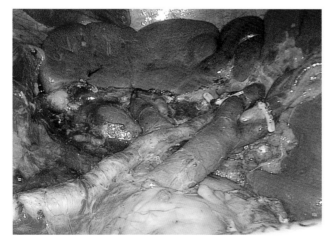

图 4-50 脾门区 No. 10 组、No. 11d 组淋巴结清扫后

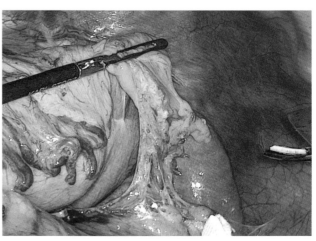

图 4-51 第一步:显露脾下极区域

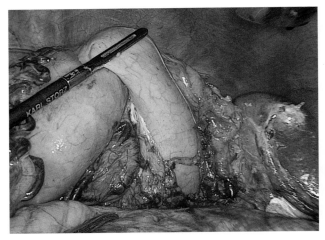

图 4-52 第二步:显露脾动脉干区域

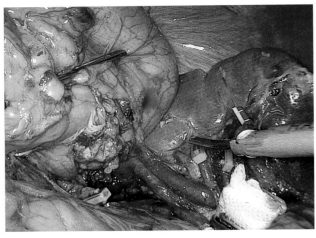

图 4-53 第三步:显露脾上极区域

熟识脾门区解剖是腹腔镜脾门淋巴结清扫术的基础,初学者在进行血管裸化和淋巴结清扫等操作时容易迷失方向感,进入错误的解剖层次导致副损伤的发生。通过脾门区尸体及活体的相关解剖研究,我们发现,胰腺前后筋膜、横结肠系膜前叶、胃脾韧带、脾肾韧带均衍化自胚胎期胃背系膜,虽然解剖形态差异较大,但系膜之间是相互延续的,它们之间的潜在间隙也是相互延伸贯通的,其间的疏松结缔组织彼此相连,易致恶性或炎性病变沿其扩散、蔓延,而包括淋巴结、淋巴管在内的整个淋巴系统均位于系膜内与血管伴行。由于在解剖来源上相互关联,可以将胃背系膜两叶之间的间隙作为脾门淋巴结清扫引导游离方向和操作范围的外科平面。脾门淋巴结清扫术不仅要清除相应的淋巴结,还应连同相关的系膜进行"整块切除",这样才能有效地防止胃癌微转移导致的癌残留,达到真正的根治效果。

在胰尾前方循筋膜延续的方向打开胰腺前筋膜后可以沿胰腺前筋膜后方的胰后间隙进入脾肾韧带间隙内,并且此间隙逐渐加大,循此间隙剥离可显露脾下极血管或脾下叶血管(图 4-54)。因此,我们首先充分剥离横结肠系膜前叶及胰腺前筋膜后进入胰后间隙显露脾下极血管及部分脾血管主干,而后循筋膜走向分离脾肾韧带及胃脾韧带从而完全显露脾动脉全程及其各级分支,之后紧贴血管间隙清扫脾动脉旁淋巴结和脾门淋巴结便可得心应手。而起支持营养作用的相应血管和淋巴系统不论是否存在个体差异与变异,也必然走行于这些潜在间隙内。我们在腹腔镜下的清扫过程中可以更清晰地辨认胃周相关筋膜、筋膜间隙、血管及其分支,可以轻松地全程显露脾血管及其各级分支来顺利、高效地完成精确的脾动脉旁及脾门淋巴结的清扫,减少术中意外出血和脾脏及胰腺的损伤。我科总结循筋膜间隙手术患者与行经典手术患者的资料显示,在手术总时间、脾门淋巴结清扫时间、术中出血量、脾门区出血量等方面,循筋膜手术组均优于经典手术组,而在并发症发生率方面循筋膜手术组略小于经典手术组,且无胰瘘、乳糜漏等腹腔脏器损伤病例。两组均无中转开腹者,无因术中损伤脾血管或脾实质而行脾切除术者。循筋膜及筋膜间隙的手术技巧为术者提供安全、序贯的解剖平面,其能够在手术全过程中对血管裸化和淋巴结清扫等大部分操作起到引导方向作用,进而减少盲目性的探查而缩短手术时间及术中出血。因此,在"黄氏三步法"的基础上,我们认为循筋膜及筋膜间隙行腹腔镜保脾的脾门淋巴结清扫术降低了该

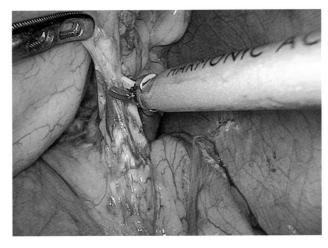

图 4-54 循脾肾韧带间隙进行剥离可显露脾下极血管

术式的难度及风险,从而使术者易于掌握,促进其在进展期胃上部癌 D2 根治术中的应用和推广。

（二）邻近组织和器官损伤的预防

脾脏缺血多为术中误切断脾脏供血分支所致,尤其是在清扫脾动脉干远端部分时,由脾动脉干发出的脾上极血管常被向上牵拉而似胃后血管（图 4-55）。在离断此区域血管分支前应注意辨别,无法判断时,应先予以保留,继续向远端游离、裸化,明确其走行,切忌盲目离断血管。若手术出现脾脏局部缺血,如果缺血范围不超过 50.0%,可不需行脾切除术。若缺血范围较大,应注意观察是否误断脾动脉或脾静脉,若发现脾脏血供障碍时应当机立断行脾脏切除术。有时,在淋巴结清扫过程中长时间压迫脾血管主干也会导致整个脾脏缺血而发生颜色改变,此时在终止压迫后,脾脏缺血可逐渐恢复。如果较长时间没有恢复,可行术中脾脏超声检查观察脾血供情况。

脾脏与胰尾的关系十分密切,50.0% 的人胰尾距脾门约 1cm 左右;另外,约 30.0% 的人胰尾与脾门直接接触,其中 49.5% 的人胰尾紧靠脾门中央,42.5% 的人胰尾紧贴脾下极,8.0% 的人胰尾紧贴脾脏的上极（图 4-56~图 4-58）。因此,在清扫脾门区血管后方的淋巴结时,应该注意勿损伤胰尾。我们认为,在胰尾位于脾下极区同时距离脾门一段距离的情况下,方能安全清扫脾门区血管后方的淋巴结。在脾门淋巴结清扫过程应在 Toldt 间隙进行,操作平面不宜过深,以免损伤肾筋膜引起出血（图 4-59,图 4-60）。

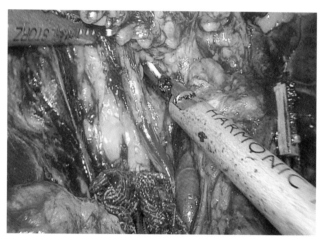

图 4-55 脾动脉干发出的脾上极血管常被向上牵拉而似胃后血管

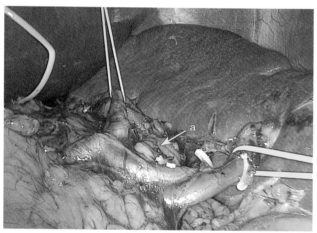

图 4-56 胰尾（a）紧靠脾门中央

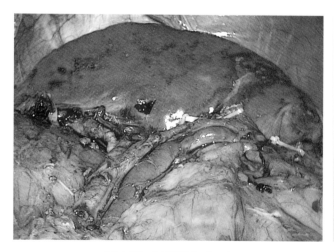

图 4-57 胰尾紧靠脾下极

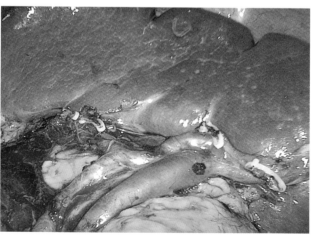

图 4-58 胰尾紧靠脾上极

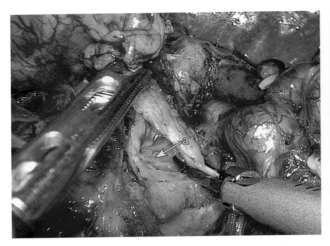

图 4-59 操作平面过深,于肾筋膜下方,易损伤左肾(a)

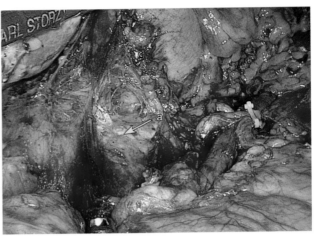

图 4-60 应区分淋巴脂肪组织与肾上腺,以免损伤肾上腺(a)

另外,脾脏常常与网膜或周围的壁腹膜发生粘连,脾脏损伤多为脾包膜撕裂出血和超声刀的误损伤。助手牵拉胃体或大网膜时,需用力均匀,缓慢拖拉,若觉有阻力存在,切勿暴力,应寻找粘连的根部并松解。超声刀误损伤出血易发生在暴露不良、盲目分离的情况下。另外,超声刀分离组织时,始终将非功能面靠近脾实质也是避免损伤脾脏的重要因素。脾脏损伤出血的处理较为棘手,表面浅小的撕裂伤可导致较多的渗血,导致手术视野不清。此时,手术团队应该保持冷静,助手右手更换为吸引器,通过小流量吸力,吸净血块暴露出血点。主刀右手用超声刀夹持小纱布向脾实质方向垂直压迫出血点。损伤较小者,小纱布局部压迫常可奏效。

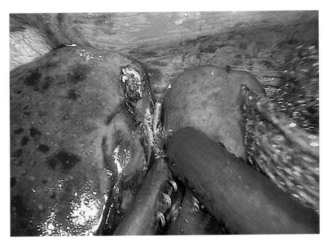

图 4-61 沿出血面平行喷凝

损伤较大的纱布压迫难以止血者,应果断更换为双极电凝钩(功率为90~100W),采用喷凝模式,沿出血面平行喷凝,使出血脾实质焦化、结痂、黏附而止血(图4-61)。

(三) 血管损伤的预防

解剖暴露胃网膜左血管根部是脾门区域淋巴结清扫的起始点,也是手术过程中的难点和关键点。由于网膜左血管可发自脾下叶血管或脾下极血管等分支,当助手将脾胃韧带向上提拉时,有可能把脾下叶血管或脾下极血管向上提起,形似胃网膜左血管。在无法明确相应血管时,不宜盲目予以离断,应充分暴露胰尾上缘的胰后间隙,沿已显露的血管向远端分离进一步裸化该血管至明确其走行。通常情况应显露入脾血管后再于根部离断胃网膜左血管,以免误断脾叶血管引起脾缺血(图4-62,图4-63)。

虽然脾动脉的起始位置较固定(98.0%左右起自腹腔动脉),但是部分患者自腹腔动脉发出后会走行于胰腺实质内,且与胰腺的关系又有较大的变化。其中,Ⅰ型占大多数,此型脾动脉由于可以完全显露并游离整支脾血管,故血管周围的脂肪淋巴结组织较容易清扫。但是其他类型(Ⅱ、Ⅲ、Ⅳ型)均有部分脾动脉走行于胰腺组织内,清扫这些走行的脾动脉周围脂肪淋巴组织时,应注意其与胰腺实质的分界,切勿将胰腺组织当做淋巴结切除,导致术中出血及术后胰漏等并发症的发生(图4-64)。脾动脉在行程中,随年龄的变化其形态也在变化,儿童期的脾动脉走行较直,成人皆有不同程度的迂曲,迂曲严重者,脾动脉可呈袢状。笔者曾遇到一例脾动脉走行过程中出现5个迂曲的患者。迂曲越多,脾动脉的裸化就越困难,操作

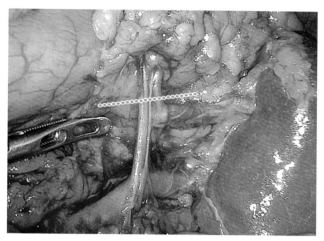

图 4-62　暴露胃网膜左血管根部,于绿色虚线平面以上离断胃网膜左血管

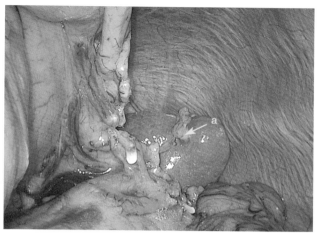

图 4-63　脾下极支血管被切断(a),脾下极缺血

过程中需特别注意辨别迂曲的血管与淋巴结间的间隙,注意勿将迂曲的脾动脉主干当做肿大的淋巴结予以切除,导致出血或脾脏缺血(图 4-65)。

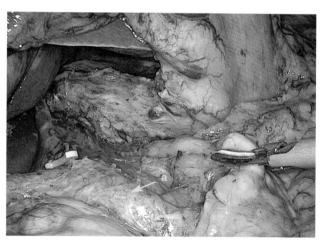

图 4-64　脾动脉(a)走行于胰腺实质内,应注意保护胰腺

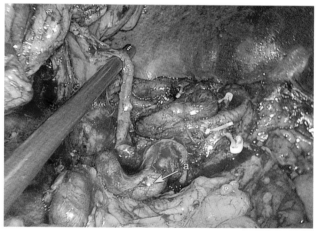

图 4-65　严重迂曲的脾动脉(a)

　　脾静脉常位于脾动脉的后内侧,在脾静脉壁表面清扫淋巴结时,主刀的动作要轻柔,尽量用超声刀直接切割,避免钝性分离,防止脾静脉撕裂出血。同时,还应尽量保持清扫下来的脂肪淋巴组织的连续性,以利于助手的提拉、暴露解剖间隙(图 4-66,图 4-67)。清扫脾血管后方的脂肪淋巴结组织时,助手左手肠钳轻轻抓持或挡推脾叶血管,右手牵拉淋巴结脂肪组织,可充分显露术野,主刀者将该区域淋巴脂肪组织向左下方牵拉,使手术操作区形成一定的张力,暴露出解剖间隙,便于主刀清除脾门后方的脂肪淋巴组织(图 4-68,图 4-69)。

　　脾叶动脉的类型是影响脾门淋巴结清扫的重要因素,在清扫脾门淋巴结时,血管误损伤的概率随着脾叶血管分支的增多而增大。在裸化脾叶动脉分支数多的患者时,常会误把迂曲游离的脾叶血管当做胃短血管或胃后血管切断而导致脾脏的缺血。但是对于一支型的患者,虽然脾叶血管紧贴脾门,只要沿着脾血管主干解剖分离即可较好地清扫脾门淋巴结。但是由于其仅由一支动脉支配脾脏血供,故一旦其损伤可引起脾缺血及坏死,对脾脏的影响反而较大。故在脾门淋巴结清扫过程中对于走向不太明确的血管应尽量向其远心端游离,先明确血管走行方向,再考虑是否可予以离断,切勿盲目的切断血管导致不必要的损伤。此外,在行脾门淋巴结清扫过程中,由于集中型的患者脾动脉主干相对较长,脾叶动脉较短且集中,故对

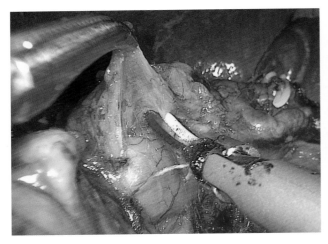

图 4-66  超声刀锐性分离静脉表面的脂肪淋巴组织

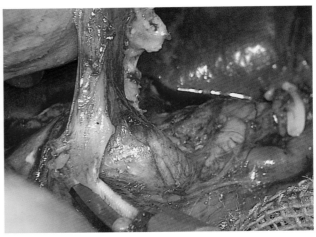

图 4-67  保持血管表面脂肪淋巴组织的连续性,便于助手的牵拉暴露

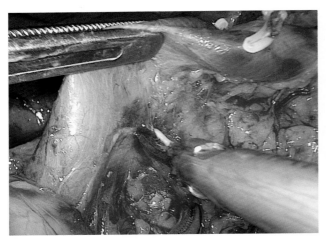

图 4-68  助手向上牵引血管,主刀向下牵引脂肪淋巴组织,暴露解剖间隙

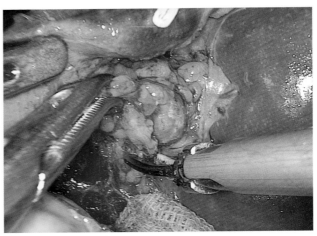

图 4-69  向外牵引脂肪淋巴组织,并将超声刀非功能面紧贴脾脏表面操作

脾动脉主干部分的裸化较容易,而且不容易误伤脾叶动脉,但是由于脾叶血管之间的间隙窄小,清扫脾叶血管间隙的淋巴结需更加仔细以避免血管的损伤。而分散型患者脾叶动脉分支细长,增加了脾门淋巴结清扫难度和血管损伤的风险。另外,在淋巴结清扫过程中,不能一次夹持太多组织,应采用步步为营的"蚕食法"切割分离,从而减少创面渗出。还应避免过度牵拉,使血管尚未完全凝闭即被拉断,造成难以控制的出血。

胃短血管也是脾门淋巴结清扫过程必须离断的血管之一,通常有 4~7 支。在暴露胃短血管时应分层分离胃脾韧带,先切开外侧系膜,再切开内侧系膜(图 4-70,图 4-71),切忌用超声刀盲目夹持大量组织并离断,以免超声刀无法完全闭合血管引起出血。由于胃短血管起自脾叶动脉,在裸化脾叶动脉的过程中,即可显露胃短血管,应在其根部予以离断。此时,胃短血管尚未出现分支及迂曲,其所需要离断的支数是最少的;越远离根部,胃短血管的分支增多,需要离断的血管及误损伤的概率越大(图 4-72,图 4-73)。有些患者胃网膜左血管与第一支胃短血管距离很近,在结扎胃网膜左血管时容易损伤胃短血管。此时主刀在给胃网膜左血管上血管夹时,助手可向外推开其后方组织,以免血管夹末端将胃短血管损伤。胃短血管越靠近脾上极其长度越短,尤其是最后一支胃短血管,通常很短,使得胃底紧贴脾脏。当淋巴结清扫至脾上极附近时,应该注意该支胃短血管的存在及特点,一方面应避免用力牵拉胃底,另一方面应将该血管裸化后离断,以免超声刀无法完全闭合血管引起出血(图 4-74,图 4-75)。部分患者脾上极血供由胃短血管供应,在离断胃短血管后可能会出现脾脏部分缺血(图 4-76)。

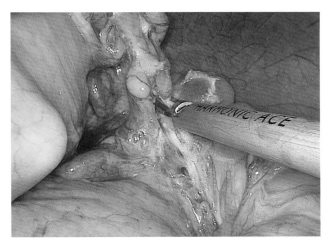

图 4-70　分离胃脾韧带:切开脾侧系膜

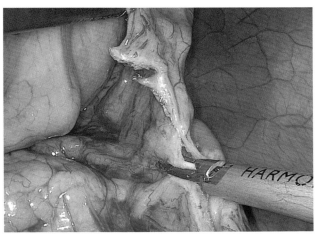

图 4-71　分离胃脾韧带:切开内侧系膜

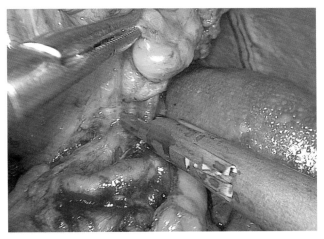

图 4-72　紧贴脾门区血管清扫淋巴结,在根部离断胃短血管

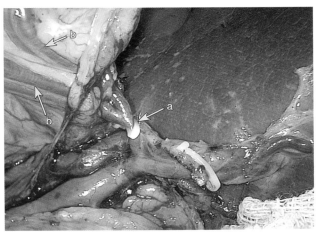

图 4-73　如果远离根部离断胃短血管(a),其已发出分支(b),需处理更多的血管

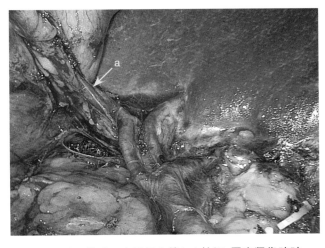

图 4-74　最后一支胃短血管(a)较短,胃底紧靠脾脏

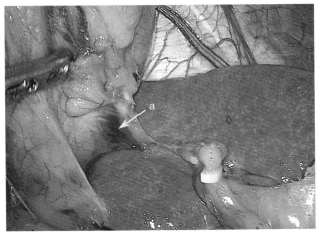

图 4-75　胃短静脉(a)直接汇入脾上极

在清扫脾动脉干淋巴结时,应该注意胃后动脉的走行,此时要区分胃后血管和脾上极血管的走行。一般情况下,胃后血管常常是动静脉伴行,向胃壁方向支配胃底的血供,脾上极血管往往仅有动脉走行,不通过脾门血管区,径直走向脾上极。助手这时要上提胃体,主刀手下压胰腺,使胃后血管保持一定的张力,便于主刀辨认及游离,当胃后动脉根部被裸化后应优先予以切断,以利于脾门区域的暴露(图4-77)。

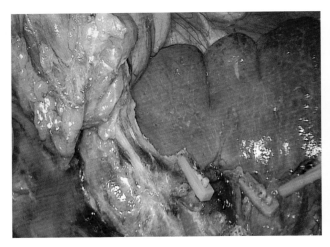

图4-76　脾上极血供由胃短血管供应

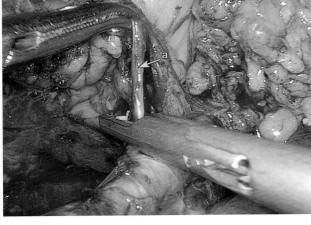

图4-77　裸化并于根部结扎胃后动脉(a)

控制出血是脾门淋巴结清扫的难点之一,特别是对于肥胖的患者,其体内脂肪组织多,空间暴露困难。这时我们常常采用的手术器械为吸引器、小纱布、钛夹和血管夹等。助手左手抓钳向上提拉胃壁张紧脾胃韧带协助暴露,另一手持吸引器小流量间断吸引,暴露出血点。如果出血量较少,主刀在出血点上、下分别予以钛夹结扎止血(图4-78,图4-79)。此时,主刀应在能直接看到血管夹整个绕过血管的情况下才能放置血管夹。如果出血量较大,助手不能很好地暴露出血点时,主刀迅速用较大的纱布压住出血点,暂时控制出血,通过压迫来争取进行体内缝扎止血的时间。对于较大血管的出血,尤其是脾动脉,出血凶猛,甚至来不及用纱布压迫,腹腔镜下视野迅速被出血所占据,出血的速度超过负压吸引的速度,或者随着负压吸引的持续,腹腔内的空间迅速减少,无法继续操作,这时应迅速果断中转,就近开腹,直视下止血。有时已经用纱布压迫,暂时控制了出血,但在采取进一步止血措施时失败,如此反复多次,累积出血量已超过一定限度,仍没有彻底止血的希望,这时应在暂时控制出血的基础上迅速中转。

另外,我们认为术前通过3D-CT血管重建来判断脾血管分布情况,可大大地降低手术难度及手术时间,减少脾门区血管损伤的概率,增加术者对腹腔镜下脾门淋巴结清扫的信心。我们对不同时期中脾门淋巴结

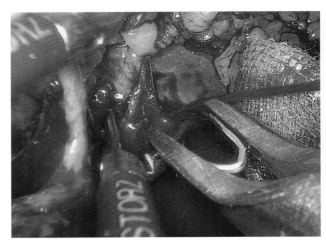

图4-78　主刀用无创抓钳轻夹出血点并予以钛夹结扎止血

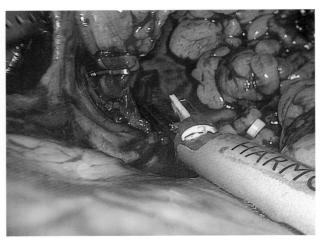

图4-79　成功止血后

清扫难度的影响因素的发现,在脾门淋巴结清扫开展早期(手术例数≤40 例)由于该手术技术尚不成熟,手术操作技巧是影响脾门淋巴结清扫手术时间及出血量的重要因素,3D-CT 血管重建所产生的影响较小。但是随着该操作技术的逐渐成熟(手术例数>40 例),脾门血管走行的变异逐渐成为影响脾门淋巴结清扫手术时间及出血量的重要因素。术前通过 3D-CT 血管重建了解脾血管走行,使术者在手术操作过程中对一些变异的血管能够做到心中有数,尽量避免不必要的损伤和出血,并能降低手术时间,提高淋巴结清扫效果。

（四）脾门淋巴结清扫技巧总结

胃周淋巴结清扫中,脾门淋巴结清扫难度大,对团队配合要求高。概括来说,熟悉脾血管解剖是手术成功的前提,遵循"黄氏三步法"操作,是降低手术风险,缩短学习曲线的捷径。手术操作中,强调精细解剖、精准动作的重要性,扎实的腔镜手术基本功、正确地使用超声刀是完成该项手术的技术基础。

（郑朝辉）

## 第三节　吲哚菁绿示踪剂在胃癌手术淋巴结清扫中的应用

### 一、吲哚菁绿示踪剂的理论基础及应用现状

胃癌是常见的消化道肿瘤,其预后较差。有研究显示肿瘤分期、淋巴结转移数目、肿瘤的解剖位置及组织学类型等是胃癌预后的重要影响因素。也有研究证实接受 D2 淋巴结清扫的患者预后与淋巴结送检数目显著相关,而且淋巴结送检数目也是影响术后复发的决定因素之一。随着精准医疗在临床中应用不断加深,术前或术中内镜下注射肿瘤定位标记物(纳米碳、亚甲蓝等),术中通过腹腔镜观察标记物的范围定位肿瘤及肿瘤淋巴引流范围,使得腹腔镜手术能更加精准地切除肿瘤,并彻底廓清引流区域淋巴结,是目前手术技术的一次重要进步。

吲哚菁绿(indocyanine green,ICG)是一种荧光示踪剂。其流体动力学直径约为 1.2nm,与血浆蛋白亲和性高,可以很好地进入脉管系统和肿瘤组织,当有波长为 805nm 的激发光照射时,ICG 可以产生波长为 835nm 的近红外线,即便在深部组织中,其发出的信号也可被探测到(图 4-80)。

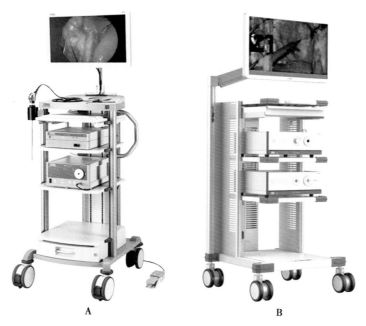

图 4-80　临床上常见的两种荧光腹腔镜
A. STORZ 荧光腹腔镜;B. 为欧谱曼迪腹腔镜。

ICG 在胃癌手术中的应用大体分为两类：①引导前哨淋巴结活检及清扫；②胃癌术中标记 $N_1$、$N_2$ 淋巴结并引导切除。

ICG 荧光示踪操作方法主要包括：①术前 1 日或手术当日，通过内镜黏膜下注射或术中浆膜下注射。根据显影前哨淋巴结(sentinel lymph node，SLN)或显影全部清扫区域范围淋巴结等不同目的，可选择癌周 4 点注射或胃小弯侧及大弯侧多点注射(图 4-81)。我中心采用后者，即胃小弯侧注射 3 点，大弯侧注射 4 点的方法。②对于前哨淋巴结，注射后数分钟后可转移至 SLN。③应用特殊的腹腔镜设备，调至对应模式，显影示踪的淋巴结，进行相应范围的清扫。下面就前哨淋巴结活检和标记胃癌 $N_1$、$N_2$ 淋巴结并清扫分别做简要介绍。

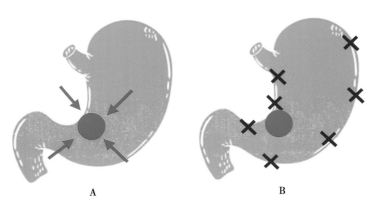

图 4-81 ICG 荧光示踪剂注射方法
A. 癌周 4 点注射法；B. 大小弯侧多点注射法。

前哨淋巴结概念最早由 Cabanas 于 1977 年提出，是指引流肿瘤淋巴液并最先发生转移的淋巴结。SLN 活检早已常规应用于乳腺癌等手术。常用的示踪方法为注射亚甲蓝或放射性胶体，合用两种示踪剂可获得更高的 SLN 阳性率。目前，已有部分中心已将 ICG 应用于乳腺癌前哨淋巴结活检中。

Hiratsuka 等首次在早期胃癌患者开放手术中应用 ICG 荧光示踪探查 SLN，其中 73 例患者检测出 SLN，假阴性率为 10%。Tajima 等比较了腔镜与开放手术中 ICG 示踪效果，共纳入 77 例 $T_1 \sim T_2$ 期胃癌患者，分为开放组($n=39$)和腔镜组($n=38$)，其中开放组中 SLN 荧光显影率、平均个数和假阴性率分别为 94.8%、7.2% 和 23.5%，而腔镜组分别为 94.7%、7.9% 和 25.0%，两组患者的 SLN 显影率和假阴性率比较差异均无统计学意义($P>0.05$)。由此可见，ICG 荧光示踪在微创手术中同样可以适用。

对于胃癌术中标记 $N_1$、$N_2$ 淋巴结并引导切除的 ICG 应用，目前国内外开展较少。In Gyu Kwon 等开展了一项相关的前瞻性单臂临床试验，以研究机器人胃癌根治术中 ICG 引导淋巴结清扫的价值。研究者应用倾向性评分匹配的方法将 ICG 组($n=40$)和既往 40 例行机器人腹腔镜手术的胃癌患者的淋巴结清扫个数进行比对。结果提示 ICG 组清扫总淋巴结个数大于对照组($P<0.001$)，且 No. 2 组、No. 6 组、No. 7 组、No. 8 组和 No. 9 组淋巴结清扫个数显著多于对照组，且该研究中所有术后病理证实存在癌转移的淋巴结都被染色。这显示了 ICG 应用于引导胃癌手术淋巴结清扫的潜在优势。

## 二、吲哚菁绿示踪剂应用流程

笔者中心 ICG 荧光示踪操作方法主要包括：①术前 1 天或手术当天内镜黏膜下注射 ICG，或术中腹腔镜下浆膜下注射。根据显影前哨淋巴结(sentinel lymph node，SLN)或显影全部清扫范围淋巴结等不同目的，可选择癌周注射或胃小弯侧加大弯侧多点注射。②对于前哨淋巴结，注射后数分钟后可转移至 SLN；对于显影全部清扫范围淋巴结，笔者单位一般在术前 12 小时以内注射，效果较好。③以 STORZ 荧光腹腔镜为例，开启前调至 ICG 模式，通过镜头上的按键可显示目前视野内显影的淋巴结，引导清扫，步骤和方法与常规手术无本质区别，重点在于 ICG 的引导作用，特别是一些微小淋巴结、常规不清扫部位淋巴结及大血管周围的小淋巴结(图 4-82，资源 22)。

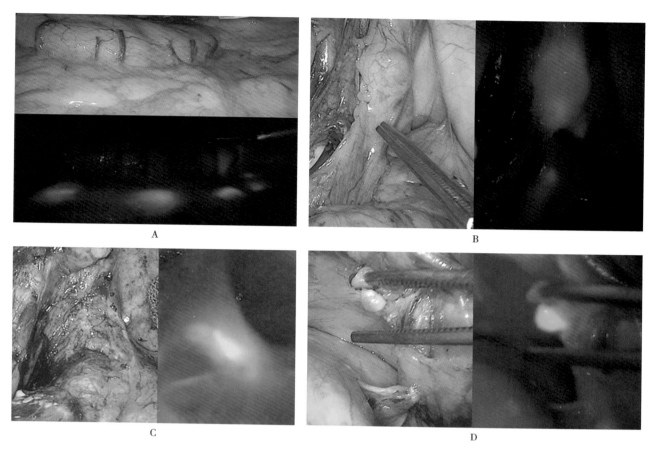

图 4-82 吲哚菁绿示踪显影的淋巴结
A. 胃大弯侧淋巴结;B. No. 7 组淋巴结;C. No. 11p 组淋巴结;D. No. 10 组淋巴结。

资源 22 ICG 荧光引导下胃周淋巴结清扫

### 三、吲哚菁绿示踪剂应用体会

根据目前笔者单位已开展的相关 ICG 手术,有如下体会。优势:①ICG 引导的进展期胃癌有助于发现一些小淋巴结、常规不清扫部位的淋巴结,增加手术中淋巴结清扫数目,可能会改善胃癌患者的远期预后,但该结论尚需前瞻性随机对照试验结果以证实。②大血管周围淋巴结在 ICG 模式下显影,有助于淋巴结和血管界限的区分,既减少了血管损伤的风险,又增加了相应区域淋巴结的清扫数量。③ICG 的其他综合应用:如行同期肝转移灶切除的胃癌根治术时,可通过术前胃镜黏膜下注射 ICG 及静脉注射 ICG,同时显影胃的区域淋巴结及肝转移灶,兼顾了两者的精准定位。不足:①存在淋巴结不显影的现象,可能和淋巴管被癌栓完全堵塞存在相关性,因此并非所有的患者均适合行 ICG 标记,如"皮革胃"等。②ICG 对标记者的操作要求较高,可能会出现 ICG 注射过多致染色弥散或 ICG 注射过少显影不佳等现象。

综上所述,ICG 在胃癌手术中有应用的巨大潜力,但其安全性和有效性仍需进一步大样本多中心随机对照以证实。

(马帅 田艳涛)

## 第四节　腹腔镜胃癌手术实用技术及应用技巧

### 一、腹腔镜胃癌手术患者体位、手术人员站位和穿刺孔布局

（一）腹腔镜胃癌手术患者体位及手术人员站位

**1. 常用的腹腔镜胃癌手术患者体位和手术人员的站位模式**　腹腔镜胃癌手术的常用体位主要有截石位、分腿仰卧位和仰卧位三种。根据手术人员所处位置，又分为术者位于患者两腿中间的站位模式和位于一侧的站位模式。

患者取截石位最早起源于欧洲并得到广泛应用，当术者站立于患者大腿间进行操作时，这一体位又称为法式体位（French position，图4-83）。单纯将患者两腿分开的分腿仰卧位（split leg position，图4-84）可视为这一体位的变化。和上述体位不同，患者仰卧，双腿并拢的体位在美国应用较为广泛，术者通常站立于患者身体一侧进行操作，这一体位又称为美式体位（American position，图4-85）。采用这种体位进行手术时，有些外科医师为了减轻扶镜助手的劳动强度，也会将患者两腿分开而让扶镜助手站于患者两腿之间。

**2. 体位摆放要点**　由于胃癌手术的操作部位主要位于结肠上区，因此，腹腔镜胃癌手术时通常把手术台头部抬高15°～30°，形成头高足低位，使内脏在重力作用下向下腹部移动，从而减少肠道等腹腔脏器对手术区域的干扰和影响。也正因为如此，摆放体位时应当将患者妥善地固定在手术台上，以免手术过程中患者向下滑动，造成意外损伤。对于体重较大的患者，必要时可以应用足底的挡板或真空固定垫、记忆海绵垫等装置来保证固定的可靠性。由于体位的影响，加上手术中气腹压在一定程度上增加了下肢血液回流的阻力，应当注意采取有效措施促进下肢血液回流，减少深静脉血栓形成的风险。特别是采用截石位时更应注意这一点。

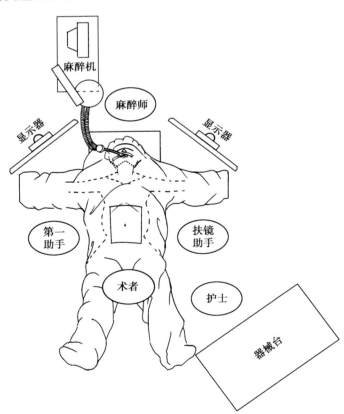

图4-83　法式体位：患者取截石位，手术台头高足低，术者站立于患者两腿之间，扶镜助手站立或坐于患者左侧，第一助手站立于右侧

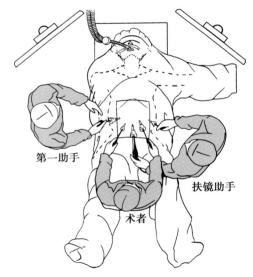

图4-84　分腿仰卧位：由法式体位改变而来，双下肢分开固定于手术台的腿板，术者站立于患者大腿之间，助手站位同法式体位

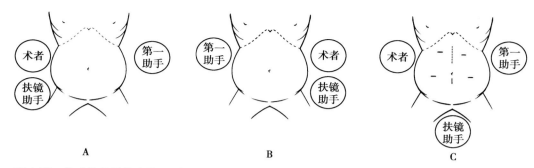

图 4-85　**美式体位及其变化**：患者取平卧位，手术台头高足低，术者站立于患者右侧（A、C）或者左侧（B），扶镜助手站立于术者同侧（A、B）或者站立于患者两腿之间（C）

患者取截石位时以应用气动式靴形腿架为宜，这样可以将小腿固定在腿架内，避免传统的截石位腿架没有足部支撑，致使手术过程中踝关节过伸、足尖下垂从而引起进一步损伤的缺点。气动式腿架的另一个优点是可以根据需要调节髋关节屈曲的程度，通常应使髋关节处于轻度过伸位，避免双下肢妨碍术者的操作。采用分腿体位时一般通过将手术台的腿板外展来实现，同样应当使髋关节适度过伸位，以免妨碍操作。

和分腿体位相比较，采用靴形腿架摆放的截石位可以获得更宽阔的空间，提高术者的舒适性，但因为腿架要占据患者体侧的一部分空间，有可能妨碍站立于两侧的手术人员的操作。另外，要注意双下肢外展幅度不宜过大，防止肌肉韧带的拉伤。

**3. 三种体位和站位模式的优劣**　腹腔镜手术中不同的体位有自己的优劣性，三种常见的体位和站位模式的优劣如下。

（1）法式体位的优缺点：法式体位的历史较美式体位更为悠久。采用这一体位时，患者取截石位，术者站立于患者大腿之间进行操作，对于胃肿瘤手术而言，这一体位的优越性在于：①手术区域的显露更加充分。这一体位使得术者正面面对手术区域，易于获得比较好的显露。特别是在进行贲门部或者食管下段的操作时，比起站立于一侧的美式体位而言，显露更加充分。②术者操作范围广泛。胃癌 D2 手术的操作范围几乎涉及整个结肠上区，采取这一体位，术者的操作范围是以脐部为中心、左右对称的扇形区域，易于达到手术区域各个部位。在采用美式体位时，站立于患者体侧，使得靠近术者的一侧区域操作困难。因此，采取美式体位的手术经常需要手术人员在术中变换位置，而采用法式体位则无须变换人员位置。③法式体位充分发挥了术者的主观能动性，减少了对助手的依赖。法式体位，术者的操作孔位于脐孔周围的中心区域，其操作的主动性更强；而助手通常通过肋缘下操作孔完成组织的牵拉、手术区域的显露等操作较为简单的工作。这也使得减少穿刺孔数量、开展减孔腹腔镜手术变得更加容易。而在美式体位，术者和助手的位置是对称的，很多操作需要术者和助手密切的配合，有些复杂的操作需要助手具备一定的镜下操作技能才能够完成。因此，法式体位手术时术者的操作所占比重更大，对助手的依赖相对更小一些。这一特点使得在缺乏配合默契的助手等情况下手术依然能够顺利完成。④法式体位的人体工学效果更好。术者正对手术区域，操作时无须扭转躯干，双上肢处于对称的位置，这就最大限度减轻了躯干和上肢的额外体能负担。有研究表明，即使在腹腔镜胆囊切除等手术时间通常较短的手术，美式体位使得术者上肢、颈部及躯干部的体能压力更大。而胃肿瘤通常手术时间更长，这种体能上的负担也就更为明显。

在具有以上优点的同时，法式体位也有一些不足之处：①和其他体位相比，截石位导致的神经损伤和下肢静脉血栓的风险均有所增加，需要在摆放体位时注意避免压迫神经，同时采取针对性的预防深静脉血栓形成的措施。为了不妨碍术者的操作，患者的髋关节需要处于轻度的过伸位，加上膝关节屈曲和腿架的影响，手术台的头部抬高或者左右侧抬高或降低等调控范围会受到一定限制，在有些情况下可能在一定程度上会影响显露的效果。②扶镜助手通常位于患者左侧，在显露左上腹部手术野的时候，持镜的左上肢工作距离过长，工作强度较大。特别是常规的 5 孔法操作，还需要用右手的器械完成牵拉等任务时，其工作强度尤为明显。为了减轻或克服这一缺点，在摆放体位时左下肢外展的幅度应当尽量小一些，同时扶镜助手应当紧靠手术台就坐。采用头部可转动的腹腔镜也有助于减轻扶镜助手的负担。③在进行进针方向平行于身体纵轴的缝合操作时较为困难。④由于术者站立于患者两腿之间，导致身体距离手术区域的距离增加,这在一定程度上增加了手术过程中脊柱和上肢肌群的负担,也增加了视觉上的负担。有研究表明,采用这一体位,术者过度脊柱前曲所带来的风险高于站立于患者一侧的美式体位。

（2）分腿仰卧位的优缺点:为了兼顾上述截石位的优、缺点,人们将其更改为分腿仰卧位,这一改变有效地降低了截石位所伴随的神经损伤、手术台调节受限等缺点,但受手术台性能和患者体型等因素的限制,有些情况下患者下肢外展幅度有限,致使术者站立的空间狭小,甚至需要侧身站立于患者两腿之间,扭动躯干才能有效地开展手术,这样将会明显增加术者的体力负担。

（3）美式体位的优缺点:标准的美式体位,患者取平卧位,术者通常站立于患者右侧,第一助手站立于左侧,依据不同手术人员的习惯,扶镜助手站立于术者同侧或对侧。有些术者习惯站立于患者的左侧,助手们的站位也随之调整。为了便于扶镜助手的操作,也有扶镜助手站立于患者双腿之间的变化。

和法式体位相比,美式体位的优点体现在:①美式体位的摆放更加简便,也易于妥善地固定患者,手术中变化体位也更加自由。这一点特别是对于那些身高、体质量指数很高的肥胖患者更为有利。②由于术者位于患者一侧,在有些情况下,例如需要进行进针方向平行于身体纵轴的缝合,或者胰腺隆起程度高的情况下清除位于其上缘的淋巴结时,操作更为容易,也容易减少或者避免胰腺损伤的机会。但美式体位同样也有一些不足之处:①由于胃癌手术范围涉及左、右上腹部,当术者进行同侧区域的操作时较为困难,通常需要手术人员交换位置以方便操作。②由于第一助手的操作孔和术者对称,很多操作需要两人熟练地配合方可完成,这对于手术团队的配合程度有更高的要求,因此,手术人员的人力资源要求明显上升,初学者很难胜任。③由于术者位于患者一侧,其操作区域的中轴和手术区域中轴有较大的角度,手术过程中往往需要更大幅度地扭转身体来操作,这样就增加了术者脊柱和上肢的体力负担,降低了手术人员的舒适度。

上述三种体位各有优点和不足之处,目前国内美式体位的应用更加普遍。在实际应用中需要根据术者的习惯、手术团队配合的默契程度、手术室设备情况(比如所采用的腹腔镜设备是否配备有清晰的双监视器等)合理选择。

（二）腹腔镜胃癌手术的穿刺孔布局

**1. 腹腔镜胃癌手术的常规穿刺孔布局**　对于完全腹腔镜或腹腔镜辅助的胃癌手术来说,应用最为广泛、标准的穿刺孔布局是5孔布局:观察孔通常位于脐部,选择观察孔的位置要兼顾手术区域的显露和取标本时切口的选择等因素,根据患者体型和病变位置可以选择脐孔上缘、脐孔左上方或者脐下。其他4个操作孔以中线为对称轴分布于左右上腹部。距离中线近的2个操作孔通常位于观察孔上方2cm处的锁骨中线附近,外侧的2个操作孔通常位于肋缘下2~3cm的腋前线上。4个操作孔连同观察孔,5个孔连线形成一段以剑突为中心的弧线。各穿刺孔间距离6~8cm,以减少器械之间的相互干扰(图4-86)。

主操作孔的位置依据术者的站位而定:术者站立于患者两腿中间时,位于脐左上方,术者站立于患者右侧时位于脐孔右上方,站立于患者左侧时则位于右肋缘下。当采用术者位于患者身体一侧的美式体位时,为便于操作,有些术者也习惯于将靠近中线的穿刺孔放置于脐下平面,而将位于外侧的肋缘下穿刺孔向中线靠拢(图4-87)。除了上述的5个穿刺孔外,有些外科医师为了手术区域的显露,还习惯于在右侧肋缘下或者剑突下追加1个穿刺孔,以便放置肝脏牵开装置,将肝左叶挑起。

穿刺套管直径的选择,观察孔可以选择10mm或12mm,施行全腔镜下手术时,为了便于直线形切割缝合器通过,主操作孔通常选用直径12mm的穿刺套管。而对于主操作孔位于右肋缘下的布局,有时需要将脐左上或右上方放置12mm的穿刺套管,以便于直线形切割缝合器的应用。

**2. 胃癌减孔腹腔镜手术、手辅助腹腔镜手术的穿刺孔布局**　随着腹腔镜胃外科手术的不断推广和手

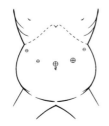

图4-86　法式体位的穿刺孔布局

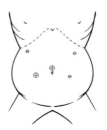

图4-87　美式体位的穿刺孔布局(术者站立于患者右侧)

术技术的更新与提高,为了进一步减少手术创伤、提高美容效果,很多医师开展了减孔腹腔镜手术的探索,在传统的 5 孔布局的基础上,减去 1~2 个穿刺孔,甚至采用单孔腹腔镜技术操作(图 4-88)。

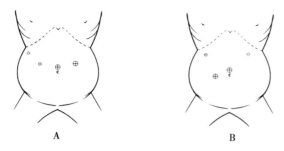

图 4-88  减孔腹腔镜的穿刺孔布局
A. 法式体位;B. 美式体位(实线为 3 孔法,细实线为 4 孔操作时增加的第 4 孔)。

在 4 孔法操作时,通常去掉传统的 5 孔布局中位于左侧肋缘下的穿刺孔(当采用术者位于患者左侧站位时则去掉右侧肋缘下的穿刺孔)。中国人民解放军联勤保障部队第九六〇医院普通外科一直采用站立于患者两腿中间的法式体位进行手术,自 5 年前起即采用 4 孔操作。我们体会省略 1 个穿刺孔并不影响术者的操作,而扶镜助手也不需要在持稳腹腔镜的同时还要操作位于右肋缘下穿刺孔的器械,显著减轻了其劳动强度。

在 3 孔法操作时,除观察孔外,仅剩术者一人使用的 2 个穿刺孔,根据术者的站位习惯而选择相应的位置。由于腹腔镜胃癌手术操作较为复杂,用于胃癌根治术的单孔腹腔镜技术报道不多,有些作者在单孔腹腔镜技术的基础上增加 1 个操作孔,实现了 2 孔技术的腹腔镜胃癌手术。

目前,手辅助腹腔镜手术在胃癌外科治疗中仍然有一定的应用。其穿刺孔布局依然遵循前述的基本原则。有所区别的就是手辅助切口位置的选择,需要根据术者的站位和手术习惯来定。通常可以将本来由左手器械通过的穿刺孔扩大成为手辅助切口,也就是说当术者站立于患者大腿中间时,可以把脐孔右上方的穿刺孔扩大成辅助切口,术者的左手经该切口进入腹腔辅助手术。

**3. 其他胃肿瘤腹腔镜手术的穿刺孔布局**  除胃癌外,胃间质瘤等其他胃肿瘤的腹腔镜手术也已经普遍开展。和胃癌手术相比,这些手术通常较为简单。其穿刺孔布局可以以胃癌手术的布局为基础,并可以根据病变部位、拟采取的手术方式等省略 1~2 个穿刺孔。

(张小桥)

## 二、腹腔镜胃癌手术腹腔探查流程规范及技巧

胃癌的分期由原发肿瘤(T)、区域淋巴结(N)及远处转移(M)构成,其中,M 分期是患者能否行根治性手术最重要的影响因素。胃癌远处转移的特点是容易出现腹膜播散及腹腔内游离癌细胞,然而增强 CT 及超声内镜等诊断手段对于这类转移诊断效果欠佳。研究发现,术前诊断无腹膜播散转移的患者有约 20% 实际上已经合并腹腔内转移。

腹腔镜探查可以发现这类隐匿的腹腔内播散,并且较传统的开腹探查创伤小、术后恢复快,也因此受到各个国际指南不同程度的推荐。而由于对腹腔镜探查认识不充分及经济、技术原因,目前我国常规开展术前腹腔镜探查的中心较少。

(一)腹腔游离癌细胞检测

为避免探查和活检操作导致炎症细胞聚集和上皮细胞脱落污染腹水或腹腔灌洗液,建议在建立操作孔并充分止血后,立即收集腹水或行腹腔灌洗。

**1. 腹水收集**  若术前影像学检查可疑腹水,可于盆腔直肠子宫陷凹收集腹水后,行细胞学检查。

**2. 少量腹水收集技巧**  若无腹水或腹水少于 20mL,建议行腹腔灌洗(图 4-89)。250mL 温生理盐水依次冲洗双侧膈顶、肝下区、大网膜、双侧结肠

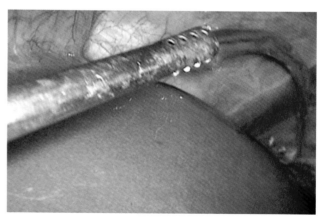

图 4-89  腹腔游离癌细胞检测

旁沟和直肠子宫陷凹。必要时可调整体位为头低足高位或头高足低位。应尽量避免直接冲洗原发病灶。于双侧膈下区、肝下区和直肠子宫陷凹收集不少于 100mL 灌洗液,行细胞学检查。

（二）腹腔探查与技巧

**1. 探查流程**　手术探查从右上腹开始,按照顺时针方向进行。依次探查右侧膈肌和肝右叶,肝圆韧带,左侧膈肌和肝左叶(必要时可解剖肝胃韧带,显露肝尾状叶),左侧壁腹膜及降结肠,在头低足高位探查盆腔和直肠子宫陷凹,女性注意探查双侧卵巢,右侧壁腹膜及升结肠,大网膜,上提大网膜及横结肠探查横结肠和结肠系膜,从右侧操作孔进镜头探查前腹壁。再回到观察孔,最后探查原发病灶及胃周淋巴结情况。对于胃体后壁肿瘤,需要解剖胃结肠韧带,探查小网膜囊,包括横结肠系膜和胰腺背膜。对于可疑的腹腔内病灶均应行病理活检。

**2. 探查结果记录规范**　要求记录肿瘤位置、大小,是否侵犯浆膜,有无周围脏器侵犯,并按照 PCI 评分记录腹膜转移情况。

**3. 探查结果视频保留**　建议对腹腔镜探查过程进行录像保留(资源 23)。

**4. 关闭切口**　关闭切口时,如切开长度大于 10mm,医师应直视下缝合,避免伤及腹腔脏器。

（李浙民　李子禹）

资源 23　胃癌腹腔镜探查

## 三、吸引器在腹腔镜胃癌手术中的应用技巧

（一）吸引器分类

根据流量控制方式,吸引器分为转动型和按键型。前者吸引流量与转动角度相关,需要长时间练习,较难掌握。后者只需控制"开"或"关"两种状态,容易操作。无论哪型吸引器,使用者都需观察流量、吸引效果与腹腔空间的三者关系,在保证腹腔空间充足的前提下,采用实现吸引效果的最小流量为佳。术中也可另行连接废气管于穿刺器,持续低流量排放腹内废气,避免手术人员吸入有害气体。

（二）吸引器的作用

由于缺少触觉,腹腔镜手术可以看作是一门视觉艺术,视野清晰至关重要。腔镜术野空间狭小,少量出血、渗液,甚至组织飞屑都严重影响观察,带来安全隐患。吸引器也可为术者提供有力的帮助,如推挡组织、钝性分离,具备一物多用的优势。关键时刻,熟练地使用吸引器能够迅速止血,转危为安。因此,吸引器对于腹腔镜手术非常重要。简而言之,吸引器的作用可归纳为:①吸:及时清除渗血、渗液、废气,维持良好的视野。②挡:推挡组织,帮助暴露。③分:钝性分离,协同操作。④压:紧急压迫止血,扭转乾坤。

（三）吸引器应用技巧(资源 24)

对于腹腔镜手术,预防性操作的意义大于补救性操作。举例来说,主动清理术区渗血、渗液,可以避免无意中的医源性误损伤,节省操作时间,达到事半功倍的效果。此外,流畅的手术配合也体现了手术团队的整体实力。因此,吸引器的使用者一定要培养主动的操作意识,清楚了解吸引器的切换时机和使用目的。根据操作频次,腹腔镜胃癌手术中吸引器主要应用在以下场景:①后入路显示胃右动脉;②胃左动脉周围淋巴结清扫;③脾动脉近端淋巴结清扫。后入路处理胃右动脉时,空间狭小,立体解剖关系不清。助手左手抓钳托举胃左血管蒂,吸引器从胃后方向右挡开胃窦及十二指肠,力争胃右动脉垂直胰腺水平,同时间歇性小流量吸引,容易建立正确的解剖关系,有效地清除废气,保证视野清晰(图 4-90)。胰上淋巴结清扫是腹腔镜 D2 手术的难点。该部位淋巴结常与胰腺形成细小的交通血管,容易出血,兼之淋巴液渗出,吸引器尤为重要。使用中,吸引器发挥清理术野、压迫止血、暴露术区和钝性分离的综合作用(图 4-91)。而在脾动脉近端淋巴结清扫中,吸引器沿脾动脉走行钝性分离、制造张力的优势更为明显。

**1. 如何切换吸引器**　无缝切换吸引器的要点是能单手完成,绝不用双手。在手术中,助手要努力训练单纯左手完成胃腔提拉、暴露等工作,右手就可以自由切换器械,以备不时之需。同时,清楚吸引器的使用时机,提前准备。

**2. 如何快速清理术野**　在胃癌腔镜手术中,吸引器侧孔非常容易被游离脂肪组织

资源 24　吸引器的综合应用

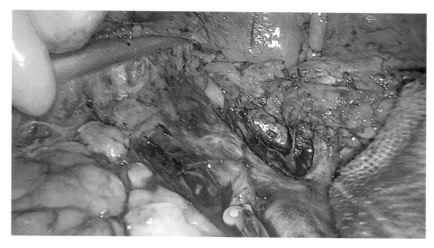

图 4-90　后入路显示胃右动脉

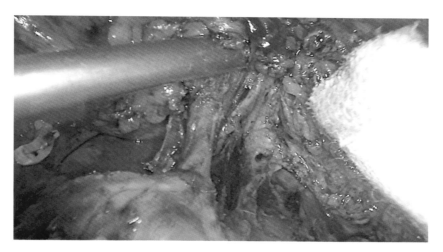

图 4-91　胃左动脉周围淋巴结清扫

堵塞,吸引效果不佳。可以利用小纱布提高吸引效率。将纱布推挤在低处渗液区,吸引器躲藏在纱布内,利用虹吸效应聚集周围渗液,迅速清除积血。对于少量渗液,小流量、反复、快速移动吸引器,则能摆脱脂肪组织的干扰,达到清理术野的目的。在不需要配合的空闲时间,助手也要留意术野,随时清洁,保证术野清晰。

3. **如何保护镜头清晰度**　镜头清晰度受体内外温差、患者脂肪含量、组织水肿、操作空间等多种因素影响。在狭小空间操作时,如清扫胰上淋巴结、暴露胃右动脉等解剖部位时,超声刀激发后产生的水雾、组织碎屑不易扩散,镜头更易受到污染。此时建议采用吸引器配合操作,伴随超声刀工作频率间歇性吸引,及时清除废气。

4. **如何快速止血**　腹腔镜手术出血的处理体现了团队实力。作为第一助手,首先保持左手抓钳的稳定,维持良好的术野暴露。其次,协同术者迅速定位出血点。只有控制出血,才能为止血创造条件。操作中,一定要避免吸引流量过大、过快,导致腹腔气量迅速减少,丧失手术空间。如术者暂时无法止血,也可以用吸引器头紧压出血点,降低出血速度,为进一步操作赢取时间。

5. **如何训练使用吸引器**　吸引器是腹腔镜手术中最重要,也是相对较难掌握的器械。空间越狭小,越能凸显吸引器的价值。实战中,吸引器的训练应着重以下方面:①根据手术需要,侧重不同功能,主动锻炼操作思维。例如,助手要随时思考是暴露视野、钝性分离,还是清除废气,何为主要目标。②合理切换,悄然不觉。吸引器的使用时机、应用部位、流量控制都应恰到好处。当无人察觉吸引器的存在,便是助手成功之时。

(郭春光)

# 第五章　腹腔镜胃癌手术消化道重建技巧

## 第一节　腹腔镜胃癌手术消化道重建发展概述

相对于腔镜辅助胃癌根治术（laparoscopy-assisted gastrectomy，LAG）而言，全腹腔镜胃癌根治术最直观的区别之一是不需要在上腹部做较大的辅助切口。在全腹腔镜下操作能带给术者更清晰的视野，使得吻合更安全。对于有经验的术者而言，手术时间亦可进一步缩短。另外，凭借着其切口小、术后疼痛轻，患者恢复也较快。这些治疗特色使得全腹腔镜胃癌根治术越来越受到关注。

回顾全腹腔镜胃癌根治手术技术的发展，呈现在我们眼前的是对疗效与安全平衡点的持续探索，是对微创理念的不断实践。1992 年，Peter Goh 等报道了世界首例腔内胃肠吻合（Billroth Ⅱ式吻合），虽然手术耗时 4 小时，使用了 17 枚 30mm EndoGI 钉仓，但患者在术后第 3 天即进食、第 4 天即出院，这一里程碑式的创举把"微创"带给患者获益呈现得淋漓尽致，也由此开启了胃肠道全腔镜手术腔内吻合的新纪元。2002 年，Seiichiro Kanaya 等首次报道了一种将功能性端端吻合（functional end-to-end anastomosis，FETE）改良应用于胃十二指肠吻合的方法，即现在广为人知的 Billroth Ⅰ式三角吻合（delta-shaped anastomosis）。三角吻合是腔内直线切割吻合器（endoscopic linear stapler）应用于端端吻合的首次尝试，开阔了我们的视野，奠定和巩固了我们对腔内吻合的认知。此后，全世界范围内各类新型腔内吻合技术不断涌现，这些改良大多证实了腔内吻合的安全可行，胃癌根治术也走进了"腔内吻合"的大发展时代。

在远端胃的手术选择上，全腔镜手术现已有赶超甚至取代腔镜辅助手术的趋势，各类改良技术层出不穷。其中，对 Billroth Ⅰ式吻合进行的改良最多，例如，2008 年 Shinya Tanimura 等报道的 TST 吻合（triangulating stapling technique），2013 年 Tetsuo Ikeda 提出的 BBT 吻合（booking-binding technique），2014 年中国的黄昌明教授提出的改良三角吻合，Takeshi Omori 等报道的 INTACT 吻合（intracorporeal triangular anastomotic technique），2015 年蒿汉坤教授团队提出的 Overlap 胃十二指肠吻合，以及笔者团队报道的自牵引后离断三角吻合（self-pulling and latter transected delta-shaped Billroth-I anastomosis，Delta SPLT），不一而足。以上这些创新性工作，为腔内胃十二指肠吻合更加安全易行地开展摸索出了一条条道路。另外，由于 Billroth Ⅱ式吻合存在着相对明显的胆汁反流问题，日本胃外科医师较少选择，但在中、韩两国仍有一定的使用，其中不乏 β 吻合这样的改良术。

鉴于 Billroth Ⅰ式、Billroth Ⅱ式吻合的特点，即前者往往很难做到胃的次全切除，后者引起的胆汁反流及残胃炎对术后生活质量是不小的负担。Roux-en-Y（R-Y）吻合逐渐成为人们心目中更为理想的重建方式。在这条道路的探索上，日本学者再次走在了前列。2005 年，Kyoichi Takaori 等首先报道了使用线型吻合器完成腔内 R-Y 吻合，之后 Hirokazu Noshiro 等提出了一种后离断胃的改良方式，Takeshi Omori 等首次报道了使用圆形吻合器的胃肠腔内 R-Y 吻合，而 Manabu Ohashi 等则提出了类似 OrVil 的圆形吻合改良方法。

虽然 R-Y 吻合出现吻合口瘘的概率相较 Billroth Ⅰ、Billroth Ⅱ式吻合更低，反流性胃炎或食管炎也更少发生，但作为腔内吻合技术而言，其并非完美。首先，R-Y 腔内吻合步骤烦冗，对术者技术水平要求较高。另外，有报道称 R-Y 吻合术后 Roux 淤滞综合征的发生率高达 30%。该综合征主要表现为术后腹胀、腹痛、恶心、呕吐等排空障碍症状，严重者可导致营养不良，对患者生活质量造成较大影响。发生机制可能是因空肠离断后神经传导中断，加之迷走神经离断后引起胃排空延迟，导致胃肠蠕动减弱及排空淤滞。基于此，2005 年 Ichiro Uyama 等提出了腹腔镜下非离断 Roux-en-Y（Uncut R-Y）吻合。尽管其预防 Roux 淤滞综合征的作用目前为止并未获得明确证实，且 Roux 淤滞综合征本身的机制亦尚不明确，可能不单单和空肠离断有关，还与吻合角度、肠袢长度、消化道内动力等诸多因素有关。但 Uncut R-Y 吻合在保留了 R-Y 吻合类似的抗反流作用的同时简化了手术步骤，成为近年来中、韩两国的热门术式。

值得一提的是，随着早期胃癌的检出率增多，腹腔镜结合保留幽门的胃部分切除术（pylorus-preserving gastrectomy，PPG）逐渐成为一个精准治疗的热点，Koshi Kumagai 等于 2015 年报道了 60 例全腹腔镜下的 PPG 手术（TLPPG），方法类似于三角吻合，也取得了满意的临床疗效。相信之后在该术式上的研究报道会越来越多。

全胃切除方面，近年来，全腹腔镜下全胃切除术（totally laparoscopic total gastrectomy，TLTG）已得到了广泛开展。但遗憾的是，TLTG 目前仍未有公认的标准吻合方式。其原因可能在于食管空肠吻合技术要求高，手术风险相对较大，还需要进一步探索。

目前，TLTG 的 R-Y 吻合主要有两种方式：器械吻合和手工缝合。器械吻合又分为管状吻合器吻合及线型吻合器吻合。管状吻合能让习惯于开放吻合的术者使用熟悉的器械过渡到全腔镜模式，但腔镜下食管下端荷包缝合和钉砧置入是该术式的难点。为了解决这一问题，Takeshi Omori 在 2009 年报道了"反穿刺"法，同年，Oh Jeong 等首先使用了经口腔钉砧置入装置（OrVil），2010 年 Takahiro Kinoshita 等报道了腔镜下手工缝合荷包的方式。之后，Hyoung-II Kim 及杜建军等对荷包缝合方式进行了改良。尽管如此，使用上述方法并不能从本质上降低手术难度，尤其当遇到较狭窄的食管时。Akira Umemura 等的研究提示管状吻合器术后吻合口瘘及狭窄的发生率较线型吻合器高。另外，管状吻合器本身是为开放手术设计的，在被应用于腔内吻合的时候会遇到一些额外的麻烦，如需要辅助切口、吻合器遮挡视野及无法转弯致操作角度受限等，这些都对手术安全形成一定的影响。

线型吻合是现今的主流方法，有效地避免了管状吻合器的各种劣势，具有腔内操作便利、吻合安全、吻合口径大等优势。1999 年 Ichiro Uyama 等首次报道了逆蠕动的腔内后离断的食管空肠功能性端端吻合（FETE）。2010 年，Kazuki Inaba 等提出了顺蠕动的 Overlap 吻合。之后在应用过程中，两种方法也得到了不同的改进，如 2013 年 Eishi Nagai 等报道了一种名为 T 形吻合的改良方式，以避免无功能袢的扭曲。

由于食管位于空间狭小的后纵隔，操作难、风险大，不论管状还是传统的线型吻合都较难做到合格、安全的高位下段食管清扫与吻合，因此以往全腹腔镜下 R-Y 吻合的适应证多仅局限于胃体肿瘤（吻合位置较低），较少应用于为数众多的胃底、食管-胃结合部肿瘤患者。此外，完成食管空肠 R-Y 吻合至少需要用到 1 把腔内直线切割吻合器加 7 枚钉仓（全器械吻合），经济成本较高。对此，我们笔者团队总结了大量传统手术经验，并结合线性吻合器的优势，于 2014 年创立了"自牵引后离断"食管空肠 R-Y 吻合（self-pulling and latter transected Roux-en-Y esophagojejunostomy，SPLT）技术。其特点在于：吻合前不离断食管及空肠，通过对食管下段的结扎牵引将整个吻合过程拖曳至游离腹腔完成，不仅降低整体手术难度，还可以进行高位食管的清扫及吻合。其次，在完成食管及空肠侧侧 V 形吻合后用一枚钉仓进行共同开口、食管及空肠的同时离断，这样就能省去 2 枚钉仓的使用（传统方法分别用于离断食管及空肠）。韩国团队也发表了类似的"π 吻合"。相较而言，SPLT 更强调"自牵引"在清扫及高位吻合过程中的作用，而"π 吻合"则着重于"三合一"的后离断方法。另外，SPLT 要求切除 E-J 共同开口的同时，将前后吻合线错开以形成三角形的吻合，增加吻合口口径。

在近端胃癌方面，近端胃切除后直接行食管胃吻合长期以来都被认为会继发较重的反流性食管炎，影响患者的生活质量，且对于进展期肿瘤而言，近端胃切除的淋巴廓清范围无法满足要求，故而过去近端胃或食管-胃结合部的肿瘤多行全胃切除手术。近年来，随着对胃癌术后器官功能及患者营养维护的意识逐渐增强，早期近端胃癌（贲门下 2cm 内）的残胃保留越来越受到重视。在众多改良吻合方式中，双通道（double-tract，DT）被认为是最简单、有效预防反流的手段。Sang Hoon Ahn 等和 Eiji Nomura 等首先报道了使用管型吻合器完成的全腔镜下近端胃切除双通道吻合。我们团队与 Kun Yang 等分别于 2016 年报道了使用线型吻合器完成全腹腔镜下双通道吻合，证明了该术式在全腹腔镜下安全可行。

总的说来，全腹腔镜胃癌根治术的方法渐趋完善，技术也正日臻成熟。尽管现阶段还存在一些问题，比如费用成本和技术要求都较高、对早期胃体或食管胃结合部肿瘤难以直接定位及判断切缘等，但其微创价值已受到广泛认可。在季加孚教授牵头的《中国全腹腔镜胃癌根治术现状调查与展望》中，73.4% 的中国术者认为"全腹腔镜胃癌手术有望成为胃癌外科的主流手术方式"，加之相关临床研究已初步证实了全腹腔镜胃癌手术的安全性与短期临床疗效,相信随着时间的推移,器械改良、技术进步,更多证实远期疗效的高级别临床证据会不断地涌现。完全腹腔镜,这一真正意义上的"微创"手段在胃癌治疗领域中会有越来越多的应用,其成为未来的标准术式指日可待。

(洪军 蒿汉坤)

## 第二节 腹腔镜胃癌手术消化道重建术式概述

### 一、远端胃大部切除术的消化道重建术式

#### (一) Billroth Ⅰ式吻合

**1. Kanaya 三角吻合** 游离十二指肠后顺时针旋转 90°,游离十二指肠长 2~3cm 后离断十二指肠(图 5-1A),于胃中上 1/3 处断胃并去除标本。行残胃后壁与十二指肠后壁侧侧 V 形吻合(图 5-1B)。关闭共同开口(图 5-1C)后完成吻合(图 5-1D)。

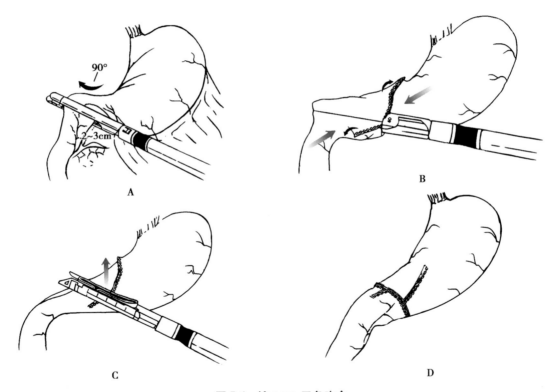

图 5-1 Kanaya 三角吻合

A.离断十二指肠;B.残胃后壁与十二指肠后壁侧侧 V 形吻合;C.关闭共同开口;D.完成吻合外观形状。

**2. 黄昌明改良三角吻合** 该术式旨在切除十二指肠前壁残端,以减少吻合线的交角(图 5-2,对比:图 5-1D 与图 5-2B),减少吻合薄弱点。其主要改进步骤为在关闭共同开口的同时,一并切除十二指肠前壁残端。

**3. 自牵引后离断三角吻合** 蒿汉坤团队于 2016 年报道的创新术式,该术式旨在通过自牵引降低手术难度(尤其是降低助手技术要求),同时通过后离断不仅可以去除十二指肠残端,还可以节省一枚钉仓的使用。

手术要点如下:游离十二指肠后无须旋转和离断,于幽门处结扎并作为牵引(图 5-3A)。于胃中上 1/3 处断胃。分别于残胃大弯侧断端及结扎线远端 2~3cm 十二指肠上后壁处开孔。行残胃后壁与十二指肠上后壁侧侧 V 形吻合(图 5-3B)。关闭共同开口的同时,切断十二指肠,去除标本,完成吻合(图 5-3C,D)。

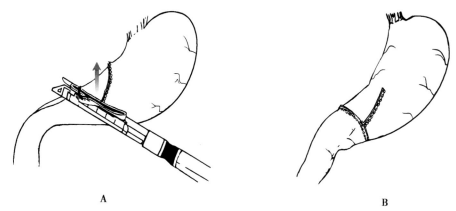

图 5-2　**黄昌明改良三角吻合**
A. 关闭共同开口的同时，一并切除十二指肠前壁残端；B. 改良三角吻合后外观形状。

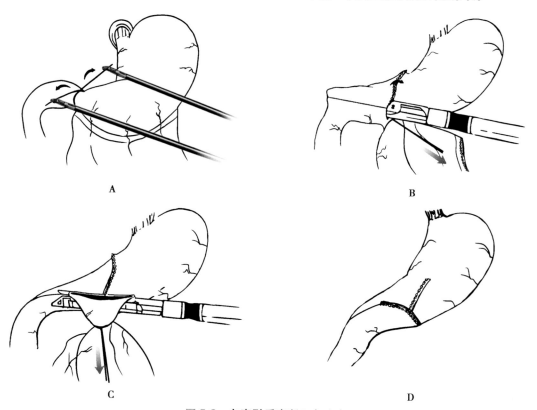

图 5-3　**自牵引后离断三角吻合**
A. 游离十二指肠不做需旋转和离断；B. 残胃后壁与十二指肠上后壁侧侧 V 形吻合；C. 关闭共同开口；D. 吻合后外观形状。

（二）Billroth Ⅱ式吻合

　　游离十二指肠后离断（图 5-4A），于胃中上 1/5～1/3 处断胃并去除标本（图 5-4B）。行残胃大弯侧后壁与屈氏韧带远端 15～20cm 处小肠对系膜缘的侧侧 V 形吻合（图 5-4C），关闭共同开口后完成吻合（图 5-4D）。笔者团队习惯使用吻合器关闭各吻合的共同开口，但在操作过程中需注意输出肠袢的延续性及口径以避免狭窄。也可考虑缝合悬吊后使用吻合器关闭。部分术者会在胃空肠吻合口远端加做空肠侧侧吻合，以减少胆汁反流。

（三）Roux-en-Y（R-Y）吻合

　　**1. Roux-en-Y（R-Y）吻合**　游离十二指肠后离断，于胃中上 1/5～1/3 处断胃后去除标本。离断屈氏韧带远端 15～20cm 处小肠，远段小肠残端与残胃大弯侧后壁行侧侧 V 形吻合（图 5-5A），关闭共同开口（图 5-5B）。近段空肠残端与胃肠吻合口远端 25～40cm 处空肠对系膜缘行侧侧 V 形吻合（图 5-5C），并关闭共同开口（图 5-5D）。

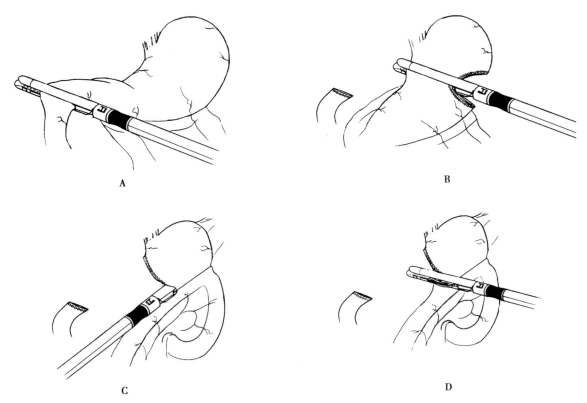

图 5-4　Billroth Ⅱ式吻合

A. 游离十二指肠后离断；B. 离断胃；C. 残胃与小肠侧侧 V 形吻合；D. 关闭共同开口后完成吻合。

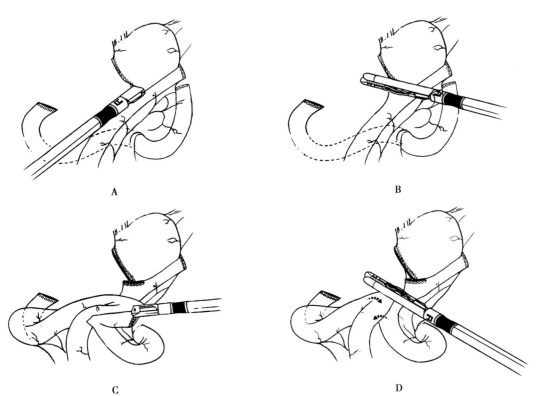

图 5-5　R-Y 吻合

A. 远段小肠残端与残胃大弯侧后壁行侧侧 V 形吻合；B. 关闭胃肠吻合口共同开口；C. 近段空肠残端与胃肠吻合口远端空肠行侧侧 V 形吻合；D. 关闭肠肠吻合口共同开口。

**2. 非离断 Roux-en-Y（Uncut R-Y）吻合**　游离十二指肠后离断，于胃中上 1/5～1/3 处断胃后去除标本。行残胃大弯侧与屈氏韧带远端 20～25cm 处小肠对系膜缘侧侧 V 形吻合。胃肠吻合远端 25～40cm 处输出袢与近端 10cm 处输入袢行侧侧吻合（Braun 吻合）（图 5-6A）。于胃肠吻合近端 5cm 处阻断输入袢（图 5-6B）。

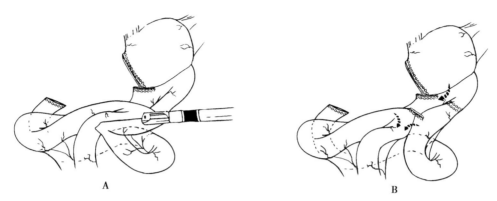

图 5-6　非离断 R-Y 吻合

A. 胃肠吻合远端输出袢空肠与近端输入袢空肠行侧侧吻合（Braun 吻合）；B. 胃肠吻合近端 5cm 处阻断输入袢空肠。

## 二、全胃切除术的消化道重建术式

### （一）Overlap 及功能性端端吻合（FETE）

离断十二指肠及食管去除标本。于屈氏韧带远端 15～20cm 处切断空肠（必要时游离小肠系膜）。行远段空肠与食管残端的顺蠕动侧侧吻合，关闭食管与空肠的共同开口。距食管空肠吻合口远端约 40cm 处空肠与输入袢行空肠空肠侧侧吻合。对于吻合位置较高的病例使用双吻合器法行 Overlap 吻合难度较高，可使用手工缝合关闭共同开口。FETE 与 Overlap 吻合的区别在于远段空肠与食管残端的逆蠕动侧侧吻合（图 5-7A），关闭食管与空肠的共同开口（图 5-7B）。

### （二）自牵引后离断食管空肠 R-Y 吻合（SPLT）

离断十二指肠，不离断小肠和食管。结扎贲门或肿瘤上缘（食管胃结合部肿瘤）（图 5-8A）。分别于结扎线上缘 2～3cm 食管右后壁与屈氏韧带远端 15～20cm 处空肠对系膜缘打孔（必要时游离小肠系膜）打孔。行远段空肠与食管逆蠕动侧侧吻合（图 5-8B）。关闭共同开口的同时切断食管及空肠（图 5-8C）。关闭共同开口时可将前后吻合线错开，这样离断后形成一个三角吻合。距食管空肠吻合口远端约 40cm 处空肠与输入袢行空肠空肠侧侧吻合（可利用食管空肠吻合共同开口）（图 5-8D）。

## 三、近端胃切除术的消化道重建（双通道吻合，Double-Tract）术式

双通道吻合，于胃中段断胃，完成食管空肠吻合。于吻合口远端 10～15cm 处行空肠对系膜缘与残胃大弯侧后壁行侧侧吻合（图 5-9A）。于胃肠吻合口远端 20～25cm 处行空肠与输入袢空肠行侧侧吻合（图 5-9B）。

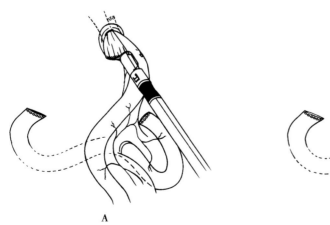
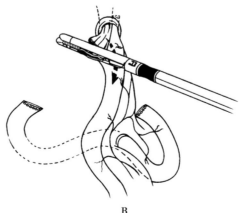

图 5-7　功能性端端吻合

A. 远段空肠与食管残端的逆蠕动侧侧吻合；B. 关闭食管与空肠的共同开口。

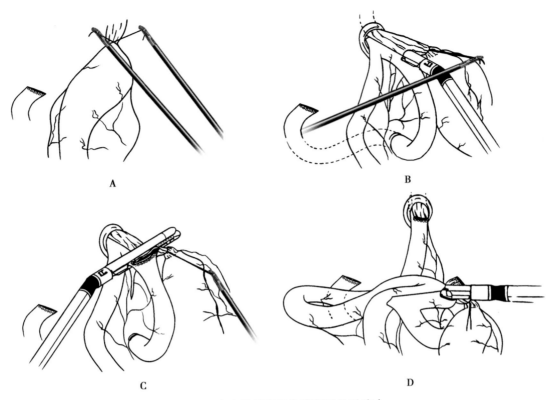

**图 5-8　自牵引后离断食管空肠 R-Y 吻合**
A. 结扎贲门或肿瘤上缘；B. 远段空肠与食管逆蠕动侧侧吻合；C. 关闭共同开口的同时切断食管及空肠；D. 远端空肠约 40cm 处与输入袢行空肠-空肠侧侧吻合。

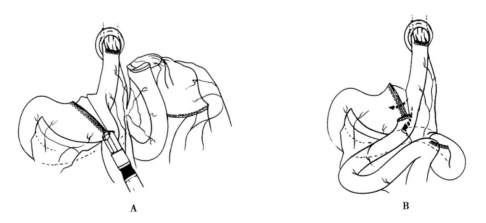

**图 5-9　食管空肠双通道吻合**
A. 吻合口远端 10~15cm 处空肠对系膜缘与残胃大弯侧后壁行侧侧吻合；B. 胃肠吻合口远端 20~25cm 处空肠与输入袢空肠行侧侧吻合。

（洪军　蒿汉坤）

# 第三节　腹腔镜胃癌手术消化道重建术式应用技巧

## 一、远端胃大部切除消化道重建技巧

### （一）Billroth Ⅰ式消化道重建

**1. 三角吻合**　2002 年，Seiichiro Kanaya 等发明了一种全腹腔镜下胃十二指肠吻合技术——三角吻合。该术式的固有优势在日本和韩国获得了广泛认可,并已成为较多胃癌治疗中心腹腔镜远端胃切除术后标准和首选的消化道重建方式。中国医学科学院肿瘤医院胰胃外科于 2013 年开始在国内较早开展该项技术,并取得良好的效果。在此基础有不断改良的技术出现,包括功能性端对端吻合[TST 吻合(triangulating stapling technique)、BBT 吻合(book-binding technique)],改良三角吻合等。但三角吻合其手术步骤简单,仍然是目前应用最广泛的。

(1) 适应证:全腹腔镜三角吻合技术虽然操作步骤较少,能节省手术时间,但对吻合技术有一定要求,应在有丰富腹腔镜经验的中心开展,适用于胃远端早期或相对早期的局部进展期患者,而不适用于 $T_{4b}$、$M_1$ 胃癌患者,以及胃癌累及胃体、幽门管及十二指肠的患者。

(2) 三角吻合的手术步骤及手术技术要点

1) 术前准备:三角吻合术的缺点在于全腔镜下无法明确肿瘤位置。对于分期较早的患者,常规于术前 1 天或手术当日在胃镜使用纳米碳、钛夹进行标记定位。

2) 麻醉、体位及 Trocar 位置:患者气管插管,全身麻醉,取平卧分腿位。术者位于患者左侧,助手位于患者右侧,扶镜助手于患者两腿之间。清扫 No. 4sb 组淋巴结时术者位于患者两腿之间,扶镜助手位于助手右侧,清扫结束后恢复原站位。戳孔采用"弧形 5 孔法":脐下穿刺建立 $CO_2$ 气腹(压力 15mmHg),置入直径为 10mm 的 Trocar 为观察孔;左侧腋前线肋缘下 2cm 置入直径为 12mm 的 Trocar 为主操作孔;右侧腋前线肋缘下 2cm,左、右锁骨中线平脐上 2cm 分别置入直径为 5mm 的 Trocar 为辅助操作孔。

3) 操作要点

A. 探查:首先进行常规腹腔探查,确定肿瘤位置,行腹腔冲洗细胞学检查,确定临床 TNM 分期。

B. D2 淋巴结清扫:将大网膜向头侧掀起,翻至左肝下。术者用超声刀从横结肠中部开始分离大网膜,进入小网膜囊,沿横结肠边缘向左侧分离至结肠脾曲,再向右侧分离至肝曲。向上剥离横结肠系膜前叶,在胰十二指肠前筋膜深面分离,裸化胃网膜右动静脉并分别上血管夹后切断,清扫 No. 6 组淋巴结。然后剥离胰腺被膜,紧贴胰腺上缘分离并暴露脾动脉,清扫 No. 11p 组淋巴结。沿脾动脉显露肝总动脉及腹腔动脉干,裸化胃左动静脉根部后分别上血管夹并切断,清扫 No. 7 组、No. 9 组淋巴结。沿肝总动脉前方及上缘分离,清扫 No. 8a 组淋巴结。沿肝总动脉分离显露肝固有动脉,同时裸化胃右动脉后上血管夹、切断,清扫 No. 5 组、No. 12a 组淋巴结。紧贴肝脏切断肝胃韧带至食管膈肌裂孔的右侧,用超声刀游离贲门右侧的淋巴脂肪组织至胃小弯中上 1/3 处,清扫 No. 1 组、No. 3 组淋巴结。进一步充分游离十二指肠至幽门下方 4~5cm。将胃向头侧翻起,在胃网膜左动静脉根部裸化后分别上血管夹、切断,并清扫 No. 4sb 组、No. 4d 组淋巴结。

C. 离断远端胃:直线切割闭合器从左上腹主操作孔进入腹腔,预定位置分别离断十二指肠和胃体,保留近端 1/3 左右的残胃。若术中判断癌灶位置不明确或不能保证肿瘤距离切缘的距离,可先于腹部正中开 4cm 小口,将标本取出并检查,上下切缘行术中快速冰冻病理检查,确保 R0 切除。若术中判断癌灶位置明确,预期有足够切缘距离,可最后扩大脐下的 Trocar 孔取出标本。离断十二指肠采用腹背方向(与常规的头尾方向旋转 90°,在肿瘤下切缘足够的条件下确保游离的十二指肠残端至少 3cm。离断胃体沿用常规大弯至小弯侧方向,确保肿瘤距上切缘 3~5cm。

D. 消化道重建:重新建立气腹,分别于残胃大弯侧及十二指肠后壁处各打开 1 个约 0.5cm 长的小孔,张开直线切割闭合器,将其分别伸入小孔中,将十二指肠与残胃闭合,完成胃和十二指肠后壁 V 形吻合。通过共同开口检查吻合线,确认无出血、无黏膜损伤后,在 V 形吻合的 2 个基点及共同开口的中央处缝合固定 3 针,并通过左上腹直径为 12mm 的 Trocar 置入直线形吻合器,闭合残胃与十二指肠的共同开口,完成胃十二指肠三角吻合。吻合完成后应检查吻合口张力和吻合质量,若发现吻合口渗血,可在渗血处加固缝合。腹腔镜下冲洗术野,吻合满意,不常规放置引流管。三角吻合过程见图 5-10 和资源 25,资源 26。

(3) 患者的术后管理:术后第 1 天根据情况拔除胃管,开始进水及肠内营养制剂,鼓励患者下床活动。术后第 4~6 天开始进食半流质食物,逐渐增加饮食。根据术后病理结果,制订下一步诊治计划,定期随访。

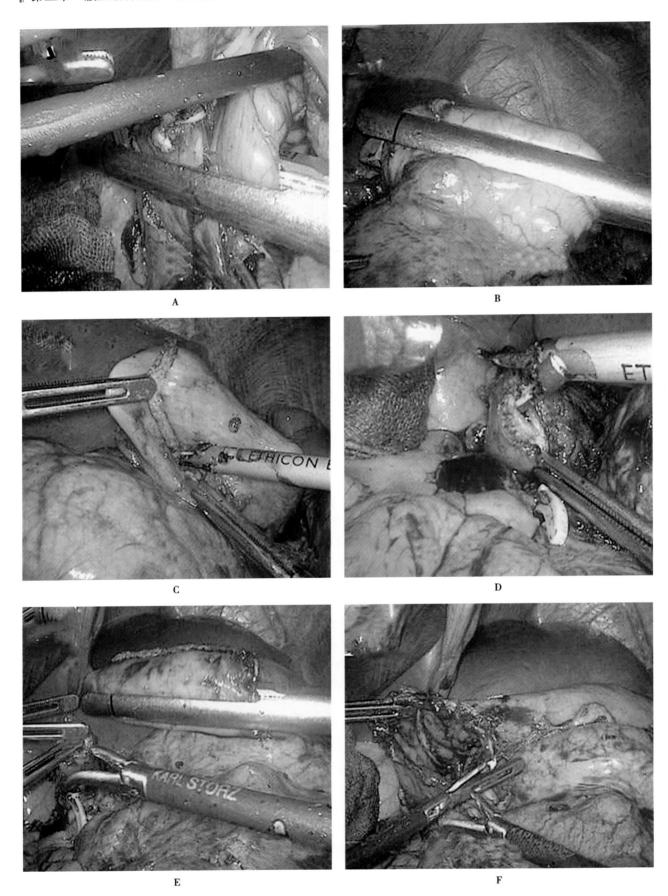

A

B

C

D

E

F

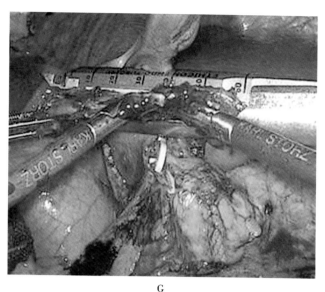
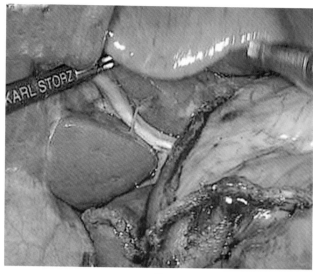

G　　　　　　　　　　　　　　　　　　　　　　　　H

图 5-10　远端胃切除后三角吻合

A. 离断十二指肠；B. 离断远端胃；C. 胃断端大弯侧开小口；D. 十二指肠断端开小口；E. 闭合十二指肠后壁和胃后壁；F. 观察吻合口情况；G. 直线切割闭合器关闭共同开口；H. 三角吻合的外形。

资源 25　远端胃大部切除术 Billroth Ⅰ
式三角吻合（田艳涛教授团队）

资源 26　远端胃大部切除术 Billroth Ⅰ
式三角吻合（金谷诚一郎教授团队）

（4）三角吻合的临床疗效评价：三角吻合是目前报道最多的全腹腔镜远端胃切除的消化道重建的吻合方式，在日本、韩国应用广泛。该方法操作步骤简单，学习曲线短，对于有腹腔镜操作经验的医师学习曲线更陡峭，容易掌握。该吻合方式安全、简便，吻合口数量少，术后并发症发生率低。吻合口内腔较大，患者能够较早、较大量进食。有一项研究对 138 例三角吻合及 100 例传统的腹腔镜辅助 Billroth Ⅰ 式吻合患者平均随访 46 个月，发现三角吻合虽然术后更易发生胆汁反流但不增加反流性胃炎的发生，患者术后 1 年可恢复 90.89% 的术前饮食量。在随访 5 年后发现，三角吻合 Visick 评分显著较低，患者术后满意度高，三角吻合短期及长期随访效果较好，是值得推荐的吻合方式，尤其是在全腹腔镜下。

（5）三角吻合技术总结：三角吻合操作技术简单，用时少，学习曲线短，适于胃角以远早期胃癌。术中需要准确地判断肿瘤边界，避免切缘阳性及吻合口张力过高。手术从后到前离断十二指肠，残胃十二指肠重建后存在一定程度的消化道扭转。Billroth Ⅰ 式三角吻合切除范围有限，不适于远离胃窦、体积稍大的早期癌及进展期胃癌的消化道重建。

（马福海　所为然　解亦斌　田艳涛）

**2. 改良三角吻合**　传统三角吻合闭合共同开口后十二指肠盲端形成 1 个盲角，胃、十二指肠切缘和共同开口切缘有 2 个交角，理论上即存在三个薄弱点（图 5-11），增加了术后吻合口相关并发症风险。我们对传统方法进行了改良，使吻合口的薄弱点减少为一个（图 5-12），并在国际上首次提出，初步的临床结果表明该改良术式在全腹腔镜胃远端癌根治术中是安全可行的，能减少吻合口处的薄弱点，避免十二指肠盲端血运不良，临床疗效满意，可以推广。

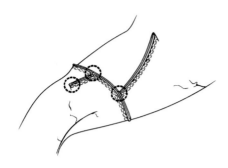

图 5-11　传统三角吻合吻合口存在三个薄弱点

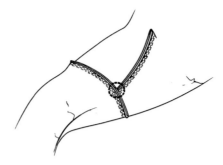

图 5-12　改良三角吻合吻合口薄弱点减少为一个

（1）适应证：原发性胃下部早期或较早期局部进展的胃癌患者。

（2）禁忌证

1）$T_{4b}$、$M_1$ 期晚期胃癌，以及估计难以将转移淋巴结清扫干净者。

2）肿瘤累及幽门管或十二指肠者。

3）合并心肺疾病不能行气管插管全身麻醉者。

4）上腹部有广泛粘连不适合行腹腔镜手术者。

（3）麻醉、体位及套管放置：气管插管全身麻醉。患者平卧分腿位，手术台尾端向下倾斜 $10°\sim20°$，呈头高脚低位，使肠管移向下腹部，利于上腹部术野的暴露。术者位于患者左侧，助手位于患者右侧，扶镜助手位于患者两腿之间。套管放置采用 5 孔法，于脐下 1cm 置入 10mm 套管为观察孔，左侧腋前线肋缘下 2cm 置入 12mm 套管为主操作孔，右侧腋前线肋缘下 2cm、左、右锁骨中线脐水平以上 2cm 分别置入 5mm 套管为辅助操作孔。一般先置入观察孔，用尖刀切开皮肤长约 1.5cm，运用巾钳将腹壁提起，置入 Trocar 时应左右旋转徐徐前进，当有突破感后说明穿刺已进入腹腔，拔出穿刺套芯，用腹腔镜证实已进入腹腔后，再建立气腹，以免发生皮下气肿。其余 Trocar 的置入均需在腔镜直视下进行。Trocar 放置完后需常规检查是否漏气。漏气有两种情况：一是 Trocar 内的活瓣或转换帽损坏，二是腹壁切口较大导致气体从 Trocar 周围漏出。前者应更换 Trocar，后者可在置入 Trocar 后再将皮肤缝合一针可避免漏气。建立 $CO_2$ 气腹，控制腹内压为 $12\sim14$mmHg。在手术过程中为了减少超声刀工作产生的水雾，可在主操作孔的 Trocar 上接上小流量的负压吸引，并将气腹机的压力适当上调，使水雾较快的散去，有利于保持视野的清晰（图 5-13，图 5-14）。

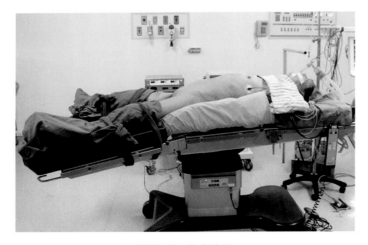

图 5-13　患者体位

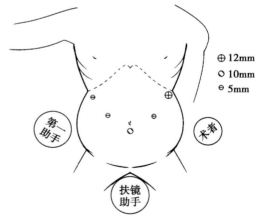

⊕ 12mm
○ 10mm
⊖ 5mm

第一助手　　术者

扶镜助手

图 5-14　套管位置及术者站位

（4）手术步骤：腹腔镜下淋巴结清扫后，直线切割闭合器从左侧上方的主操作孔进入腹腔，在预定位置分别切断十二指肠及胃大部（图 5-15，图 5-16）。将标本装入标本袋后，超声刀分别于十二指肠后壁及残胃大弯侧各打开一个小孔（图 5-17，图 5-18），张开直线切割闭合器分别伸入小孔将十二指肠与残胃闭合(图5-19)。而后通过共同开口观察吻合情况(图5-20),确认吻合口内无出血、无黏膜损伤后,分别在共同开口一端和胃与十二指肠切缘处缝合2针以较好地对合牵拉(图5-21)。最后再用直线切割闭合器将残胃与十二指肠的共同开口闭合(图5-22)。与传统三角吻合不同的是,在闭合共同开口时,我们为了提高安全性对其进行了改良,将十二指肠盲角完整切除,同时切除十二指肠切缘与共同开口闭合缘的交角,仅留下一个胃切缘和共同开口切缘的交角,使传统三角吻合后存在的三个薄弱点减少两个,吻合后外观呈倒T形(图5-23)。操作上,在共同开口对合后,助手右手的钳子将十二指肠断缘的盲角提起,置于直线切割闭合器内(图5-24),主刀击发直线切割闭合器闭合共同开口,同时将十二指肠断缘一并完整切除,完成改良的三角吻合。而在闭合共同开口时,熟练的术者也可通过取消镜下缝合的步骤,仅利用主刀与助手器械的协调操作直接对合共同开口,从而简化手术步骤使其更易操作,缩短吻合时间。完成腔镜下改良的三角吻合(资源27)。于脐下Trocar切口处延长至3cm切口,取出标本(图5-25)。

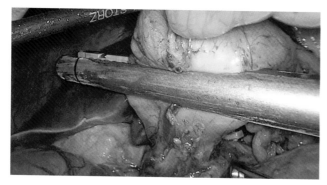

图5-15　在预定位置离断十二指肠

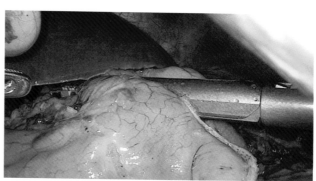

图5-16　在预定位置离断胃

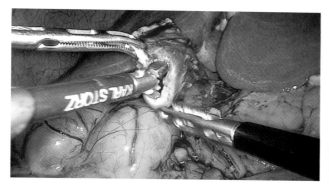

图5-17　超声刀于十二指肠后壁切开小孔

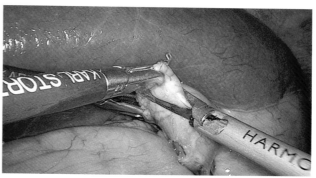

图5-18　超声刀于残胃大弯侧切开小孔

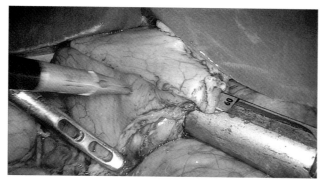

图5-19　直线切割闭合器吻合十二指肠与残胃后壁

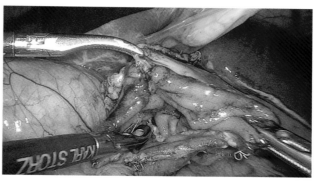

图5-20　通过共同开口观察吻合口内情况

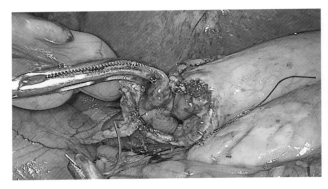

图 5-21 缝合 2 针牵拉线

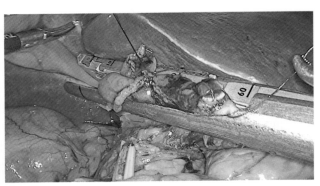

图 5-22 闭合共同开口

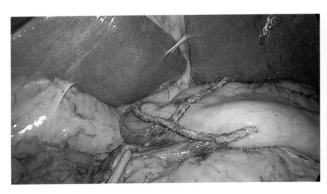

图 5-23 改良三角吻合外观

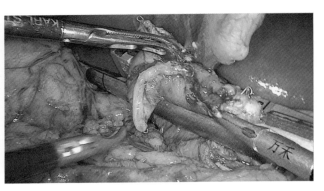

图 5-24 改良三角吻合方法

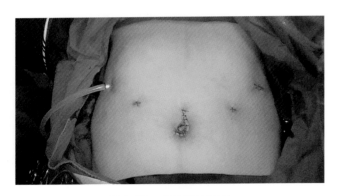

图 5-25 术后腹壁外观

资源 27 远端胃大部切除术 Billroth Ⅰ式
改良三角吻合

（5）技术要点分析

1）离断十二指肠和胃的技巧：离断十二指肠时，直线切割闭合器在预定位置垂直于十二指肠长轴的方向完全含住十二指肠，然后将其沿顺时针方向旋转 90°，由十二指肠后壁向前壁的方向切断十二指肠。最后使用 2 把闭合器从大弯侧至小弯侧切断胃完成胃的离断。

2）十二指肠后壁与残胃的吻合技巧：腔镜下操作，通常很难做到把胃与十二指肠并拢后同时置入腔镜下直线切割吻合器的钉仓和钉砧；可先在胃内置入钉仓，暂时闭合钳口，并使胃后壁预吻合处与胃的切缘距离约为 2cm；然后抓取十二指肠，松开钳口，将十二指肠肠管套上钉砧，并将十二指肠切缘逆时针旋转 90°，最后进行必要的调整，将十二指肠后壁与残胃吻合。

3）改良三角吻合共同开口闭合技巧：若省略传统三角吻合中镜下缝合的步骤，可用主刀左手的钳子夹住共同开口的下端,助手左手的钳子夹住另外一端将其展平,主刀右手持直线切割闭合器含住共同开口将其对合。然后,助手右手的钳子将十二指肠断缘的盲角提起,置于直线切割闭合器内,助手左、右手的钳子可以互相协调以更好地对位。激发闭合器将共同开口闭合,同时将十二指肠盲端完整切除,使传统三角吻合后存在的胃与十二指肠切缘和共同开口切缘的 2 个交角变为仅留下 1 个胃切缘和共同开口切缘的交角。共同开口闭合缘的方向必须与胃的切缘垂直,避免吻合口狭窄。

（6）注意事项

1）腹腔镜探查腹腔内情况,明确肿瘤部位,排除 $T_{4b}$ 期胃癌及腹膜种植等情况,若早期的肿瘤在腹腔镜下难以准确定位,可以借助术中胃镜协助定位,以保证肿瘤的 R0 切除。

2）远侧胃切除范围是 2/3~3/4 胃远端,包括胃体的远侧部分、胃窦部、幽门和十二指肠球部的近胃部分;裸化胃大弯,保留胃后血管及 2~3 支胃短血管,以保证残胃血供;充分游离十二指肠至幽门下方 2.5~4cm。

3）须注意十二指肠和胃的离断既要满足肿瘤 R0 切除的要求,又要保证适宜的吻合口张力,离断前应将胃管退至 40cm 处。

4）吻合完成后应检查吻合口张力及吻合质量,若发现吻合口渗血,为保证安全,可在渗血处加固缝合。

（7）改良三角吻合技巧总结:改良三角吻合具有经典三角吻合的优势,操作简单,学习曲线短。理论上减少了吻合口缺血的风险。同样不适于体积较大的肿瘤或进展期胃癌的术后消化道重建。

（林密　郑朝辉）

**3. Overlap 吻合**　远端胃切除消化道重建的主要方式有 Billroth Ⅰ式、Billroth Ⅱ式和 R-Y 重建,其他重建方式还包括 Uncut R-Y 重建等。目前,这三种主要重建方式已均可在腹腔镜下完成。Byun Cheulsu 等于 2016 年提出一种腹腔镜手术中使用直线吻合器进行胃十二指肠吻合的方法,由于该方法与食管空肠 Overlap 法类似,故称为 Overlap 吻合。

（1）Overlap 吻合操作步骤

1）常规进行远端胃切除及淋巴结清扫,胃切除过程中离断十二指肠球部时从尾侧向头侧方向离断（图 5-26）。

2）在十二指肠离断线的头侧切一楔形小口,以便置入直线吻合器钉仓（图 5-27）;在残胃大弯侧距胃离断线 60mm 切一小口（图 5-28）。

3）采用 60mm 直线吻合器进行重建,将直线吻合器钉仓侧沿胃大弯开口置入胃（图 5-29）;另一壁沿十二指肠离断线头侧开口置入十二指肠（图 5-30）。调整直线吻合器,位置合适后击发,将胃大弯侧和十二指肠上壁进行吻合。击发后通过共同开口观察确保吻合线无出血后准备关闭共同开口。

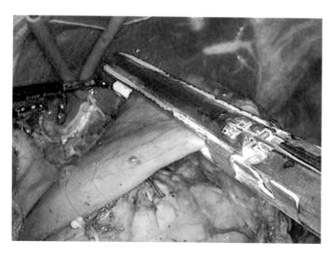

图 5-26　离断十二指肠

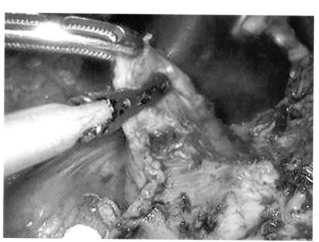

图 5-27　十二指肠离断线的头侧切一楔形小口

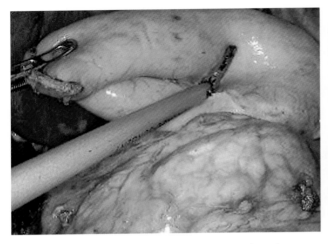

图 5-28  残胃大弯侧距胃离断线 60mm 切一小口

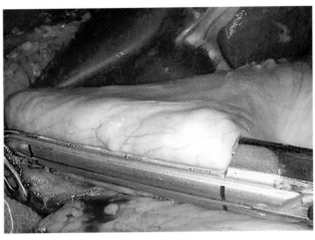

图 5-29  直线吻合器钉仓侧沿胃大弯开口置入胃

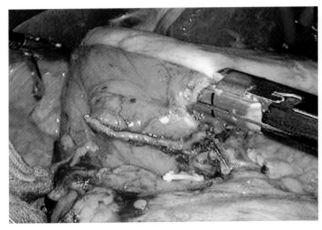

图 5-30  直线吻合器沿十二指肠离断线头侧开口置入
十二指肠

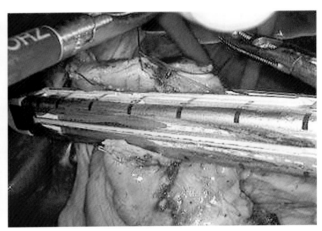

图 5-31  悬吊共同开口后沿垂直十二指肠离断线方向
关闭共同开口

　　4）以 3 针缝线将共同开口缝合悬吊,直线吻合器沿胃十二指肠吻合平面的方向夹闭共同开口,共同开口关闭方向与十二指肠离断线垂直如(图 5-31)。关闭共同开口,胃十二指肠吻合口呈三角形以保证吻合口通畅(图 5-32)。

　　5）最后可将十二指肠残端进行包埋,以降低十二指肠残端瘘的发生风险(图 5-33)。

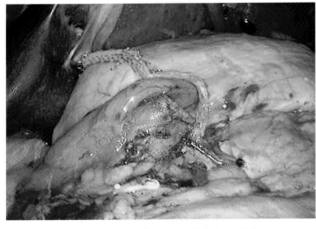

图 5-32  关闭共同开口后吻合口形态

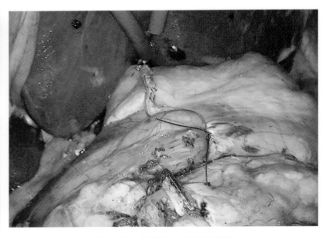

图 5-33  包埋十二指肠残端

（2）手术操作注意事项：在重建过程中，为了保证吻合口的通畅，采用60mm直线吻合器进行胃十二指肠吻合，这要求胃大弯侧开口位置距离胃断端至少为60mm，要求胃切除过程中保证肿瘤的安全切缘。另外，由于采用十二指肠上壁进行吻合，所以须对十二指肠进行充分的游离，这与三角吻合法的要求类似。

（3）术后恢复：对于病情相对平稳的患者，一般会在术后第2天排气，第3天排便。术后第3天建议行上消化道碘海醇造影检查吻合口通畅程度和胃排空的情况，如果没有吻合口漏及狭窄征象，可以开始进流食。术后第5天左右开始进半流食，第6天可以考虑出院。

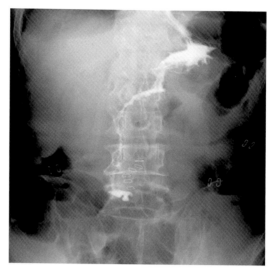

图 5-34　术后第 3 天上消化道造影检查

（4）Overlap吻合和三角吻合的对比及优势：全腹腔镜Overlap吻合操作较三角吻合简单。在三角吻合中，为了避免十二指肠残端缺血，需要从后壁向前壁方向离断十二指肠，将胃后壁和十二指肠后上壁进行吻合，因而造成了重建后胃和十二指肠的部分扭转，术后吻合口位于胃后壁。常规的三角吻合存在两处吻合线的交点，虽然黄昌明等对三角吻合技术进行了改进，将十二指肠离断线在关闭共同开口时一并切除，但仍然存在消化道扭转，这在一定程度上可能导致患者术后短期内发生胃排空障碍。Overlap吻合实施相对简单，从尾侧向头侧方向离断十二指肠，无须旋转十二指肠，而胃十二指肠的吻合则采用胃大弯侧和十二指肠上壁进行吻合，吻合后胃及十二指肠均处于相对正常的解剖位置，消化道没有明显的扭转，同时由于患者站立位时吻合口位于胃的最低位置，重力作用在一定程度上有助于胃排空，患者的术后造影检查结果也在一定程度上支持了这一点（图5-34）。

在关闭共同开口方面，Overlap吻合与三角吻合相似，关闭方向与十二指肠离断线垂直，使吻合口形成三角形，保证了吻合口的通畅程度。与三角吻合相比，关闭共同开口后，Overlap吻合只有1个吻合线交点，且易于通过缝合进行包埋（资源28）。

资源 28　远端胃大部切除术 Overlap 吻合

（5）Overlap吻合技术总结：全腹腔镜下使用直线吻合器进行Overlap吻合操作简单易行，吻合后消化道无明显扭转，理论上在术后功能恢复方面具有优势。但是，目前相关研究报道多为回顾性研究，该重建方式的优势和对患者术后长期生活质量的影响仍需要进一步通过临床研究和随访来证实。

（苗儒林　李子禹）

（二）Billroth Ⅱ式消化道重建

**1. Billroth Ⅱ式吻合**　远端胃癌切除后，大多数临床医师倾向于Billroth Ⅰ式吻合，因其操作简单，吻合后更接近人体正常的生理消化道功能，但在临床工作中并不是所有远端胃癌都可以行Billroth Ⅰ式吻合，当肿瘤侵犯幽门、十二指肠或肿瘤较大行Billroth Ⅰ式吻合张力过大时，为了获得阴性肿瘤切缘的同时保证吻合口张力适度，可采用Billroth Ⅱ式吻合，同时为了防止反流症状，通常在胃空肠吻合的基础上加做空肠空肠侧侧吻合。临床工作中，因Billroth Ⅱ式吻合较Billroth Ⅰ式吻合复杂，使得全腔镜Billroth Ⅱ式吻合的出现晚于Billroth Ⅰ式吻合。自1996年西班牙的Ballesta-Lopez教授首次完成了全腔镜下Billroth Ⅱ式吻合，全腹腔镜Billroth Ⅱ式吻合才逐渐得到发展。近年来，随着腔镜器械发展、外科医师腹腔镜技术水平的提高、外科医师对胃肠器官解剖结构及生理功能的认识不断深入，使得临床中产生了各种各样的改良Billroth Ⅱ式吻合方式，目前应用最广泛、最方便的是利用镜下直线切割闭合器进行吻合。

（1）Billroth Ⅱ式手术团队站位、Trocar 位置分布和器械的选择：患者采取头高脚低分腿位，清扫 No. 4sb 组淋巴结时左侧抬高位。目前我国大部分术者采取左侧站位，而日本和韩国术者多采取右侧站位。这与我国胃癌患者以进展期为主、左侧站位能更好地发挥右利手助手的优势，助手左手能相对固定地牵拉，右手能比较灵活配合术者操作有关。扶镜助手站在患者两腿之间，笔者团队也采取患者左侧站位后入路，在清扫 No. 4sb 组淋巴结时站在患者两腿中间，扶镜助手站在助手身后（图 5-35），吻合时与助手交换位置。Trocar 布局采用常见的 V 形 5 孔法（图 5-36）。

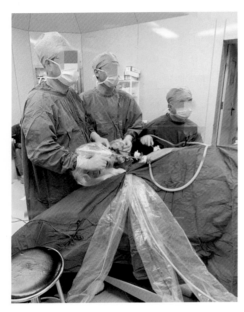

图 5-35　清扫 No. 4sb 组淋巴结患者体位及术者、助手站位

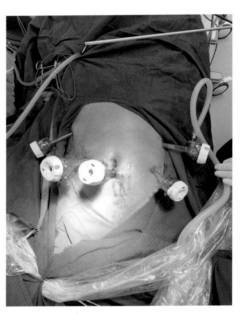

图 5-36　V 形 5 孔法 Trocar 布局

主刀的左手以精细操作为主，通常使用灵活的分离钳或胃钳，助手左手相对牵拉位置固定可使用抓持面较长的无损伤肠钳，右手经常要变换牵拉点与主刀形成配合，多使用胃钳，出血或淋巴结清扫时可更换为吸引器。

（2）Billroth Ⅱ式吻合步骤：在充分游离远端胃并完成 D2 淋巴结清扫后，首先利用镜下直线切割闭合器白色钉仓离断十二指肠（图 5-37A），笔者中心多采用荷包缝合方式包埋十二指肠残端（图 5-37B），未发现十二指肠残端瘘患者。然后利用直线切割闭合器切断远端胃（图 5-37C），由于胃壁组织较厚可采用钉高更高的钉仓，选取胃大弯侧最低点切开一 1cm 长小口以备吻合（图 5-37D），在此之前的所有术者都站在患者左侧完成。之后术者换位到患者右侧，助手上提横结肠暴露 Triez 韧带，术者用超声刀或电钩距 Triez 韧带 20cm 处远端空肠对系膜缘全层切开 1cm 左右小孔（图 5-37E），将直线切割闭合器工作部插入此小孔（图 5-37F），将闭合器非工作部插入胃大弯侧的小孔后击发闭合器完成胃空肠侧侧吻合（图 5-37G），共同开口的关闭方式可采用闭合器，也可行手工缝合。笔者中心多采用直线切割闭合器关闭共同开口。需要注意的一点是，共同开口边缘参差不齐，利用闭合器关闭时需缝合三针悬吊后再闭合（图 5-37H），防止闭合不全出现漏口。另外，输出端夹闭组织不可过多以防止输出袢梗阻；空肠空肠侧侧吻合和胃空肠吻合的原理相同，分别在距胃空肠吻合口 15cm 的输入袢、输出袢对系膜缘切一 1cm 小孔（图 5-38A），将直线切割闭合器的两臂分别插入，击发完成侧侧吻合，再关闭共同开口（图 5-38B）。需要注意的是，此时的输入袢与输出袢多位于患者左中腹，不利于助手牵拉，可先将肠管牵拉至中线附近更易操作。全腔镜远端胃大部切除 Billroth Ⅱ式吻合视频（资源 29）。

资源 29　远端胃大部切除术 Billroth Ⅱ式吻合

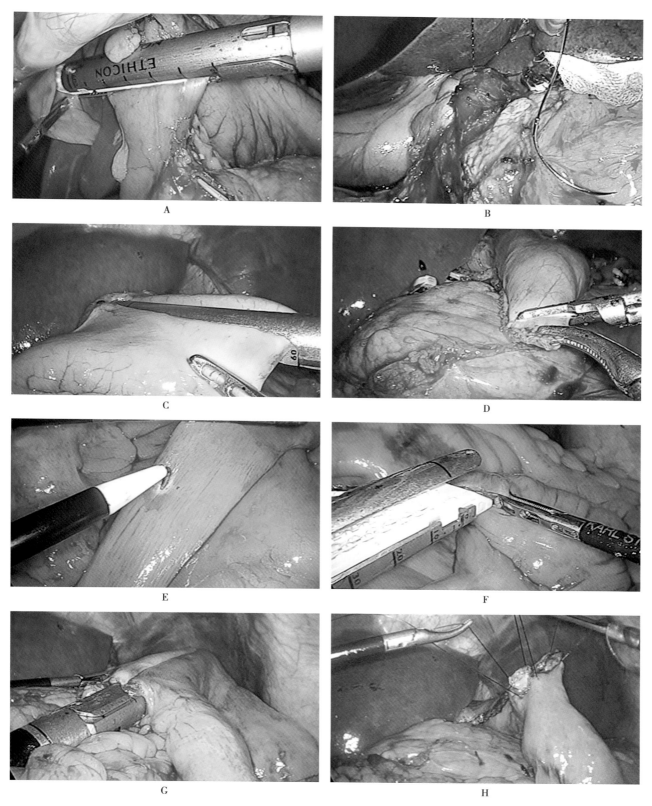

图 5-37　Billroth Ⅱ式吻合步骤

A. 离断十二指肠；B. 包埋十二指肠残端；C. 离断远端胃；D. 残胃大弯侧切开一 1cm 小孔；E. 空肠侧切一 1cm 小口；F. 闭合器工作部插入空肠侧钉仓入口；G. 闭合器非工作部插入残胃侧钉仓入口完成胃空肠侧侧吻合；H. 三针悬吊法关闭共同开口。

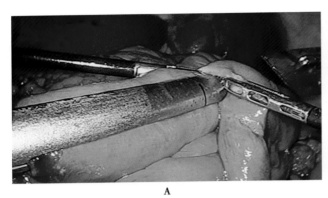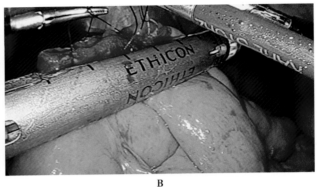

图 5-38　Billroth Ⅱ式吻合（空肠空肠侧侧吻合步骤）
A. 在距胃空肠吻合口 15cm 的输入祥、输出祥对系膜缘开一 1cm 小孔；B. 直线切割闭合器关闭共同开口。

（3）Billroth Ⅱ吻合操作要点：第一，由于术中多次应用切割闭合器，笔者体会有条件可使用电动切割闭合器，其可以增加闭合过程中的动作稳定性，减少组织的牵拉；第二，对于不同的组织可采用不同钉高的钉仓，有助于减少因组织质地、厚度不同等造成的不必要的出血；第三，无论手工缝合还是利用切割闭合器关闭共同开口时，缝合线应垂直于肠管的长轴，防止梗阻；第四，胃空肠吻合，超声刀做胃大弯侧小切口时，切除组织不完全离断，可作为牵引的抓手方便吻合（图 5-39）。

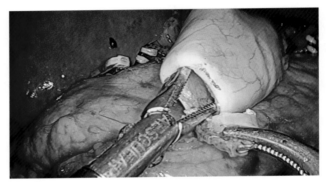

图 5-39　胃大弯侧小切口时，切除组织不完全离断，可作为吻合时牵引方便吻合

（4）助手在全腹腔镜手术中的作用：首先，全腔镜手术助手应有一定的腔镜辅助手术经验，熟悉腹腔镜 2D 视野，有良好的镜下空间感，熟练掌握胃周的血管解剖及淋巴结分站；其次，熟练使用各种腔镜器械；最后，要熟悉主刀的手术步骤和操作习惯，争取做到与主刀思想统一，形成默契配合，想到主刀前面，为主刀下一步操作创造空间。另外，助手左手持抓持面较大的无创肠钳向上做主牵拉，尽量做到一只手为主刀创造较好的手术视野，右手持胃钳进行局部小牵拉和分离，出血时可更换为吸引器。

吸引器在进行淋巴结清扫及止血时都能发挥重要的作用，能否灵活地应用吸引器是决定一名助手是否出色的重要指标之一。在充分利用吸引器"吸"的功能同时，通过"挑""顶"等手法有经验的助手几乎可以用吸引器实现胃钳的大多数功能。吸引器除了能够将术野中的渗血、渗液吸除，保持清晰洁净的术野外，也可以帮助主刀牵引提拉组织，提供局部的小张力。手术中出血难以避免，腔镜下止血困难，往往需要助手通过小流量的间断吸引为主刀创造较好的视野，看清出血位置，为主刀止血操作创造。

（5）Billroth Ⅱ式吻合技术总结：Billroth Ⅱ式吻合是最常采用的腹腔镜消化道重建方式。胃切除范围充分，不受肿瘤大小和位置的影响，吻合张力小，适合绝大多数中远端胃癌。不足之处在于改变了生理性消化通道，伴有胆汁反流性胃炎。故一般增加 Braun 吻合，减轻胆汁反流。腹腔镜下手术操作较为简单，胃肠、肠肠共同开口可以采取手工缝合或机械性吻合，注意避免输出祥狭窄。

（马志明　王旭东）

2. R-Y 吻合　理想的消化道重建方式应该满足以下两点要求：既能在手术操作上保证安全易行，又能让患者术后保持良好的消化吸收功能,从而保证良好的生活质量。R-Y 吻合克服了 Billroth Ⅰ 式吻合的吻合口张力大和胆汁反流的缺陷,可有效地预防和治疗术后碱性反流性食管炎、倾倒综合征等并发症,是一种理想的术式。有研究总结远端胃大部切除术后 R-Y 吻合有以下优点:①即使保留的胃体积较小时也可以顺利地进行重建。②由于十二指肠反流的概率较低,因此发生残胃胃炎及反流性食管炎的概率较低。③发生残胃癌的可能性较低。④残胃癌一旦发生,再次手术的难度较低。但完全腹腔镜 R-Y 吻合口多,操作较为复杂,建议由经验丰富的手术团队进行。

(1)R-Y 吻合手术步骤

1)完成淋巴结清扫后,切除远端胃大部,取腹部小切口取出标本后重建气腹。

2)距离 Trize 韧带 15~20cm 处提起空肠,向远侧游离约 5cm 空肠系膜(图 5-40),提至左上腹。

3)残胃大弯侧与空肠系膜对侧(废弃肠管远侧)各开一小口,使用直线切割闭合器于结肠前行残胃空肠侧侧吻合(图 5-41)。退出直线切割吻合检查吻合口有无出血。

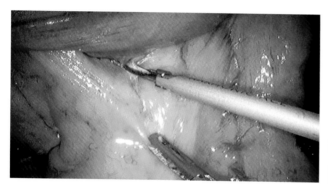

图 5-40　向远侧游离约 5cm 空肠系膜

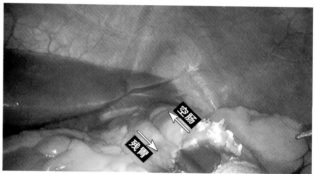

图 5-41　残胃空肠侧侧吻合

4)于废弃肠管近侧向远侧打开约 2cm,以便直线切割闭合器置入(图 5-42)。距胃肠吻合口远端 40~45cm 空肠对系膜侧打开一小口,将此处空肠提至废弃肠管,采用直线切割闭合器行空肠空肠侧侧吻合(图 5-43)。退出直线切割吻合检,查吻合口有无出血。

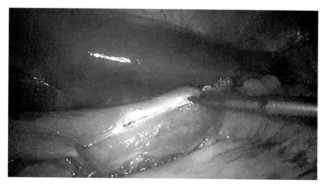

图 5-42　废弃肠管对系膜侧由近端向远端打开约 2cm 小口

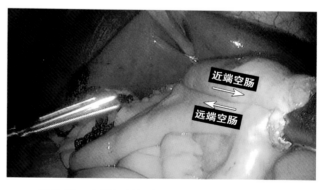

图 5-43　直线切割闭合器行空肠空肠侧侧吻合

5)采用直线切割闭合器闭合残胃空肠共同开口及空肠空肠共同开口(图 5-44),完成吻合并切除废弃肠管(图 5-45),完成远端胃切除 R-Y 吻合(资源 30)。

(2)R-Y 吻合技巧总结:R-Y 吻合规避了式切除范围不足 Billroth Ⅰ 和 Billroth Ⅱ 式胆汁反流性胃炎的缺点,是一种较为理想的消化道重建方式。然而,腔镜操作较为复杂,吻合费用偏高,以及可能的 Roux 淤滞综合征限制了该术式的普及。术中需注意小肠系膜的适当剪裁,避免血运障碍和肠扭转。

资源 30　远端胃大部切除 R-Y 吻合

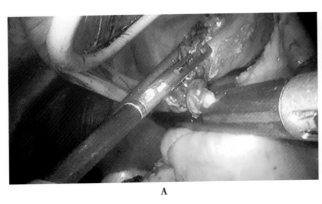
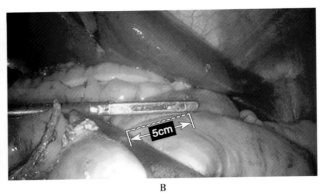

A　　　　　　　　　　　　　　　　　　B

图 5-44　关闭共同开口

A. 直线切割闭合器闭合残胃空肠共同开口,完成残胃空肠吻合;B. 直线切割闭合器闭合空肠空肠共同开口,完成空肠空肠吻合。

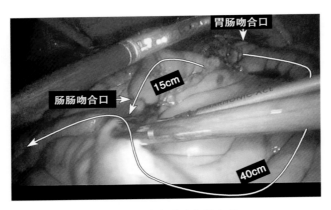

图 5-45　吻合后消化道全貌

（邵欣欣　　徐泉　　田艳涛）

3. Uncut R-Y 吻合　　在此主要介绍全腹腔镜远端胃切除术后 Billroth Ⅱ式吻合和 Uncut R-Y 吻合两种消化道重建方式的适应证、操作步骤、技术要点及其优劣比较。

（1）适应证:Billroth Ⅱ式吻合和 Uncut R-Y 吻合的适应证范围相同,均适用于所有行远端胃切除的胃癌患者。

（2）操作步骤:Uncut R-Y 吻合使用 60mm 直线切割闭合器距肿瘤 5cm 以远处,横断整个远端胃,移除标本（图 5-46）。距 Treitz 韧带 25cm 提出空肠,侧壁切开后备吻合;切开残胃远端大弯,自空肠侧壁及残胃远端开口分别伸入 60mm 直线切割闭合器两臂行侧侧吻合（输出祥对大弯）（图 5-47）,检查吻合口无张

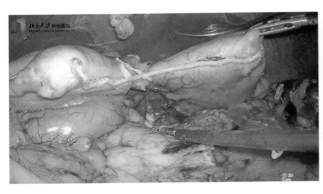
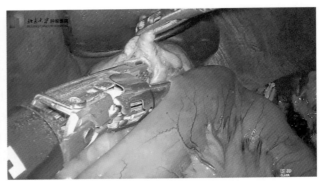

图 5-46　使用直线切割闭合器离断胃组织　　　图 5-47　使用直线切割闭合器行残胃空肠侧侧吻合

力无扭转,使用直线切割闭合器关闭共同开口(图5-48),并使用45mm无刀腔镜下切割闭合器(ATS45NK)闭合输入袢近端肠管(图5-49)。距此吻合口15cm的输入袢、30cm的输出袢侧壁切开,分别伸入60mm直线切割闭合器两臂,行侧侧Braun吻合(图5-50),直线切割闭合器关闭共同开口(图5-51)。吻合口、胃残端使用薇乔线间断浆肌层加固(资源31)。

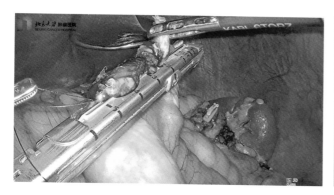

图5-48 使用直线切割闭合器闭合胃空肠吻合共同开口

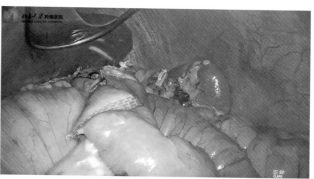

图5-49 使用45mm无刀腔镜下切割闭合器(ATS45NK)闭合输入袢近端肠管,完成空肠的非离断式闭合

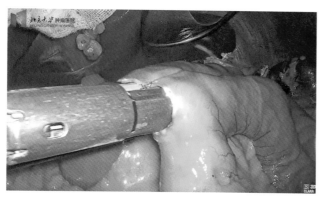

图5-50 距此吻合口15cm的输入袢、30cm的输出袢侧壁切开,分别伸入60mm直线切割闭合器两臂,行侧侧Braun吻合

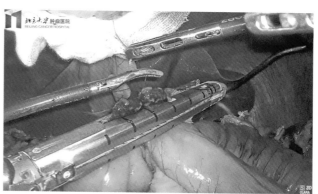

图5-51 直线切割闭合器闭合空肠空肠吻合共同开口

(3)Braun吻合技术要点:使用60mm直线切割闭合器距肿瘤5cm以远,横断整个远端胃,移除标本;距Treitz韧带25cm提出空肠,侧壁切开后备吻合;切开残胃远端大弯,自空肠侧壁及残胃远端开口分别伸入60mm直线切割闭合器两臂行侧侧吻合(输出袢对大弯),检查吻合口无张力无扭转,使用直线切割闭合器闭合共同开口。距此吻合口15cm的输入袢、30cm的输出袢侧壁切开,分别伸入60mm直线切割闭合器两臂,行侧侧Braun吻合,直线切割闭合器闭合共同开口。吻合口、胃残端使用薇乔线间断浆肌层加固。

资源31 远端胃大部切除Uncut R-Y吻合

(4)技术优劣比较

1)生活质量:Uncut R-Y吻合相当于Billoth Ⅱ-Braun吻合的改良式,在Braun吻合的输入袢接近胃肠吻合口处进行空肠的闭合而不切割空肠及系膜,达到兼具R-Y吻合的优势,降低了反流性胃炎、食管炎及吻合口溃疡的发生率,同时,又降低了Roux淤滞综合征的发生率。目前,研究认为Uncut R-Y吻合具有良好的抗反流作用,可明显提高患者术后的生活质量。

2)安全性:目前的相关报道均证实,两种消化道重建方式在围手术期并发症的发生率及吻合口相关并发症的发生率方面,无明显统计学差异。而在术后恢复方面,总体而言,Uncut R-Y吻合的患者通常恢复更快,术后平均住院日相对更短。

3）卫生经济学:Uncut R-Y 吻合比 Billoth Ⅱ-Braun 吻合增加了空肠闭合这一环节,因此,术中需要多使用 1 个非离断式闭合器,一定程度上增加了手术费用。然而,既往研究表明,两者在总住院费用方面的差异通常无统计学意义,这在一定程度上与 Uncut R-Y 吻合患者术后恢复较快相关。

总体而言,Uncut R-Y 吻合患者术后的生活质量优于 Billoth Ⅱ-Braun 吻合的患者。另外,由于不需要解剖分离小肠系膜,降低了手术操作的复杂程度,在腔镜手术中越来越受到临床的青睐。理论上该方式是远端胃癌根治术后理想的消化道重建方式,但关于 Uncut R-Y 术后再通率及长期随访方面仍有待于进一步验证。

（5）Uncut R-Y 吻合术技巧总结:使用腹腔镜下直线切割吻合器切断远端胃时,需注意残胃大小,既要满足 R0 切除的要求,又应保证吻合口无张力。腹腔镜下直线切割吻合器一臂伸入空肠腔内时,需注意动作轻柔,避免带来不必要的空肠损伤。在闭合胃十二指肠共同开口前,术者可先分别在共同开口两端和胃与十二指肠切缘处缝合 3 针进行牵拉,利于共同开口对位和闭合。在使用切割闭合器关闭共同开口时,主刀医师与助手需注意相互配合,共同开口的关闭方向须与胃和十二指肠切缘垂直,避免吻合口狭窄。完成消化道重建后需关注吻合口出血或吻合不确切的风险,在胃的切缘与共同开口闭合缘的交角处及共同开口闭合缘的下端应特别注意。

（王胤奎　李子禹）

## 二、全胃切除术消化道重建技巧

### （一）全胃切除术 Overlap 吻合重建

腹腔镜下全胃切除术后食管空肠的吻合是主要技术难点之一。根据吻合后食管和空肠方向的不同,可将使用直线吻合器的食管空肠吻合主要分为逆蠕动和顺蠕动法,前者又称为食管空肠功能性端端吻合（functional end-to-end,FETE）,是日本 Ichiro Uyama 等从 1999 年即开始应用的吻合方法,而后者是同一团队在 2010 年提出被称为 Overlap 吻合的方式。虽然 Overlap 吻合提出较晚,但因其吻合安全性高、便于操作等特点,很快便得到了推广应用。在最初的 Overlap 吻合之外,部分中心也提出了一些改良办法,在此仅做一简要介绍。目前完全腹腔镜下全胃切除及吻合的最佳方法尚无定论,需要我们共同去进一步探索。

**1. Overlap 吻合基本操作**　Ichir Uyama 团队在实践过程中发现 FETE 因空肠断端的返折需要更为广泛地游离空肠,且腔镜下共同开口的机械闭合有时难以完成,因此从 2004 年开始,他们开始尝试 Overlap 吻合。此吻合方法具体操作为:①镜下离断食管,距屈氏韧带 20~25cm 处离断空肠;②空肠上提后,分别于食管离断处左侧和距空肠断端 6~7cm 处空肠对系膜缘开口,置入直线吻合器两臂完成吻合;③手工间断缝合,采用体外 Roeder 结打结方法关闭共同开口。

**2. Overlap 吻合的应用及改良**

（1）黄昌明团队和丹麦的 Walther Petersen 团队:这两个团队采用后离断法,先将空肠上提,与食管末端行侧侧吻合,手动缝合共同开口后再离断空肠。后离断法省去了游离空肠系膜的步骤,简化了操作。

（2）韩国的峨山医疗中心:韩国的峨山医疗中心最开始应用的是 FETE,并发表了最初连续应用 139 例患者的经验,其后他们同样选择了 Overlap 吻合,并在 *Surg Endosc* 上发表了他们连续 50 例的应用经验。他们方法的不同之处在于并未使用胃管来引导吻合器臂的置入（避免进入食管黏膜下层和肌层之间的假腔）,而是在食管开口处行 3 针全层缝合;然后应用缝线提起共同开口后以吻合器关闭。

（3）韩国 Sang Yong Son 团队:该团队认为 Overlap 吻合中在食管左侧开口会有意外夹入膈肌脚的风险,因此他们将食管开口定在中间,并在食管开口附近相距 1cm 使用 Covidien 的 V-Loc 缝线各缝合了一针悬吊线。上提空肠行侧侧吻合后,两侧的缝线分别向对侧进行连续缝合,省去了镜下打结的操作。离断空肠是在完成食管空肠吻合以后。他们将改良方法命名为改良 Overlap 吻合（modified overlap method using knotless barbed sutures,MOBS)。

（4）北京大学肿瘤医院应用 Overlap 吻合操作流程:北京大学肿瘤医院胃肠中心一病区在食管空肠吻合方面的进程可大体划分为三个阶段,初始是应用圆形吻合器行腹腔镜辅助下吻合,第二阶段是尝试应用直线吻合器全腹腔镜下吻合,以及现在采用以 MOBS 为主的吻合。

具体操作步骤:

1）离断食管以后,以 V-Loc 缝线在食管断端预开口处缝合两针以悬吊,以超声刀在悬吊线中间切开食管(图 5-52)。

2）上提空肠,在拟吻合处空肠对系膜缘开口后置入吻合器厚臂,胃管引导下置入吻合器另一臂于食管中,完成食管空肠侧侧吻合(图 5-53)。

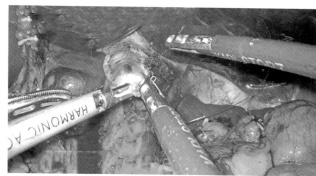
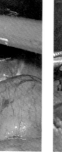
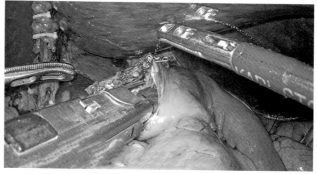

图 5-52　**食管断端开一小口**　　　　　　　　　　图 5-53　**食管空肠侧侧吻合**

3）以双侧悬吊的 V-Loc 缝线分别向对侧进行连续缝合完成共同开口的双层关闭(图 5-54)。

4）距离吻合处 3cm 离断近端空肠(后离断)。

5）Overlap 吻合具体应用时与 MOBS 有所不同的是,在食管游离程度足够的情况下,误夹膈肌脚的风险较低,此时将食管开口选在断端左侧更易于后续吻合。

**3. Overlap 吻合及其改良法的技巧总结**

（1）共同开口的关闭:Overlap 吻合技术难点主要在于需用手工缝合关闭共同切口,因此对于腔镜下缝合经验不足的术者来说具有一定困难。韩国峨山医疗中心采用吻合器完成共同

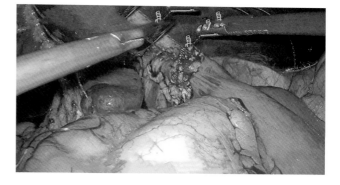

图 5-54　**关闭共同开口**

开口的关闭,可缓解这方面的顾虑,但有 2 例患者因为空间限制未能完成机械闭合,仍然采用手工缝合完成。食管空肠吻合处空间限制的问题始终存在,另机械吻合有导致吻合口狭窄的可能,因此手工缝合共同开口属于合理的方式。连续抑或间断缝合需根据术者团队的技术习惯而定。

笔者认为,目前体外打结法、V-Loc 缝线及 3D 腹腔镜的应用均降低了腔镜下缝合的难度,提高了其可行性。另手工缝合是在无法完成机械吻合的情况下时的重要保障,应当掌握该技巧,以保证手术的安全性。当然可以安全实施机械吻合时也不必拘泥于手工吻合,酌情使用可缩短手术时间、提高手术效率。

（2）空肠离断的时机:后离断可以省去游离系膜的时间,简化腔镜下操作,具有一定优势,笔者中心在食管切缘肿瘤安全性肯定、不需等待冰冻病理检查结果的前提下,会采用此方法,重建完成后最后自延长观察孔取出标本,手术过程更为顺畅。若需先行食管断端切缘的快速病理学检测,则利用取出标本的小切口同时完成上提空肠的游离、离断准备及 Y 袢吻合直视下操作可缩短手术时间。

（3）食管旋转与否:食管旋转的主要目的是为缝合共同开口创造更好的视野,适度的旋转有助于最

资源32 全胃切
除 Overlap 吻合

后的共同开口处于靠前的位置。可视术中情况具体决定角度,但在腔镜二维视野下旋转角度等标准化有一定困难。

(4) 标本取出时机:离断食管后即取出标本,明确肿瘤切缘后再行吻合应属安全稳妥的首选方法,但若采取后离断法时此举会延长手术时间。笔者认为对肿瘤上缘位置有明确把握时(如胃体非浸润性、未累及食管),方可考虑最后取出标本。否则建议一定在明确切缘安全后再行吻合,以免产生不必要的严重后果。完整手术视频(资源32)。

(李浙民  李子禹)

### (二) 全胃切除术食管空肠功能性端端重建

FETE 由于吻合线同食管长轴接近垂直,因此从功能上被看作是端端吻合。最早将腔内直线切割闭合器应用于腹腔镜全胃切除术后的消化道重建的是日本学者 Ichiro Uyama。

**1. FETE 重建具体操作步骤**

(1) 游离食管并用直线切割吻合器横断食管,距 Treitz 韧带 20cm 处用直线切割吻合器离断空肠,将远端空肠上提至食管左侧。

(2) 食管左侧缘及远端空肠对系膜缘各戳一小孔,分别置入直线切割吻合器两臂,击发后完成食管空肠侧侧吻合(图 5-55)。

(3) 采用直线切割吻合器关闭共同开口。

**2. 改良 FETE 重建** 关于改良 FETE 重建术式,不同的团队有不同的认识,下面介绍 Hiroshi Okabe 团队、姚宏伟教授团队及 In Gyu Kwon 团队提出的改良 FETE 重建术。

(1) 2009 年 Hiroshi Okabe 团队对全腔镜下食管空肠 FETE 进行了改良。首先,离断食管、移去全胃标本再行吻合,更符合肿瘤根治原则;然后,在行腔镜下食管空肠吻合时,将空肠置于食管左侧,可以重复利用有限狭小的空间;最后,在直线切割闭合器关闭共同开口时采用三角吻合原则,获得了更大的吻合口。

(2) 姚宏伟教授团队在 Hiroshi Okabe 团队改良重建的基础上,在完成吻合后于食管、空肠

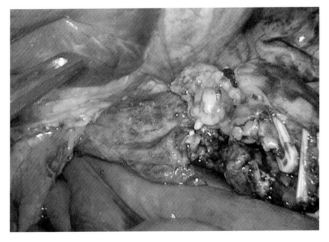

图 5-55 食管左侧及远端空肠对系膜缘各戳一小孔,置入直线切割闭合器吻合

横膈间缝合数针,降低吻合口张力,从而降低吻合口漏和食管裂孔疝的发生。采用此方法时需注意:充分游离食管下段至少 5cm,切断食管时注意靠近贲门;先切除全胃病灶,移去标本后再行吻合,这样在上切缘无法确定有无癌细胞残留时,可将其送冰冻病理检查后再行吻合,更加安全也更符合肿瘤根治的原则;标本移除后,将空肠置于食管左侧进行吻合,与在食管右侧吻合相比,置于左侧吻合可以获得更大的手术操作空间;使用 60mm 钉仓代替 45mm 钉仓,避免术后吻合口狭窄;关闭共同开口时先缝合 3 针作为牵引,直线切割闭合器关闭时注意角度的控制,保证三角吻合的原则。同时,该方法尚存在一些不足之处:当吻合平面高于食管膈肌裂孔时,纵隔内空间较为狭小,且有双侧膈肌角阻隔,较难在腹腔镜的监视下完成吻合;当吻合口平面较高时,食管空肠吻合后的共同开口,采用直线切割闭合器关闭比较困难;该方法不适合于侵犯齿线的 Ⅱ 型食管胃结合部腺癌(adenocarcinoma of the esophagogastric junction, AEG)。虽然腹腔镜下能充分游离食管下段 5～8cm,但切断食管建议距离贲门 1cm 以上,这样可以确保行三角吻合安全、便捷。因此,Ⅲ 型 AEG 或胃体上部瘤可使用该方法;术中需使用多个腔内直线切割闭合器,器械费用相对较高。

(3) 近几年,In Gyu Kwon 团队提出了一种新的侧侧吻合方式——π 形食管空肠吻合。该方法用尼龙绳牵拉食管胃结合部,并向腹腔内牵拉,在食管右侧和空肠对系膜侧开口,使用腹腔镜下直线切割闭合器(图 5-56A),在不切断食管和空肠的情况下,完成食管和空肠的侧侧吻合,然后再使用腹腔镜下直线切割

闭合器,切断食管和空肠,同时也关闭了共同开口(图5-56B)。该方式的优势在于:食管和空肠未切断,使食管牵拉更方便、有效;离断食管和空肠及关闭共同开口三步合一。而其缺点也因此产生,因取得食管切缘时吻合已经完成,所以为了避免切缘病理阳性,其并不适合用于对肿瘤切缘无把握的病例。此外,小肠系膜较短的患者行该术式时操作较困难,吻合后的π形吻合口的头侧缘张力较大,易引起吻合口瘘的发生,建议在此处加固缝合,π形食管空肠吻合视频(资源33)。

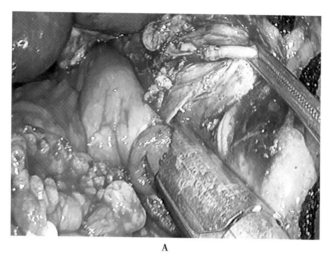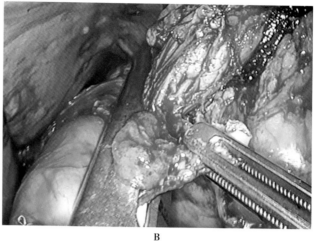

图 5-56　π 形食管空肠吻合
A. 食管右侧和空肠对系膜侧各开一口,直线切割闭合器食管和空肠的侧侧吻合;B. 关闭共同开口。

**3. 全胃切除术 FETE 技巧**　实施 FETE 前,首先移除标本检查切缘,符合肿瘤根治性原则。一般游离 5cm 食管,上提空肠行逆蠕动侧侧吻合,形成功能性端端吻合。为容纳折叠的空肠袢,完成操作需要较大空间。所以,FETE 不适合食管离断水平较高的病例,如 Siewert Ⅱ型肿瘤。消化道重建后食管空肠吻合口上缘张力较高,是吻合薄弱点,建议缝合加固。由于事前离断空肠,吻合过程中肠管活动度大,操作不便。

资源 33　全胃切除 π 形食管空肠吻合

全胃切除 π 形食管空肠吻合,该术式具有三合一的优势,即利用一枚钉仓,同时完成闭合共同开口、离断食管和切除空肠。π 形食管空肠吻合适合于肿瘤距离食管胃交界线较远,不需检查上切缘的病例,操作简单,节省费用。不足之处在于,食管空肠逆蠕动吻合常需较大空间容纳折叠后的空肠。吻合口上缘张力大,存在吻合口漏的风险,需要加固缝合数针。仅适合 Siewert Ⅲ型肿瘤或胃体癌。

**4. 总结**　全腹腔镜下消化道重建相比传统的腹腔镜辅助消化道重建,有更好的手术视野,操作空间更大,且原位断胃无牵拉,吻合过程均在腹腔镜监视下完成,故进行消化道重建时更少发生角度扭转和暴力牵拉;同时腹腔镜下切割缝合器械的研发与改进,亦使消化道重建操作过程更为便捷、易于掌握,侧侧吻合口径更大,不增加吻合时间,同时吻合后出血发生更少,吻合更安全可靠,其并发症的发生亦逐渐降低,甚至低于小切口辅助下的消化道重建。因此,全腹腔镜操作已不再是消化道重建的技术障碍。

在全胃切除术后的全腹腔镜消化道重建中,当前对各类应用直线切割闭合器进行重建的关注多于圆形吻合器。随着直线切割闭合器在全腹腔镜下的应用逐渐成熟,其各种优势开始逐渐显现,比如侧侧吻合后吻合口比端侧吻合口大,故术后吻合口狭窄发生率较低,可明显改善患者的生活质量。作为真正意义上的全腹腔镜吻合方式,直线切割闭合器的侧侧吻合已渐有取代圆形吻合器的趋势。

综上所述,全腹腔镜下全胃切除后消化道重建的方式繁多,各有利弊,目前尚未形成食管空肠吻合方式的共识,实际临床工作中需要根据患者实际情况、术者经验及腹腔镜操作技术水平等方面综合考虑,选择最合适的消化道重建方式。

（臧　潞）

### 三、近端胃切除术消化道重建技巧

#### （一）近端胃切除术手工缝合消化道重建

近年研究表明，全腹腔镜技术在近端胃癌根治术中安全可行，并具有创伤小、恢复快等优势。但并未在国内广泛开展，其原因主要有两点：其一，手术中应用较多腔镜器械，费用较高；其二，全腹腔镜胃癌根治术要求术者在腔镜下进行肿瘤的切除、淋巴结的清扫及消化道的重建，特别是胃切除术后的重建一直是全腔镜手术的难点所在。近端胃切除术后的吻合方式包括器械吻合和手工吻合两种，器械吻合如经腹使用管型吻合器的端侧吻合，经口置入钉砧、经腹置入管型吻合器（OrVil™）端侧吻合，以及利用直线切割闭合器行侧侧吻合等，为了防止反流，部分中心还采用更为复杂的双通道吻合、间置空肠吻合及双肌瓣吻合（double-flap）等。但这些术式各有利弊。

**1. 器械吻合**

（1）管型吻合器的端侧吻合：经腹使用管型吻合器的端侧吻合，首先，镜下操作难度大，需在镜下进行食管断端的荷包缝合，吻合器钉砧的置入极为困难，对助手的要求较高；同时，由于钉砧要占据一定的空间，这就要求更长的食管断端，切除距离可能有所不足，容易出现切缘阳性，一旦切缘阳性，术者处于两难的境地，不得不开胸进行吻合。

（2）OrVil™端侧吻合：为了克服经腹置入吻合器钉砧的困难，外科医师尝试通过经口置入吻合器钉砧，OrVil™应运而生，它是通过口腔将连接于胃管上吻合器钉砧导入食管，外科医师在食管断端打孔，引出连接有吻合器钉砧的胃管，此法省去了镜下荷包缝合的步骤，简化了手术的操作。但此种吻合器价格高，过大的钉砧在通过食管的过程中易脱落或划伤食管造成消化道出血，过小的钉砧则容易造成吻合口的狭窄。

（3）直线切割闭合器行侧侧吻合：利用直线切割闭合器行侧侧吻合是目前广泛被接受的一种吻合方式，无须置入吻合器钉砧，所有操作在镜下完成，侧侧吻合有比端侧吻合更为宽阔的吻合口，没有吻合口狭窄的顾虑，但侧侧吻合也有它的劣势。侧侧吻合需要更大的空间进行操作，两侧膈肌脚限制吻合的进行，同时由于吻合位置更高，无疑会对吻合口造成额外的张力。置入胃腔内的钉砧可能会刺破胃壁，造成不必要的副损伤，因此对位置较高的肿瘤并不适合。另外，由于标本在吻合后取出，也存在切缘阳性的问题。

（4）双通道吻合、间置空肠吻合及double-flap吻合：它们的共同目的是减少近端胃切除术的反流；共同缺点是手术步骤复杂，手术时间长，需要辅助切口，很难做到完全在腔镜下进行。这些新的术式目前仍然处于试验阶段，需进一步大样本的临床研究证实。

**2. 手工缝合** 手工缝合是全腔镜食管胃吻合的另一种方式。与开腹手术相比，腹腔镜为手工缝合提供了更佳的手术视野和手术空间，所有操作可在直视下完成，在肝脏进行预先悬吊的情况下，助手能够最大限度地协助术者完成缝合操作。同时，倒刺线的发明大大地简化了缝合的步骤，术者无须反复收紧缝线，降低的吻合口漏的发生。与器械吻合相比，手工缝合也有其优势。首先，手工缝合无须使用吻合器钉砧，所有操作在镜下完成，不要求更长的食管断端，可以反复送切缘。其次，两侧膈肌脚并不会限制吻合的进行，镜下原位操作，吻合口张力较小，钉砧刺破胃壁的情况也不会发生，因此可适用于位置较高的肿瘤。再次，手工缝合仅需要两根倒刺线无须使用吻合器等耗材，明显降低了手术费用。

相比较而言，手工缝合也有其劣势，食管回缩进入胸腔会对缝合造成一定的困难，它需要术者拥有更为熟练的缝合技巧、更加丰富的手术经验。不熟练的腔镜下手工吻合，反而会大大地延长吻合时间和增加吻合风险。我们的手术经验如下（资源34）。

（1）充分游离食管下段至贲门上6cm，距闭合线上0.5~1cm食管两个边缘全层缝合3-0 15cm倒刺线，距肿瘤上缘至少2cm切断食管，同时送冰冻切缘。

（2）先利用预缝的倒刺线连续缝合食管后壁和胃后壁，于缝线末端夹一枚一次性血管夹子防止缝线松脱，将胃管自食管置入胃腔内，利用另一侧的倒刺线缝合食管和胃前壁，再夹一枚血管夹子固定缝线，移动胃管确定吻合口通畅。

**3. 总结** 对于吻合平面高，空间狭小，无法器械吻合的病例，镜下手工缝合为一种

资源34 近端胃切除术手工缝合食管胃吻合

终极手段。相比器械吻合，手工缝合可以调节吻合口大小，具有吻合后狭窄率低的优点，但操作难度大，对手术团队整体配合要求较高，需经历较长的学习曲线才能掌握。

（李洋　钟宇新　田艳涛）

（二）近端胃切除术后双通道消化道重建

**1. 适应证**　原则上腹腔镜近端胃切除术、双通路消化道重建术适合于食管胃结合部及胃上部早期胃癌，局部无淋巴结肿大的病例（$cT_1N_0M_0$）。在临床的实践过程中，除了上述原则外还应充分考虑如下情况：

（1）病变位置：胃上部及 Siewert Ⅲ 型食管胃结合部早期胃癌患者，病变位于贲门齿状线以下，行腹腔镜近端胃切除时较易获得安全的近端切缘，且食管末端的长度便于进行吻合，因此较适于采用此种手术及重建方式。而对于 Siewert Ⅰ、Ⅱ 型的食管胃结合部早期胃癌患者，因腹腔镜手术过程中难以确定近端切缘，且切除后留存的食管末端较短，吻合困难，因此选择此术式时应格外谨慎。

（2）病变范围：近端胃切除不适于病变范围较广的患者，即使对于术前诊断为早期胃癌的患者也是如此。尤其对于年轻、弥漫型胃癌患者，应通过多学科查房确定临床分期后再制订手术方案；而对已确诊为遗传性弥漫型胃癌的患者应改行全胃切除。

（3）远端胃的生理状态：此术式保留了幽门及大部分胃窦结构，因此术前应充分考虑此部位的生理状态，通过胃镜检查了解该部位是否存在炎症、黏膜萎缩、幽门螺杆菌感染、溃疡或其他肿瘤等。

**2. 手术操作步骤**

（1）腹腔镜近端胃切除：腹腔镜近端胃切除步骤同前所述。

（2）远端胃的保留：确定远端胃组织血运良好，保留幽门环及其近端 10cm 左右的远端胃，同时根据近端胃肿瘤的大体类型及临床分期确定安全切缘（早期胃癌或 Bormann Ⅰ 型切缘大于 2cm，其余情况切缘大于 5cm），使用直线切割器切断胃体（图 5-57）。

（3）食管的离断：充分游离食管下段，剥除附着于食管表面的淋巴脂肪组织，离断迷走神经的前后支，妥善处理局部渗血后可进行食管的离断。根据后续拟行的食管空肠吻合方式可选择不同的方法，即：①直线切割闭合器法，拟采用食管空肠侧侧吻合时可以应用可弯型直线切割闭合器进行食管下段的离断。离断时直线切割闭合器可经右侧或左侧戳孔引入。夹闭食管时应与食管垂直，通常将食管前后壁进行闭合切割，切割线呈水平位；也可将食管左右壁进行闭合切割，切割线呈垂直位。食管断端长度应充分，便于后续吻合。如因肿瘤原因导致食管断端较短（短于直线切割闭合器钉匣长度），可切开部分膈肌，扩大膈肌裂孔，延长食管断端（图 5-58）。②圆形吻合器法，拟采用食管空肠端侧吻合时，离断食管时需要同时放置钉砧头，可以采用如下三种方法。

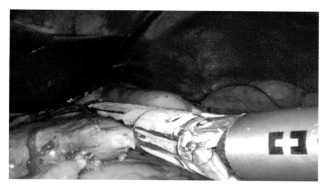

图 5-57　**横断胃体，保留远端胃**

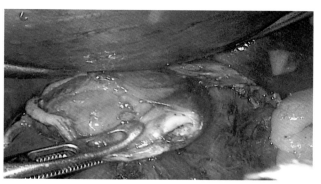

图 5-58　**离断食管**

1）血管夹法：通过施夹钳将血管夹横向夹闭食管，于血管钳远端切断食管。使用缝线于食管近侧端行手工荷包缝合。待后续辅助切口完成后，放入圆形吻合器钉砧头，重建气腹后将钉砧头塞入食管断端并逐渐收紧缝线，打结固定。

2）经口吻合器法：先使用直线切割器横断食管，经口放置吻合器钉砧头，术者将食管断端切开一小孔,引出此钉砧头。

3）反穿刺法:先使用带针线穿过钉砧头尾部的小孔,线尾打结。充分游离食管后,切开食管前壁,经此切口向头侧置入抵钉座,然后在切口头侧1cm处缝针反向由食管前壁穿出,引出钉砧头并收紧,最后使用直线切割器在钉砧头下方闭合离断食管。

4）双通路重建术:双通路重建术包含食管空肠吻合、残胃空肠吻合及空肠空肠吻合。上述三个吻合的顺序根据分为两类:顺行吻合和逆行吻合。

顺行吻合顺序为:食管空肠吻合、残胃空肠吻合、空肠空肠吻合。通常全部吻合使用直线切割闭合器完成。

首先,完成食管空肠吻合,先处理空肠系膜,距离屈氏韧带25cm离断空肠系膜,使用直线切割器切断空肠,将远端空肠上提至食管裂孔处备吻合。

其次,食管空肠侧侧吻合可采用FETE或Overlap吻合,FETE是空肠切开处位于断端的对系膜缘侧,Overlap吻合是切开处位于断端远侧5~7cm对系膜缘侧(需根据直线切割器钉匣长度及盲端长度估算),食管切开处位于断侧左下角。将直线切割器置入空肠腔及食管腔内,完成侧侧吻合,再关闭共同开口。保留空肠盲端1~2cm为宜(图5-59~图5-62)。

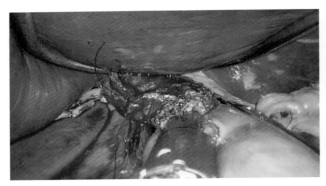

图5-59　食管空肠侧侧吻合

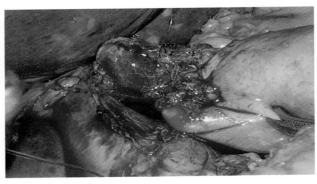

图5-60　缝合关闭食管空肠共同开口

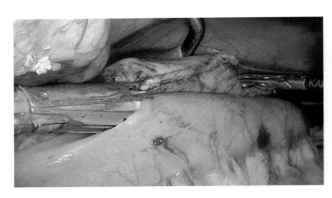

图5-61　远端胃空肠侧侧吻合

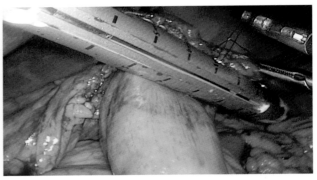

图5-62　直线切割闭合器关闭共同开口

最后,完成空肠空肠吻合,使用直线切割闭合器三角吻合法,先确定远端空肠吻合位置,通常距离残胃空肠吻合口远侧15cm左右。分别切开远、近端空肠对系膜缘侧,将直线切割闭合器置入肠腔,完成侧侧吻合,再关闭共同开口(图5-63,图5-64,资源35)。

逆行吻合顺序为:空肠空肠吻合、食管空肠吻合、残胃空肠吻合。辅助切口通常选取左侧脐旁戳孔或脐下戳孔为辅助切口,将其扩大至3~5cm,用于取标本和放置圆形吻合器主体。

首先,完成空肠空肠吻合,经辅助切口提出上段空肠,距屈氏韧带远侧25cm处切断空肠及系膜,将近侧端空肠与远侧端35~40cm处空肠行端侧吻合,可选择手工吻合

资源35　近端
胃切除术双通
道消化道重建

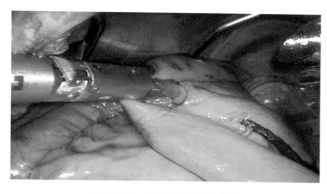

图 5-63　空肠空肠侧侧吻合

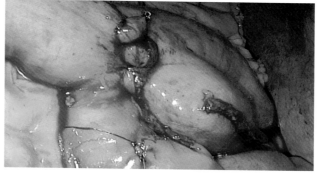

图 5-64　缝合关闭共同开口

（连续全层内翻缝合或间断全层内翻缝合）或使用圆形吻合器。完成吻合后,将该吻合口小心还纳入腹腔。

其次,完成食管空肠吻合,此吻合通常采用圆形吻合器。先将吻合器器身预先套入腹腔镜"蓝碟"内,再将器身置入远端空肠肠腔内,中心穿刺杆由对系膜缘侧穿出,空肠盲端保留 2cm 左右,使用缝线绑扎盲端,防止吻合器器身在腹腔内脱出。将此段肠管连同器身还纳入腹腔,同时将预先套入的腹腔镜"蓝碟"置入辅助切口内重建气腹。在腹腔镜下将圆形吻合器器身与食管端钉砧头对合击发,完成食管空肠端侧吻合,剪除绑扎于空肠盲端的缝线,撤除吻合器器身,使用直线切割器封闭空肠盲端开口。

最后,完成残胃空肠吻合,先确定空肠吻合位置,以距离食管空肠吻合口远侧 10cm 左右为宜,保证上述吻合口无张力,同时避免空肠冗长、扭转。使用直线切割器三角吻合法,进行远端残胃后壁与空肠对系膜缘侧侧吻合,关闭共同开口。

3. **注意事项**　腹腔镜下双通路重建涉及三个吻合口,分别是食管空肠吻合、远端胃空肠吻合、空肠空肠吻合,吻合的难点主要集中在食管空肠吻合。腹腔镜辅助手术多使用圆形吻合器完成食管空肠吻合,而全腹腔镜手术则采用腔镜直线切割器来完成。吻合时应保证吻合口无扭转及张力。笔者根据自身手术经验提出如下建议:

（1）使用腔镜直线切割器进行食管空肠吻合时可采用 Overlap 及 FETE 两种方式。使用 Overlap 吻合所需上提的空肠段较短,因此游离空肠系膜也较短,但采用此法进行食管空肠侧侧吻合时,需要注意勿将膈肌裂孔夹入组织内,必要时可以切开部分膈肌,扩大膈肌裂孔后再行吻合。

（2）食管空肠侧侧吻合时,应确保空肠及食管组织夹合满意,直线切割器两臂均处于空肠腔和食管腔内。尤其是将直线切割器置入食管腔过程中,因显露困难,可能将其误置入食管肌层的假腔中。如食管腔显露困难,可使用胃管引导直线切割闭合器进入食管腔。

（3）食管空肠吻合口与残胃空肠吻合口之间的空肠长度应选择合适,既保证食管空肠吻合口无张力,也避免上述两吻合口之间的空肠冗长、梗阻,因此以 10~15cm 为宜。

（4）远端胃保留长度以自幽门环始 10cm 为宜。保留过多可能导致残胃缺血,影响吻合口愈合及残胃功能;保留过少则可能导致术后反流、进食差。

4. **双通道消化道重建技巧总结**　根据日本胃癌协会治疗指南,近端胃切除是适用于胃上部早期胃癌的一种标准手术方式。随着微创技术及腔镜器械的发展,腹腔镜胃癌手术也已成为早期胃癌的合理选择之一。在此趋势下,腹腔镜近端胃切除及双通路消化道重建术体现了微创手术与功能保留手术的结合。

以往胃上部早期胃癌的术式选择往往面临两难的局面。如果选择近端胃切除、食管胃吻合,术后易出现反流性食管炎,严重影响部分患者的生活质量;而如果选择全胃切除、食管空肠吻合,则可能出现慢性营养不良、贫血等并发症。1988 年 Takashi Aikou 报道了双通路吻合术在近端胃切除后消化道重建中的应用,并取得了良好的效果。顾名思义,双通路吻合保留了食管空肠通路及十二指肠通路,更加接近消化道的正常生理结构,保留的远端残胃可以增加进食量,减少食管反流,减少术后远期营养不良及贫血的发生。Masaki Nakamura 的荟萃分析显示,近端胃切除双通路手术较传统的食管胃吻合术相比,可大大地降低术后反流性食管炎的发生率。Eiji Nomura 的研究显示,双通路吻合与更为复杂的间置空肠吻合相比,虽然在术后体重维持方面并无优势,但是其餐后血糖及胰岛素分泌更加平稳,提示双通路吻合可能尤其适合于糖耐量受损的患者。

此术式可使用腹腔镜辅助或全腹腔镜手术完成。完全腹腔镜手术所有操作均在腹腔镜下完成,无须辅助切口,因此视野更好、创伤更小,但对术者的技术要求较高。完全腹腔镜手术与腹腔镜辅助手术比较存在术中出血少、手术时间短的优势,但术后消化道功能恢复未见明显优势,且完全腹腔镜手术费用较高。因此选择何种腹腔镜术式,应根据术者的手术能力、患者经济能力及意愿决定。

**（李双喜　李子禹）**

## 第四节　胃癌腹腔镜下消化道重建手工缝合技巧

随着腹腔镜技术的发展及快速康复外科(enhanced recovery after surgery,ERAS)理念的提出,对微创外科技术要求也越来越高,尤其是腔镜缝合技术。在腹腔镜胃癌根治术中灵活掌握腔镜下缝合技术,对腔镜下消化道吻合、悬吊牵拉、出血处理等方面,起着至关重要的作用。一方面能够缩短手术时间,另一方面能够大大地提高手术的安全性和降低中转开腹率。下面从 Trocar 布局、持针器的选择、缝针的选择、缝线的选择及个人缝合体会来介绍腔镜下缝合技术。

（一）Trocar 布局和持针器的选择

关于 Trocar 的布局有很多种,如"U""一"和"W"等,针对不同手术部位、切除范围、美观等诸多因素考虑,Trocar 布局也随之变化。但是,对于理想腔镜缝合来说,主操作孔(持针器孔)、副操作孔(抓钳孔)、观察孔(镜头孔)的分布应成等腰三角分布,观察孔位于三角形顶端,即抓钳孔与持针器孔连线中点的后方,腹腔内器械长度约为总长 2/3,视野覆盖需操作区域,此时的视野最为"自然"。Trocar 孔的大小(一般选择 10~12mm 直径)应既可以允许粗器械进出,也能满足细器械的进出,并且能够耐受缝针多次进出带来的损害且不漏气,因此尽量选择带有螺纹或气囊的 Trocar。

腔镜持针器的种类比较多,一般有枪式持针器、O 形持针器、V 形持针器、归位持针器、弯头和直头等。持针器的作用:①稳定地抓持缝针;②释放缝针时,持针器抓线不会损伤缝线。腹腔镜下胃肠缝合多以枪式持针器使用较多,它的设计更为人性化,操作时能使手部肌肉处于生理休息位,长时间使用不会肌肉僵硬。持针器的选择与个人使用习惯密切相关,选择舒适、符合自己操作习惯的持针器,能使腔镜下缝合操作更加得心应手。

（二）腹腔镜下缝针、缝线的选择

腔镜下缝线一般是针线一体(一针一线或两针一线),外科缝线由最简单的丝线发展到可吸收缝线、抗菌线和倒刺线等。缝线的分类方法较多,主要可以分为:可吸收缝线和不可吸收缝线,抗菌线和非抗菌线、单股线、编织线和倒刺线等。在腔镜胃肠道缝合中我们常用的缝线有 3-0 薇乔线(Vicryl)、4-0 快薇乔线(Vicryl Ripide)、4-0 普里林线(Prolene)和普迪丝倒刺线(PDS)等。

薇乔线常应用于腹腔镜胃肠重建及重建后加固,如胃十二指肠端端吻合、胃空肠吻合、小肠间吻合、结肠间吻合加固等。缝合时缝针针距和边距应在 3~5mm,避免过密或过疏,每缝一针助手右手抓钳适当拉紧缝线薇乔缝线最常见的并发症就是针眼出血和吻合口瘘。在缝合加固的过程中,主刀缝合过密或过疏都易造成吻合口瘘的发生;助手适当收紧缝线,靠组织之间挤压压迫针眼出血。国内外研究证明:在胃肠道重建过程中,薇乔线的使用安全、有效,有利于吻合口愈合,可简化手术,缩短手术时间。

普里林线在外科手术中的应用非常广泛,腹腔镜手术常用普里林线缝扎血管出血、胰肠吻合、胆肠吻合和食管空肠吻合等。该线比较细,针线一体,在血管缝合过程中不易出血,是手术安全的重要保障。它的优点如下:①连续缝合可止血彻底,吻合速度快,吻合口内无线结及异物的特点。②组织反应小,所以术后狭窄与出血的发生率明显减低。③该线为不可吸收线,在吻合后,对吻合口有永久支撑与定形的优点。在术野出现活动出血,电凝或超声刀止血无效或不可靠时,可选择 4-0 的普里林线缝扎止血。此时,要求助手左手保持良好的视野暴露,右手使用吸引器间断小流量吸引保持出血部位的术野清晰,看清出血点。主刀进行出血部位的缝合,缝合一针后,主刀左手提拉已穿过组织的缝线两端,右手依靠周围组织抵、靠,单手调整缝针方向,进行第2针缝合,一般在缝合2~3针后,出血即可控制。在进行胰肠、胆肠吻合时,采用3-0或4-0普里林线进行缝合,注意先缝合吻合口后壁,再缝合吻合口前壁,胆肠吻合多采用连续缝合,胰肠吻合采用间断缝合法。

在可以应用于临床的倒刺线发明问世后,大大地推动了腔镜下缝合技术的发展。腹腔镜下常用的倒刺线有:①双向可吸收倒刺线。②单向可吸收"鱼骨"倒刺线。双向可吸收倒刺线的发明较好地解决了腹腔镜下打结的难题,优点如下:缝线自带倒钩,在腹膜组织内起单向锚定作用,每次缝合收紧后,缝线不回缩,张力均匀地分布于缝线的多个倒钩上,使缝线对创缘的拉力更大、更牢固,创缘对合满意;可显著缩短打结时间,有利于患者的恢复。单向可吸收"鱼骨"倒刺线又称单向免打结缝线(unidirectional knotless and barbed suture),优点如下:组织兼容性好;缝合内脏组织时不需打结;连续缝合时缝合线不容易松弛;不需助手牵线,缝合速度快。倒刺线在腹腔镜胃肠手术中可用于胃肠吻合(3-0)、肠肠吻合(3-0或4-0)及胆肠吻合(5-0)中,其应用安全有效,能够缩短缝合时间及手术时间,降低腹腔镜下缝合难度,缩短学习曲线,值得在临床上广泛应用。

（三）腹腔镜下调针应用技巧

缝针一般分为直针、雪橇针和弯针,腹腔镜下最常使用的是弯针。弯针最难驾驭,其难点在于如何摆好位置并被持针器稳固地抓持,这里就涉及腹腔镜下调针的问题。

**1. 利用针体调整方向**　左手抓钳抓住针尖部,右手持针器抓线转动针体调整方向。具体步骤:①左手持抓钳,调整抓钳弯曲弧度面迎接缝针针体前1/3,并固定在抓钳上,此时抓钳可自身旋转调整针体空间位置。②以左手抓钳为固定长轴,右手持针器牵拉缝线(距针尾约2cm),顺时针或逆时针调整针体至适宜位置。③持针器释放缝线接针体2/3,并上齿固定(资源36)。

**2. 利用针尾调整方向**　左手抓钳抓住针尖部,右手持针器夹针尾调整方向。具体步骤:①左手抓钳与利用针体调整方向方法类似。②右手持针器夹针尾,通过双手相互配合进行微调整直至满意为止(资源37)。

**3. 借助腹腔脏器调整方向**　借助周围组织(肝脏或网膜)进行调整方向。具体步骤:①针体已经被持针器固定,但方向不利于缝合。②利用被抓持针体的弯曲度背侧靠在肝脏、网膜等表面,借力完成调针动作。此方法应在熟练掌握腔镜缝合技术下进行,操作者不熟练可能会造成被靠组织挂伤撕裂出血(资源38)。

资源36　针尖、线尾调针　　　资源37　针尖、针尾调针　　　资源38　利用组织调针

**4. 利用助手调整方向**　如有助手,也可让助手右手抓钳牵引线尾,利用左右摆动的力量进行调整方向。

（四）腔镜下缝合技巧总结

腹腔镜下缝合和开放器械缝合原理相似,只是器械的长度更长,操作空间更小,难度更大。单股缝线线体比较光滑、质硬,缝线尾部存在"记忆效应",这些因素都不利于打结。下面简单地总结一下我们的缝合经验(以右利手为例)(资源39~资源41)。

资源39　完整教学缝针　　　资源40　单针缝合(线长、绕线)　　　资源41　倒刺缝合

1. **针线进、出 Trocar 孔技巧** 持针器先夹住靠近针尾的缝线（离针尾约 2cm）而不夹住针（图 5-65），其作用：①防止被 Trocar 卡住和对 Trocar 密封性进行直接损伤。②进入腹腔，持针器夹距针尾约 2cm 缝线处，可直接进行调针动作，减少无效动作，节约缝合时间。缝合打结后剪断缝线，再夹住针尾的缝线（离针尾约 2cm）将针从 Trocar 孔取出。操作熟练者可直接利用左、右手施加相反的力，扯断针鼻处缝线，取出针体后再进行打结（图 5-66）。

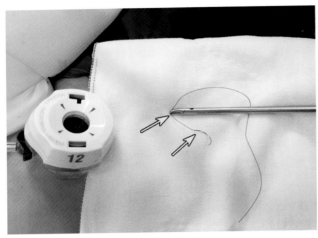 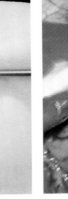

图 5-65 持针器夹针线          图 5-66 针线分离

2. **针线穿透组织技巧** 针线经 Trocar 孔进入腹腔镜视野区，经调针后使针固定在 1/3 处（图 5-67），然后进行间断、"8"字或连续缝合。进针时应尽可能垂直靠近组织（图 5-68）。如术者为右利手，可从右向左旋转式缝合操作；左利手可从左向右旋转式缝合操作。拔针时用持针器垂直夹住针前 1/3 处，顺着针的弯曲弧度将针抽出。助手用无损伤抓钳协助固定需缝合的组织，且让缝合的组织置于操作空间较大、主操作者容易触及的位置，主操作者出针后助手应及时协助抽线，收紧缝线后利于主操作者进行下一针的缝合（资源 42）。主操作者在左手抓钳的帮助下完成腔内绕线打结，助手用腔镜剪刀或超声刀剪线（预留线尾5mm），持针器夹住针尾处的缝线，腔镜下抽回并拔出。

3. **腔镜下体内打结技巧** 腹腔镜下打结类似于开放手术中的器械打结，难点在于如何绕线。在打结的过程中应尽量将线的长度控制在 8～15cm（12cm 最佳），切勿贪多、喜少，两种极端都不利于打结。下面简单介绍几种常用的绕线方法。第一种：首先，将线绕器械两圈，类似传统的外科结。打第一个半结时绕线两次有利于锁紧结头。无论绕一圈还是两圈，接下来用绕线的器械抓住短线尾并牵拉穿过线圈。尽可

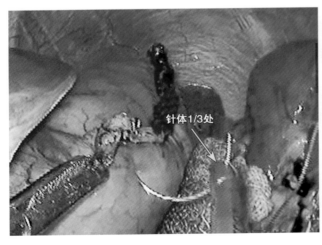 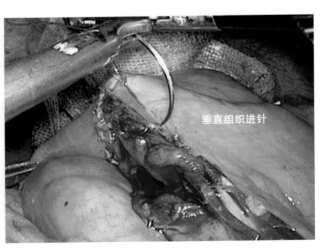

图 5-67 针尖固定位置          图 5-68 垂直进针

能地靠近末端抓持线尾有利于拖线过圈。然后,用长线尾绕器械打第二个半结,但这时要反方向绕线才能打成方结(资源43)。第二种:当缝线较短时,可将持针器抓持缝针末端,利用针体弧度,将缝线缠绕器械两圈打结(资源44)。

资源42　进针、出针

资源43　绕线打结

资源44　针体弧度绕线打结

(李正荣)

## 第五节　单孔腹腔镜技术在胃癌根治中的应用

### 一、单孔腹腔镜胃癌手术发展概述

腔镜胃癌手术至今已开展 20 余年,技术逐渐成熟,腹腔镜胃癌手术经历了手助腹腔镜手术、腹腔镜辅助手术向完全腹腔镜手术的过渡。随着微创理念的更新,审美要求的提高,腹腔镜设备、器械的完善和技术的进步,减孔腹腔镜手术、单孔腹腔镜手术应运而生,其手术可行性和安全性已经得到证实。单孔腹腔镜胃癌根治一般是通过脐孔位置单一的小切口,置入专用手术入路装置,放入器械进行操作(图 5-69)。单孔腔镜技术充分利用脐部这一先天皱褶建立腔镜操作通道,较之传统腹腔镜,单孔腹腔镜创伤更小、疼痛更轻、恢复更快、美观性更好,是对传统腹腔镜技术的继承、提高和创新。但是单孔腹腔镜手术也存在技术难度大、学习曲线长、光源同轴效应、器械筷子效应等诸多问题,特别对于体质量指数比较大的患者实施起来难度更大,需要足够多的标准腹腔镜手术经验和一定时间的单孔腹腔镜技能培训。

### 二、单孔腹腔镜远端胃癌根治术淋巴结清扫

患者的术前准备应充分而完善,术前胃镜病理活检确诊为胃癌,完成上腹部增强 CT 检查分期,必要时超声胃镜检查分期,在肿瘤上缘施以内镜下定位夹,拍摄腹部立卧位平片,确定肿瘤所在位置。其余术前常规的准备工作同一般胃癌根治手术。

手术时患者取平卧分腿剪刀位,轻度头高脚低约与水平面成 30°。显示器置于患者头侧,术者站立于患者两腿之间,扶镜助手站于患者左外侧,器械护士站于患者右腿外侧(图 5-70)。于患者脐孔处作一大

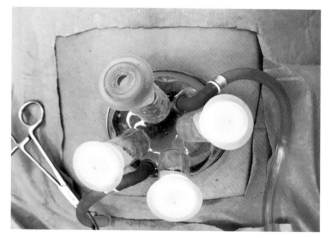

图 5-69　脐孔处放置单孔手术入路装置

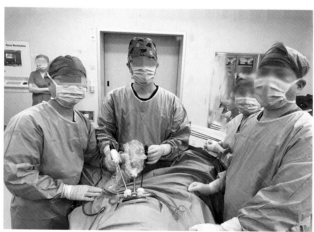

图 5-70　患者体位及手术人员站位

约 3cm 长度小切口,逐层切开,置入手术入路装置,确保手术入路装置与皮肤切口贴合良好,不漏气,建立气腹并维持 $CO_2$ 压力 12mmHg。进腹后常规行腹腔探查,由远及近先探查盆腔、腹壁、膈肌及肝脏表面,横结肠系膜根部,然后探查原发灶。确认符合手术适应证,行单孔腹腔镜远端胃癌根治术。悬吊肝圆韧带及肝脏左外叶能够使术野显露达到最佳效果,这一点对于肝脏左外叶肥大的患者尤为重要。用普通荷包针经上腹部腹壁穿刺进入腹腔再经腹壁穿出,收紧荷包线捆扎悬吊肝圆韧带,术者左手挑起肝脏左外叶,右手使用能量器械从肝胃韧带透明无血管区切开,继续经腹壁穿刺带入荷包线,用 5mm 锁扣夹夹闭固定于肝胃韧带肝脏侧切缘,收紧荷包线在腹壁外打结,悬吊肝脏左外叶。荷包线和肝脏之间置入小纱布,起保护肝脏左叶、防止被荷包线切割及增加显露效果的作用。

淋巴结清扫遵循以下顺序:剪开大网膜,术者左手将大网膜向头侧翻起,右手用能量器械紧贴胃壁大弯侧血管弓外侧将大网膜剪开,显露胃后壁,进入网膜囊。术者左手将胃窦大弯侧向腹壁及头侧牵拉,形成适度张力,逐层解剖显露,可解剖出胃网膜动右静脉,于十二指肠球部后方显露胃十二指肠动脉,该动脉位置走行固定。以胰头为标记,廓清 No.6 组淋巴结,沿着十二指肠壁下方及外侧裸化游离十二指肠。术者左手夹持提起胃窦部,向腹壁方向提起。沿着肝总动脉及胃十二指肠动脉表面向上解剖,紧贴幽门及十二指肠球部上缘游离胃右血管,紧贴十二指肠球部上缘将膜性组织贯通后塞进小纱布作为指引。左手将胃放下,将胃摊平,转至胃前入路继续手术。沿着先前塞入的指引纱布继续向肝门方向解剖显露胃右血管,裸化,钳夹、离断。术者右手持钳抓持胃窦部向左向腹壁方向提起,左手持直线切割闭合器离断十二指肠,将胃向左上腹翻转,术者左手持钳夹持胃左血管,向腹壁方向提起保持适度张力,在胃后壁和胰腺之间塞入小纱布有助于显露胰腺上缘胃左血管左侧区域。

右手持能量器械沿着胰腺上缘自脾动脉根部 No.11p 组开始清扫淋巴脂肪组织,逐渐向右侧肝总动脉表面过渡。清扫 No.7 组、No.8 组、No.9 组淋巴结,裸化胃左静脉根部,5mm 锁扣夹夹闭后离断,继续裸化胃左动脉,游离足够长度,根部以两枚 10mm 锁扣夹夹闭后离断。继续沿着脾动脉向左侧清扫直至胃后血管,根部钳夹离断胃后血管,沿着膈肌脚向上游离直至贲门左侧。裸化胃小弯清扫 No.1 组、No.3 组淋巴结,术者左手抓持胃体小弯侧中部,向左上腹方向牵起,保持适当张力,右手能量器械沿着胃小弯后壁游离脂肪淋巴组织,向贲门方向拓展,逐步向小弯前壁分离,穿透贯通至小弯前壁,在贯通处塞入小纱布。左手放下胃组织,将胃向右翻转,摊平。左手抓持小网膜向右侧牵拉形成张力,右手继续持能量器械,以先前塞入的小纱布为指引,沿着胃小弯向贲门方向分离,完整清除 No.1 组、No.3 组淋巴脂肪组织。

No.4sb 组淋巴结的清扫,术者左手提起胃大弯侧中上 1/3 交界处,向右向上牵引,使胃大弯后壁和胰腺尾部间隙显露清晰,右手持能量器械沿结肠上缘向左侧游离,可见脾脏下极、胰腺尾部,所遇见的第一支大血管即为胃网膜左血管,裸化胃网膜左动静脉,钛夹或可吸收夹夹闭,中间剪断。术者左手牵拉胃大弯侧脂肪淋巴组织,沿着胃大弯清扫裸化,并逐步沿胃大弯向右侧拓展直至预定切除线附近,至此完成淋巴结清扫。清扫完成后离断胃组织,结合术前胃镜定位夹判断安全切缘,在预定切除线处以直线型切割闭合器离断胃组织切除远端胃。自脐部手术入路装置取出切除的胃标本,台下检查切缘,肉眼确认切缘安全,取上下切缘送快速冰冻病理,进一步确认切缘阴性。检查手术野,确认无活动性出血后行消化道重建。

### 三、单孔腹腔镜远端胃癌根治术消化道重建

单孔腹腔镜远端胃癌根治的消化道重建在完全腔镜下完成,因为脐孔位置较低,经过脐孔处的手术入路行开放状态的消化道重建很难实施,而另外在上腹部做小切口行消化道重建则失去单孔的意义。单孔腹腔镜远端胃癌根治术后消化道重建方式包括 Billroth I 式吻合、Billroth II 式吻合、Billroth II -Braun 吻合、R-Y 吻合及 Uncut R-Y 吻合。现以 Billroth II 式吻合阐述消化道重建的实施方法。

首先,在残胃大弯侧开孔,术者左手提起残胃大弯侧与切除线的交角处,右手持电凝钩在残胃大弯侧烧灼形成一个大小适中的孔,以便于直线切割闭合器进入为度,吸引清除胃内容物。寻找空肠起始段,在距离屈氏韧带 20cm 处用电凝钩烧灼形成一个小孔,置入直线切割闭合器,带着肠管向上腹部牵引,靠近残胃,松开直线切割闭合器,将钉仓经残胃大弯侧小孔插入残胃腔内对合残胃组织与肠管组织,夹闭拟行吻合的残胃胃壁及肠管管壁、检查确认未夹入周围组织或纱布等异物,最后压榨、击发,完成吻合。用腹腔镜经共同开口外向里观察检查吻合口有无活动性出血,确认吻合满意无出血后,共同开口以倒刺线

全层缝合,关闭共同开口后浆肌层缝合加强。再次检查腹腔,确认无出血,可放置或不放置引流管后退出器械,移除手术入路装置,清点纱布及器械无误,逐层关腹。单孔腹腔镜胃癌根治术视频(资源45)。

### 四、单孔腹腔镜远端胃癌根治术技巧总结

资源45 单孔腹腔镜远端胃癌根治术

单孔腹腔镜胃癌根治具有诸多优点,如更小的创伤、更好的美容效果。但是也存在不少缺点,如筷子效应明显、光源与器械平行容易形成同轴效应。因为纯单孔,术者一个人操作,没有助手牵拉,很多时候分离组织时无法形成张力,应充分利用器官重力,以及胰腺、腹腔干等相对固定于后腹壁的特点形成对抗牵拉,产生张力。

手术野的显露尤为重要,充分悬吊肝脏左外叶及肝圆韧带有助于术中显露,充分发挥小纱布的作用,通过小纱布的填塞帮助显露。单孔腹腔镜胃癌手术,需要性能良好的手术入路装置及可靠的能量器械。尽可能地减少术中出血,一旦出血,因为没有助手帮助止血,会较常规腹腔镜手术更为困难。如手术顺利,术中无出血,预计术后出血及吻合口瘘的发生风险极小,可不放置腹腔引流管。但是笔者主张常规放置更为稳妥。总之,一项新的技术存在的意义及必要性根本上取决于这项技术能否给患者带来好处。因此,对于单孔技术我们应该客观评价,理性对待,严格掌握适应证,选择合适的病例,在腹腔镜技术成熟的团队开展。

（黄　华）

## 第六节　经自然腔道取标本手术在腹腔镜胃癌手术中的应用

20世纪90年代以来,西方国家的胃癌发病率持续下降。但以中国、日本、韩国为代表的东亚国家的胃癌发病率和病死率仍然居高不下。1994年Seigo Kitano等报道了世界首例腹腔镜辅助远端胃癌根治术至今已过去近30年,随着腹腔镜技术的成熟和腹腔镜器械的开发,腹腔镜手术已成为无法经内镜切除的早期胃癌的标准术式。近10年来,全腔镜技术已经在各大胃癌中心广泛开展,进一步减轻了手术患者的创伤,加快患者术后的康复。但不可否认的是,即便是应用全腔镜技术,患者仍然存在一5cm左右的切口,术后患者仍然会因为此切口出现切口疝、粘连性肠梗阻、切口感染等一系列切口并发症。与此同时,在结直肠外科中,经自然腔道取标本手术(natural orifice specimen extraction surgery,NOSES)的理念已深入人心,为了将微创的理念进行到底,胃外科医师将NOSES与全腹腔镜胃癌手术相结合,提出了腹部无辅助切口全腹腔镜胃癌NOSES手术。我国著名结直肠专家王锡山教授也是结直肠NOSES的缔造者,根据胃癌手术方式和取出途径的不同将胃癌NOSES命名为I~X式。

### 一、适应证

（1）肿瘤应以非进展期为主,$T_{1\sim3}N_{0\sim1}M_0$为宜。

（2）肿瘤不宜过大,经直肠取标本时,肿瘤直径<4cm。

（3）肿瘤不宜过大,经阴道取标本时,肿瘤直径<5cm。

### 二、禁忌证

（1）局部晚期。

（2）肿瘤病灶大无法经自然腔道取出。

（3）体质量指数>30kg/m$^2$,肥胖是胃NOSES的相对禁忌证。

（4）未婚、未育或计划再育者不可经阴道取出标本。

（5）盆腔手术史或阴道畸形者经阴道取标本困难,可造成阴道损伤。

### 三、技术要点

**1. 胃癌 NOSES 体位**　胃癌NOSES的体位与常规腹腔镜胃癌手术相同,首先患者取截石位,常规消毒,

Trocar 分布与常规腹腔镜胃癌手术 Trocar 分布相同,都采用 V 形 5 孔法。经阴道或直肠取出标本后,缝合阴道或直肠切口,常规情况无须额外增加 Trocar,当缝合较困难时可在患者麦克伯尼点增加一直径为 5mm 的 Trocar。

**2. 胃癌根治术** 根据患者的临床分期( I A/ I B)常规行腹腔镜胃癌根治术(图 5-71)。

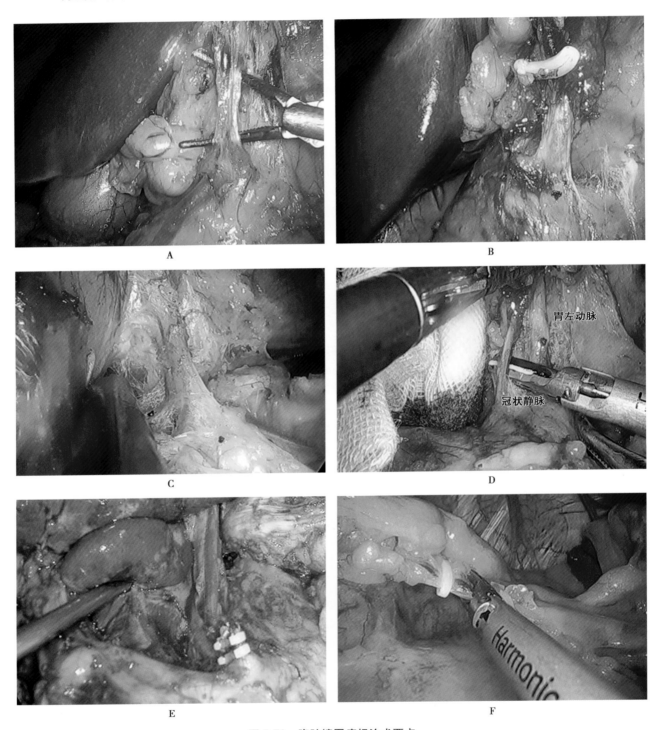

图 5-71 腹腔镜胃癌根治术要点
A. 胃网膜右静脉;B. 胃网膜右动脉;C. 胃右动脉;D. 胃左动脉和冠状静脉;E. 胰腺上区清扫;F. 胃网膜左血管。

**3. 经自然腔道取标本** 经自然腔道取标本时,更换为头低脚高的截石位,自 Trocar 置入标本袋,将胃及网膜标本按顺序装入标本袋中,留一小部分网膜组织在标本袋外并收紧袋口。

(1)经直肠取出时,充分扩肛,聚维酮碘水反复冲洗直肠(术前需肠道准备),置入聚维酮碘纱团顶起直肠前壁,电钩纵行全层切开直肠上段前壁长约6cm,经肛门将标本缓慢拖出体外,聚维酮碘纱布反复消毒直肠切口,3-0倒刺线全层缝合并浆肌层加固,注水充气试验(-)(图5-72)。

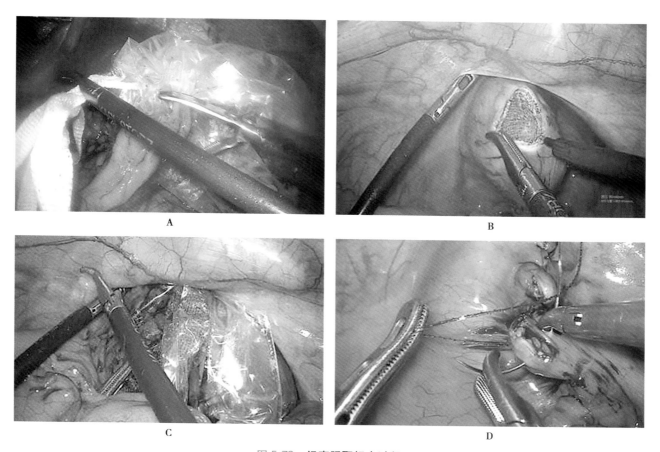

图 5-72　经直肠取标本过程

A.将胃癌标本放入标本袋;B.纵行切开直肠前壁;C.助手将标本经直肠拉出;D.3-0倒刺线全层缝合直肠切口浆肌层加固。

（2）经阴道取出时,利用拉钩顶起阴道后穹窿,用电钩在此位置横行切开4~5cm,助手经阴道伸入卵圆钳抓住牵引带将标本缓慢拉出体外,主刀在腹腔内推挤标本。聚维酮碘纱布反复消毒阴道切口,3-0倒刺线全层缝合并浆肌层加固,注水充气试验(-)(图5-73)。

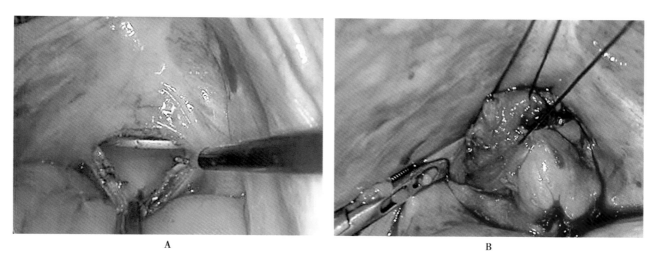

图 5-73　经阴道取标本过程

A.助手利用拉钩顶起阴道后穹窿,主刀横行切开;B.3-0倒刺线全层缝合阴道。

（3）将标本拉出体外后,确定切缘阴性(图5-74),根据切除范围行全腔镜吻合。

与传统的胃癌手术相比,避免了腹部辅助手术切口,减少了传统腹腔镜手术可能出现的术后切口疼痛、切口感染、切口种植、切口疝等问题;术后腹部几乎无手术瘢痕,美容效果较好。腹部无辅助切口,减小了患者身体及心理的创伤,有利于患者术后快速康复,为其早期下床活动提供了有利条件,促进了术后胃肠道功能的恢复,减少因长期卧床带来的肺部感染、静脉血栓等相关并发症的发生具有显著的微创优势。但该术式并非适用于所有的胃癌手术,应结合肿瘤大小、临床分期及肿瘤恶性程度严格把握适应证。较大的肿瘤无论是在经直肠取出还是经阴道取出都需要更大的切口,可能造成切口愈合的不良及肛门括约肌的功能障碍,同时,当肿物过大经自然腔道取出困难时,强行拉出可导致标本袋和肿瘤的破裂引起肿瘤的播散。因此须严格把握手术适应证。

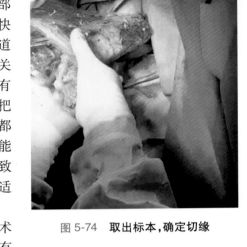

图5-74 取出标本,确定切缘

总之,经阴道或直肠取出标本,无腹部伤口,创伤小、美观,术后恢复快,符合微创、NOTES手术及快速康复的理念。该术式有严格的手术适应证,因此,在实践中应严格掌握手术适应证,应充分考虑安全性、功能性、个体化原则及无瘤原则,以患者的获益为前提。

（金鹏 刘昊 田艳涛）

# 第六章　腹腔镜技术在功能保留性胃切除术中的应用

随着经济的发展和健康意识的普及,我国早期胃癌检出率逐渐上升,患者的生活质量也越来越受到重视。功能保留性胃切除术成为目前早期胃癌外科治疗的研究热点,包括保留幽门胃切除术(pylorus-preserving gastrectomy,PPG)、保留迷走神经胃切除术等。本节将介绍融合以上两种胃切除术优势的保留迷走神经的胃节段切除术(vagus nerve preserving PPG,PPPG)。

### (一) 手术原则及手术适应证

#### 1. 肿瘤根治性原则

(1) 肿瘤与周围组织的整块切除。

(2) 足够的切缘。

(3) 合理的淋巴结清扫。

(4) 肿瘤操作的非接触原则。

#### 2. 手术适应证

(1) 经超声胃镜和薄层腹部增强 CT 检查诊断为胃体早期腺癌($cT_1N_0M_0$ 期及以下分期),或行胃体早期腺癌内镜黏膜下剥离术后需行补救治疗。

(2) 肿瘤距离幽门>4cm。

(3) 迷走神经功能正常,除外严重糖尿病等。

#### 3. 淋巴结清扫范围遵循的原则

(1) D1+α 清扫术,不适合内镜下黏膜切除的黏膜内癌,肿瘤直径≤1.5cm 且无明显淋巴结转移,分化型黏膜下癌。

(2) D1+β 清扫术,直径>1.5cm 但无淋巴结转移的黏膜下癌,胃周淋巴结转移但肿瘤直径≤2cm 的早期胃癌。

(3) D2 根治术,肿瘤直径>2cm 或有第 2 站淋巴结转移,胃周明确有淋巴结转移($N_1$)的早期胃癌。

### (二) 手术操作步骤

**1. 体位及戳孔放置**　患者取平卧分腿位。于脐下采用开放法建立观察孔(采用直径为 10mm 的 Trocar),建立 $CO_2$ 气腹,维持腹内压为 12~15mmHg(1mmHg=0.133kPa)。分别于左、右腋前线肋弓下 2cm(采用直径为 5mm 的 Trocar),左、右锁骨中线脐上 3cm(采用直径为 12mm 的 Trocar)共建立 4 个操作孔。采用腹腔镜肝脏拉钩帮助显露。手术探查结束后,常规行术中胃镜检查,准确定位肿瘤部位。

**2. 远端胃游离**　采用超声刀于距离胃网膜血管弓>4cm 处解剖胃结肠韧带,左侧游离至脾下极及胰尾部。采用血管夹离断胃网膜左血管,完成 No.4sb 组淋巴结清扫。然后清扫 No.6 组淋巴结,注意保留幽门下血管。解剖 No.6 组淋巴结时,幽门下动脉为起源于胰十二指肠上前动脉的 Ⅰ 型或起源于胃十二指肠动脉的 Ⅲ 型,可在根部离断胃网膜右血管,保留幽门下血管(图 6-1)。

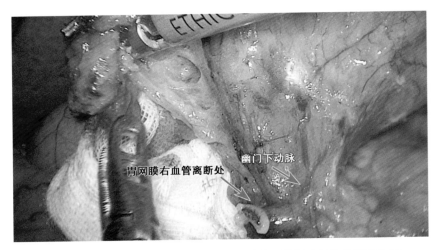

图 6-1　离断胃网膜右血管,保留起源于胃十二指肠动脉的幽门下血管

　　幽门下动脉为起源于胃网膜右动脉的 Ⅱ 型,则需在幽门下动脉起源的远侧离断胃网膜右血管,保留幽门下血管。保留胃右动脉根部,于其第一分支远侧离断,同时保留迷走神经的肝支和幽门支(图 6-2)。距离幽门环 3cm 处,采用腹腔镜直线切割闭合器离断远端胃(图 6-3)。

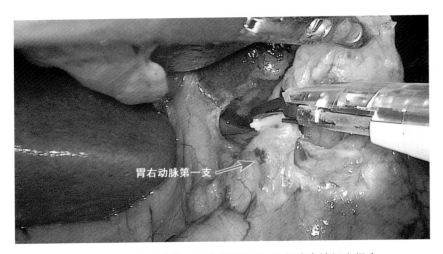

图 6-2　于胃右动脉第一分支远侧离断,保留迷走神经幽门支

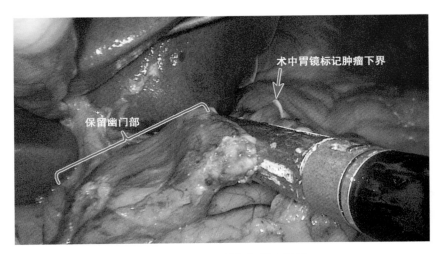

图 6-3　离断远端胃,保留幽门部

3. **胰腺上区清扫**　于胰腺上缘沿肝总动脉及脾动脉近端解剖、清扫 No. 8a 组和 No. 11p 组淋巴结,汇合至胃左动脉根部,同时离断胃左静脉。分离胃左动脉根部,采用分离钳解剖、显露神经外膜(超声刀非工作面贴近血管侧,以免灼伤神经),辨认胃左动脉根部和迷走神经腹腔支(图 6-4)。胃左动脉可随助手牵拉向胃胰皱襞方向走行,迷走神经腹腔支常位于左后方,转向头侧水平走行。解剖胃左动脉外膜,于根部采用血管夹离断,保留迷走神经腹腔支,完成第 7 组淋巴结清扫(图 6-5)。

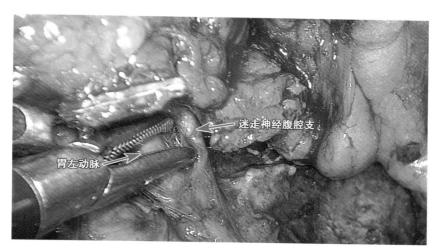

图 6-4　分离显露胃左动脉和迷走神经腹腔支

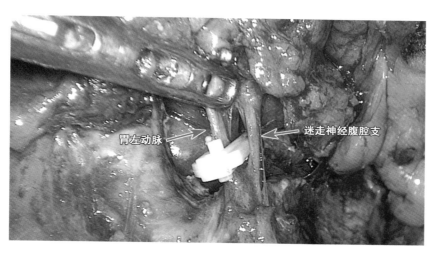

图 6-5　解剖胃左动脉外膜,于根部采用血管夹离断,保留迷走神经腹腔支

　　循迷走神经腹腔支逆行解剖至迷走神经后干处,顺势清除 No. 9 组淋巴结。后沿胃小弯侧解剖、清扫 No. 1 组、No. 3 组淋巴结,同时离断迷走神经胃后支(图 6-6)。

　　避免能量器械工作端与神经分支直接接触,可先采用分离钳沿神经分支周围游离。最终完整保留迷走神经肝支、幽门支、腹腔支(图 6-7)。

4. **胃体胃窦吻合**　距离肿瘤标记处 3cm,采用腹腔镜直线切割闭合器离断近端胃,自脐孔取出标本进行检查。自残胃大弯侧分别开口置入腹腔镜直线吻合器两臂,先置入近端残胃后,再移行至远端。适度向前外侧牵拉远、近端残胃切割线,在胃后壁完成侧侧吻合(图 6-8)。

　　击发吻合器后,仔细检查吻合口,保证无出血。共同开口悬吊 3 针以便牵拉,采用腹腔镜直线切割闭合器垂直于大弯方向关闭共同开口(图 6-9)。

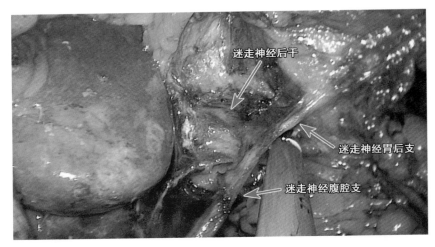

图 6-6　循迷走神经腹腔支逆行解剖至迷走神经后干处,清扫 No. 1 组、No. 3 组淋巴结,离断迷走神经胃后支

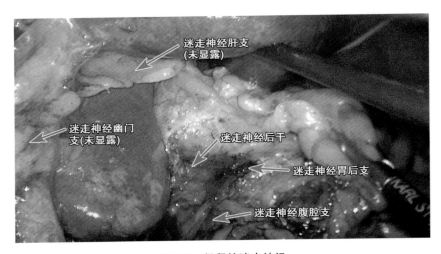

图 6-7　保留的迷走神经

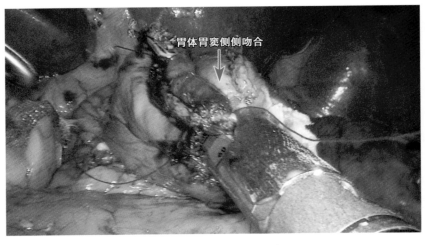

图 6-8　**胃体胃窦侧侧吻合**

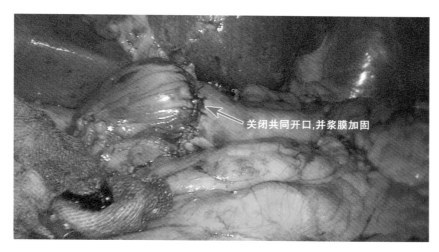

图 6-9　关闭共同开口并行浆膜层加固

　　如采用腹腔镜辅助手术,则可于上腹部取 5cm 辅助切口,手工完成胃体胃窦吻合。上述具体操作可见资源 46。

资源 46　腹腔镜保留迷走神经胃切除术(梁品教授团队)

　　（三）手术注意事项

　　**1. 幽门部上下血管和迷走神经及分支的处理**　用超声刀处理胃网膜右动静脉,可以从根部结扎处理,也可以将 No. 6 组淋巴结廓清后,在幽门下动脉前处理。No. 5 组淋巴结通常不廓清或不完全廓清以免损伤幽门支。迷走神经肝支在 No. 1 组淋巴结清除时易损伤,确认迷走神经前干及肝支并加以保护后清除 No. 1 组淋巴结。迷走神经的腹腔支保存时通常应从右膈肌脚入路,切开后腹膜保存迷走神经后干,沿着右膈肌脚将腹腔支游离出来,在腹腔支与胃左动脉干合流部的末梢侧切断胃左动脉。

　　**2. 基于膜的解剖处清扫淋巴结**　清扫幽门下及清扫 No. 6 组淋巴结,利用超声刀距离胃网膜血管约 3cm 离断大网膜切除 No. 4d 组淋巴结并打开网膜囊,继续向右越过网膜囊的右界至十二指肠降部。将网膜与融合筋膜相分离,继续剥离横结肠系膜并确定胃网膜右静脉和胰十二指肠上前静脉,这是确定 No. 6v 组淋巴结下界的界标。随后,切断融合筋膜,剥离胃网膜右静脉周围的淋巴脂肪组织,显露胃网膜右静脉并确定深部 No. 6v 组淋巴结。此时可以离断胃网膜右静脉。为了避免胰腺实质损伤,应在胰腺表面走行神经的外层仔细解剖胰头前方。血管周围神经外层解剖胃网膜右动脉,在幽门下血管与十二指肠汇合处打开大网膜,沿幽门下胃壁仔细解剖直至胃网膜右动脉入胃壁的第一支血管分支,幽门下血管、胃网膜右血管与胃壁形成一个三角形的无血管区域,在胃网膜右血管与幽门下血管的分叉处,保留幽门下血管离断胃网膜右血管。

　　**3. 腹腔镜下迷走神经显露及分离**　腹腔镜下显露迷走神经后干从右侧入路,先显露右侧膈肌脚,在右侧膈肌脚与食管间寻找迷走神经更容易。腹腔支的保留则由左向右更安全有效,因为胃胰皱襞左侧的空间几乎为无血管区,可以更安全显露胃左血管,清楚地显露腹腔支与胃左动脉的分离部位。

　　（四）保留幽门胃切除术的并发症

　　**1. 胃排空障碍**　手术后早期常因幽门收缩功能不良、扩张功能障碍及协调运动障碍,导致胃排空功能不良,其发生率约为 10%。临床表现为手术后早期进食后腹部饱胀感,胃镜检查见食物残渣潴留,绝大多数术后 3~5 周内改善,症状消失,偶有 1 年内恢复者,药物治疗具有良好地改善症状的效果。

　　**2. 残胃癌**　保留幽门胃切除术后残胃癌的发生率为 1.8%~2%,多发癌的微小癌灶(术前无法诊断的副病灶)及异时性多发癌是其主要原因。

　　（五）术式评价

　　**1. 发展及应用**　自手术成为胃癌主要治疗方式以来,外科医师一直关注切除范围及淋巴结清扫程度,对患者术后功能恢复并未给予太多重视。近年来,随着早期胃癌手术治愈率的升高,患者的生命质量更加得到重视。

  功能保留性胃切除术在保证系统清扫必要淋巴结的前提下,常具备 3 个要素:①胃切除范围缩小;②保留幽门;③保留迷走神经。PPG 用于早期胃癌的治疗,初始是为减少 Billroth I 式消化道重建的倾倒综合征等症状,获得贮存功能及改善胆汁反流的远期效果。PPG 保留幽门下血管、No.5 组淋巴结不要求清扫以保留迷走神经幽门支和胃右血管,保留胃上 1/3 和 3～4cm 幽门及迷走神经肝支、幽门支和腹腔支(可能情况下),用于治疗胃中部癌 $cT_1N_0$ 期的手术。

  已有研究结果表明,早期胃中部癌患者 No.5 组、No.6 组淋巴结转移率低,行 PPG 不影响根治效果,患者可获得满意的远期生存。这为 PPG 的推广应用奠定了基础。但部分患者行 PPG 术后会有餐后腹上区饱胀感,残胃食物潴留较常见,这提示保留迷走神经幽门支可能不足以维持幽门正常功能,且食物潴留可能干扰内镜检查随访监测残胃再发癌。随着胃排空动力学研究的开展,研究者尝试通过增加胃切除线与幽门的距离(即袖管的长度)来改善症状,但效果尚未确定。日本《胃癌治疗指南》关于 PPG 适应证中肿瘤距幽门>4cm 的推荐也有待进一步验证。Masahiro Tsujiura 等于 2003 年报道,保留迷走神经腹腔支可改善术后胃肠道动力,包括残胃动力,建议尽量保留迷走神经腹腔支。PPG 的迷走神经腹腔支保留术式的开展不及肝支保留普及,包括韩国正在开展的比较腹腔镜辅助 PPG 和腹腔镜辅助远端胃切除的多中心RCT(KLASS-04)研究,对迷走神经腹腔支保留未做要求。与常规远端胃切除术比较,PPG 除营养方面的优势已被认可外,在减少术后并发胆石症方面也具有明显的优势。

  **2. 腹腔镜下保留迷走神经及幽门的胃切除术的优势** Masahide Ikeguchi 等的研究结果显示,腹腔镜辅助保留迷走神经及幽门的胃切除术在手术时间、术中出血量、术后并发症等方面与腹腔镜辅助远端胃切除术比较无差异,因此腹腔镜辅助保留迷走神经及幽门的胃切除术安全可行。

(李双喜 张驰 徐佳 赵刚 梁品 李子禹)

# 第七章　腹腔镜技术在食管胃结合部腺癌根治术中的应用

食管胃结合部(esophagogastric junction,EGJ)是指食管和胃相连接的部位。1996年德国学者 Siewert 将起源于食管末端齿状线上下 5cm 区域内的腺癌命名为食管胃结合部腺癌(adenocarcinoma of esopha-gogastric junction,AEG),并按 EGJ 的解剖特点将其分为三型:Siewert Ⅰ型:远端食管腺癌,齿状线上 1~5cm;Siewert Ⅱ型:贲门腺癌,齿状线近端 1~2cm;Siewert Ⅲ型:贲门下腺癌,齿状线远端 2~5cm(图 7-1)。

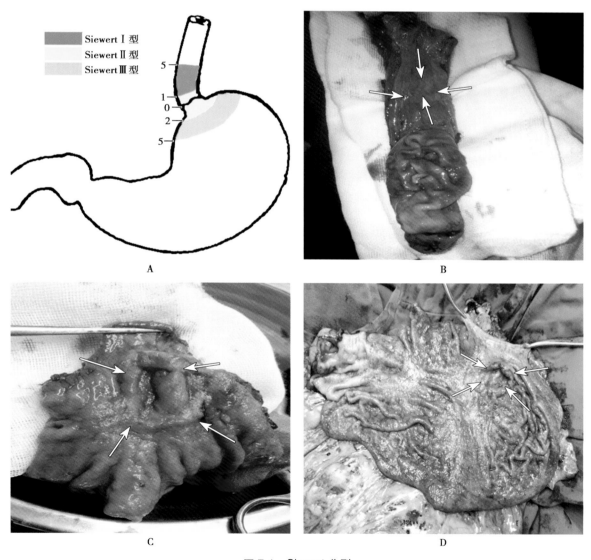

图 7-1　Siewert 分型
A. Siewert 分型示意图;B. Siewert Ⅰ型 AEG 标本;C. Siewert Ⅱ型 AEG 标本;D. Siewert Ⅲ型 AEG 标本。
0:齿状线;1:距齿状线距离为 1cm;2:距齿状线距离为 2cm;5:距齿状线距离为 5cm。

Siewert 分型被国际胃癌协会和国际食管疾病学会等大多数学者所接受,是较为公认的分型方法。

## 第一节　腹腔镜下淋巴结清扫

AEG 的治疗主要为以手术为主的综合治疗。目前认为 Siewert Ⅰ 型 AEG 应参照食管下段癌的治疗原则,由胸部外科医师施行手术。Siewert Ⅱ、Ⅲ 型 AEG 应按照胃癌的治疗原则进行手术。

根据日本 JCOG9502 研究结果,食管浸润范围在 3cm 以内的 Siewert Ⅱ、Ⅲ 型 AEG 的外科治疗推荐经腹行全胃切除联合腹腔 D2 淋巴结清扫术,并经腹食管裂孔路径行远端食管切除和下纵隔淋巴结清扫术。Tomofumi Kurokawa 等的研究发现,Siewert Ⅱ 型 AEG 肿瘤近端距离 EGJ 大于 3cm 时,需经胸腹联合切口行扩大纵隔淋巴结清扫。日本将 EGJ 肿瘤定义为中心距离 EGJ 线上下 2cm 范围内的肿瘤,在一项纳入 3 175 例患者的多中心回顾性临床研究表明,对于肿瘤长径小于 4cm 的 EGJ 肿瘤可只清扫 No. 1 组、No. 2 组、No. 3 组、No. 7 组、No. 8 组、No. 9 组、No. 11 组、No. 19 组、No. 20 组淋巴结,且可考虑行缩小范围的近端胃切除术。日本《胃癌治疗指南》(第 4 版)对于肿瘤长径小于 4cm 的 EGJ 肿瘤,亦未推荐脾门淋巴结清扫术。由于 Siewert Ⅱ 型 AEG 的定义包含日本 EGJ 肿瘤的范围,因此认为两者可以采取相同的治疗原则。

笔者认为应用腹腔镜技术经腹食管裂孔路径行远端食管切除和下纵隔淋巴结清扫术是可行的,特别是对肥胖、腹腔前后径较长的患者,腹腔镜优势明显。因此,我们近年将腹腔镜技术应用于肿瘤长径小于 4cm 的 Siewert Ⅱ 型和早、中期 Siewert Ⅲ 型 AEG,初步结果显示腹腔镜技术应用于 AEG 是安全的并显示出较好的微创效果。对于肿瘤长径小于 4cm 的 Siewert Ⅱ 型 AEG,腹腔镜手术更具优势:由于无须行脾门淋巴结清扫术,手术难度下降。在清扫胰腺上区淋巴结时,先将胃小弯血管弓离断,沿胃小弯向上清扫,胰腺上区清扫时助手不用上提胃,而只需将胃自然放低,即可从胃前方顺利行胰腺上区淋巴结清扫,然后清扫裂孔淋巴结并经腹食管裂孔路径进行下纵隔淋巴结清扫(图 7-2～图 7-4,资源 47)。

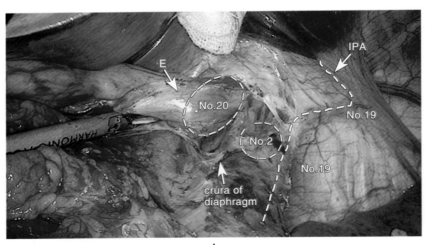

A

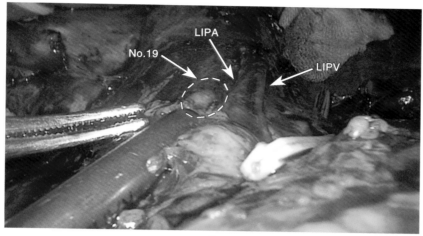

B

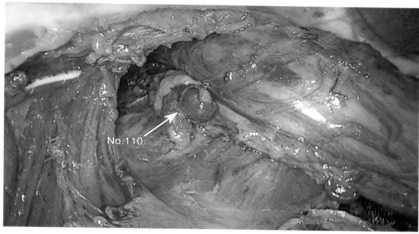

C

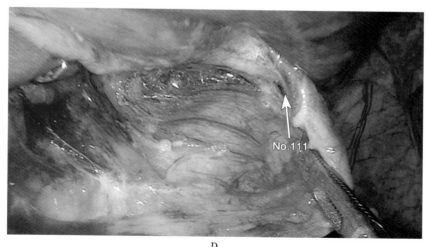

D

图 7-2　腹腔镜裂孔淋巴结及下纵隔淋巴结清扫

A. 清扫 No. 20 组淋巴结；B. 清扫 No. 19 组淋巴结；C. 清扫 No. 110 组淋巴结；D. 清扫 No. 111 组淋巴结。

IPA：膈下动脉（inferior phrenic artery）；E：食管（esophagus）；LIPA：左膈下动脉（left inferior phrenic artery）；LIPV：左膈下静脉（left inferior phrenic vein）；crura of diaphragm：膈肌脚。

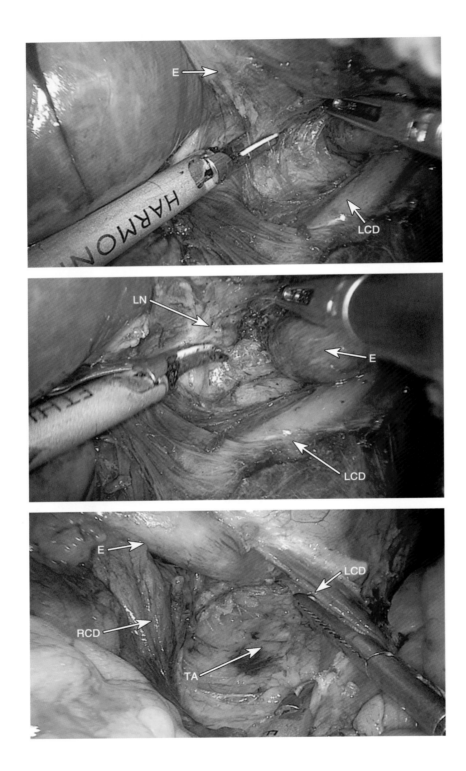

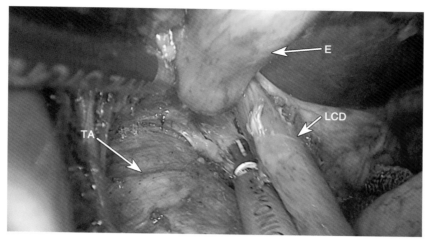

图 7-3　腹腔镜经腹食管裂孔途径下纵隔淋巴结清扫

E：食管；LCD：左膈肌脚（left crura of diaphragm）；RCD：右膈肌脚（right crura of dia-phragm）；TA：胸主动脉（thoracic aorta）；LN：淋巴结（lymph nodes）。

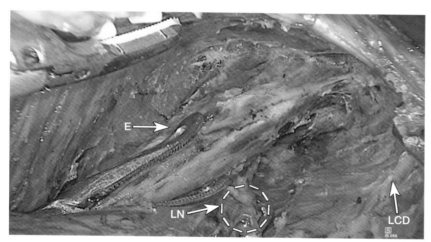

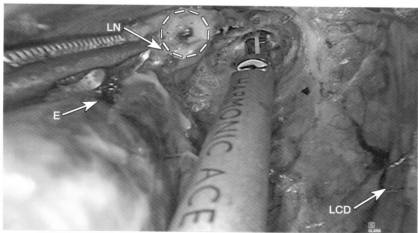

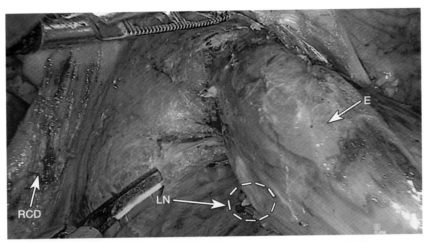

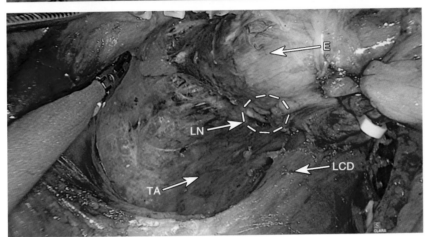

**图 7-4　腹腔镜经腹裂孔途径下纵隔淋巴结清扫**
E：食管；LCD：左膈肌脚；RCD：右膈肌脚；TA：胸主动脉；LN：淋巴结。

资源 47　经腹食管裂孔路径下纵隔淋巴结清扫

　　裂孔淋巴结包括 No. 19 组和 No. 20 组淋巴结。No. 19 组淋巴结即膈下淋巴结，定义为膈肌的腹腔面，主要是沿膈下动脉的淋巴结；No. 20 组淋巴结为食管膈肌裂孔淋巴结，定义为膈肌裂孔部食管附着的淋巴结。下纵隔淋巴结包括 No. 110 组、No. 111 组、No. 112 组淋巴结。No. 110 组淋巴结即胸下部食管旁淋巴结，定义为与膈肌分离，附着于下部食管的淋巴结；No. 111 组膈上淋巴结，定义为膈肌胸腔面，与食管分离存在的淋巴结；No. 112 组淋巴结为后纵隔淋巴结，定义为食管分离存在的后纵隔淋巴结，又分为 3 组，即下肺静脉组，胸主动脉前方组，胸主动脉后方组，术中只需清扫下肺静脉组和胸主动脉前方组，清扫范围前方到心包两侧，两侧到纵隔胸膜，后方到胸主动脉，上方到下肺静脉。目前，No. 19 组和 No. 20 组，No. 110 组、No. 111 组和 No. 112 组淋巴结间并无明确的边界，因此裂孔淋巴结和下纵隔淋巴结常被视为一站淋巴结。

## 第二节　腹腔镜下消化道重建

　　AEG 根治术消化道重建既往主要通过开放手术进行，技术成熟，安全可靠，但创伤较大。近年来，腹腔镜技术日趋成熟，我们采用全腹腔镜或腹腔镜辅助方式行 AEG 根治术消化道重建，该方法创伤小，患者恢复快，安全性和疗效与开腹手术相当。我们在近期进行的一项多中心回顾性临床研究中对比全腹腔镜和腹腔镜辅助根治性全胃切除术的临床疗效,结果表明两者均安全可行,总体疗效及食管空肠吻合效果相当。

消化道重建方式的选择必须充分考虑肿瘤的大小及位置。对于位置相对较低的肿瘤如 Siewert Ⅲ 型 AEG,经评估可完全切除者,可经腹食管裂孔路径完成消化道重建,吻合方式推荐利用直线切割闭合器行 Overlap 吻合或食管空肠功能性端端吻合。对于 Siewert Ⅱ 型 AEG,FETE 吻合较为困难,可扩大食管裂孔,经腹食管裂孔路径行 Overlap 吻合,并将空肠残端塞入下纵隔。当 Siewert Ⅱ 型 AEG 肿瘤位置相对较高,估计经腹难以吻合重建或 Siewert Ⅱ 型 AEG 肿瘤侵犯食管超过 3cm 须行较大范围纵隔淋巴结清扫时,尚需经胸进行纵隔淋巴结清扫并在胸腔完成消化道重建。

### (一) Siewert Ⅲ 型 AEG 根治术消化道重建

Siewert Ⅲ 型 AEG 除 $cT_1N_0M_0$ 且能保留 50% 以上的胃,可行近端胃大部切除术外,其余应按照胃癌的治疗原则进行根治性全胃切除术。腹腔镜根治性全胃切除术后消化道重建方式中的食管空肠吻合,可采用圆形吻合器或直线切割闭合器完成。如采用圆形吻合器,食管残端砧座的置入方法包括传统的圆形吻合器直接置入法、衍生式圆形吻合器"反穿刺法"、经口抵钉座置入装置(OrVil™)法。但在腹腔镜下食管残端砧座的置入比较困难。随着腹腔镜技术的发展,采用直线切割闭合器的食管空肠侧侧吻合由于在腔镜下操作方便受到青睐,该方法避免了圆形吻合器食管荷包缝合和砧座置入两个难点步骤,并且吻合全过程均可通过 Trocar 完成,是完全腹腔镜下吻合的最佳选择。直线切割吻合器的食管空肠侧侧吻合主要包括 3 种术式,即食管空肠功能性端端吻合、食管空肠 π 吻合及食管空肠顺蠕动侧侧吻合。前两种为逆蠕动方式,后者为顺蠕动方式。

**1. 食管空肠功能性端端吻合(functional end to end anastomosis,FETE)**　1968 年,Félicien M. Steichen 在开腹手术中首次提出 FETE 的概念,由于吻合线与食管长轴接近垂直,所以从功能上可以看作是端端吻合。Ichiro Uyama 首次报道利用腔内直线切割吻合器进行全胃切除术后消化道重建。随后这一术式经过不断发展改良,在本中心亦广泛开展,我们的手术经验见资源 48。

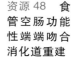

资源 48　食管空肠功能性端端吻合消化道重建

(1) 充分游离食管下段至 5cm,食管逆时针旋转 45° 后横断,检查切缘阴性后 45mm 直线切割闭合器行食管空肠逆蠕动侧侧吻合(图 7-5A),应注意直线切割吻合器置入食管前需以胃管进行引导,以防止进入假腔。

(2) 应用直线切割闭合器关闭共同开口,关闭共同开口前建议先缝合 3 针作为牵引,注意共同开口的关闭方向与食管、空肠的切割闭合线要相互垂直以保证最大的吻合口(图 7-5B~D)。

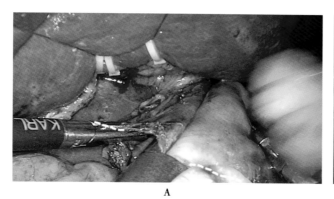

A

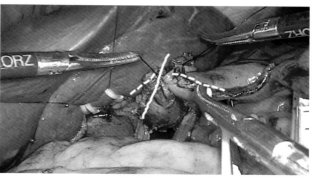

B

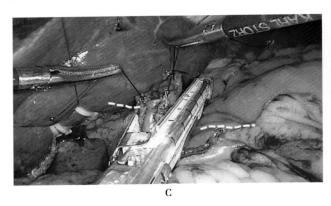
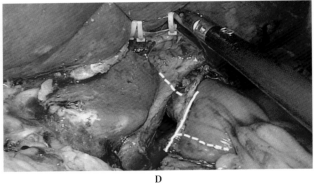

C　　　　　　　　　　　　　　　　　　　　　　　　　　D

图 7-5　食管空肠功能性端端吻合消化道重建步骤

A. 食管空肠逆蠕动侧侧吻合；B. 共同开口缝合 3 针作为牵引；C. 切割闭合器关闭共同开口；D. 吻合完成，共同开口的关闭方向与食管、空肠的切割闭合线相互垂直。

经典 FETE 操作相对烦琐，我们对 FETE 进行了改良，关闭共同开口，不与食管、空肠的切割闭合线相互垂直，而是将食管空肠切割线一并切除，更容易操作，但食管空肠吻合必须采用 60mm 直线切割闭合器，以避免吻合口狭窄（资源 49）。食管空肠 π 吻合与改良的 FETE 很相似，只是食管在等待关闭共同开口时才最后一并离断。食管空肠 π 吻合的优点是操作相对简单，由于食管未离断，行食管空肠侧侧吻合时有效避免食管回缩给吻合增加的困扰，缺点是上切端是否阴性须等待吻合结束才能检查，因此在胃食管结合部腺癌的消化道重建中不建议使用。

FETE 方法的优点在于吻合全过程均采用直线切割闭合器，操作相对简单。缺点是由于空肠逆蠕动，需要游离更多的空肠系膜，以减少吻合口上端的张力，且 FETE 吻合需要较大的操作空间。当吻合平面高于食管膈肌裂孔时，纵隔内空间较为狭小，加之双侧膈肌角阻隔，较难在腹腔镜直视下完成吻合；且吻合平面较高时，食管空肠吻合后的共同开口难以直接应用直线切割吻合器关闭。因此我们认为，FETE 主要应用于 Siewert Ⅲ 型 AEG。

**2. 食管空肠顺蠕动侧侧吻合（Overlap）**　Kazuki Inaba 等首次在 2010 年提出这个概念，该术式将直线切割吻合器及腔镜下手工缝合共同开口相结合来重建消化道。该方法所需操作空间较小，对空肠系膜游离要求较 FETE 低，我们首选该方法，手术经验见资源 50。

资源 49　改良食管空肠功能性端端吻合消化道重建

资源 50　食管空肠顺蠕动侧侧吻合

（1）食管逆时针旋转 45° 后横断，检查食管切缘是否干净，空肠空肠行侧侧吻合，并注意关闭空肠空肠系膜间隙，在距远端空肠残端 5cm 的对系膜缘侧作一小孔（图 7-6）。

（2）拉出食管残端，在后壁作一小孔，打开方向必须与食管闭合线平行，以防食管向上撕裂，巡回护士配合将胃管送入并从该小孔中引出（图 7-7）。

（3）距远端空肠残端 5cm 对系膜缘作一小孔，上提空肠，切割闭合器的钉仓臂置入上提空肠小孔；切割闭合器的砧座臂在胃管的引导下放入食管（图 7-8）。

（4）将空肠残端经食管裂孔送入下纵隔，完成食管空肠侧侧吻合，经共同开口检查吻合口，确认吻合满意、止血彻底（图 7-9）。

（5）关闭共同开口时可先用可吸收线缝合共同开口中点一针以减少共同开口的关闭难度，再利用带倒刺的线（V-Loc 线）连续缝合共同开口（图 7-10）。

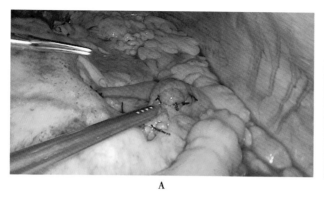 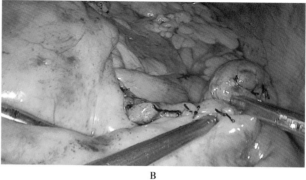

A　　　　　　　　　　　　　　　　　　　　　B

**图 7-6　食管空肠顺蠕动侧侧吻合消化道重建（一）**
A. 空肠空肠侧侧吻合；B. 关闭空肠空肠系膜间隙。

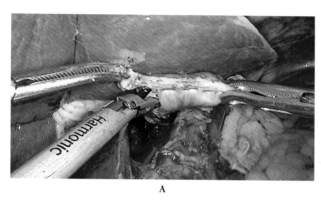 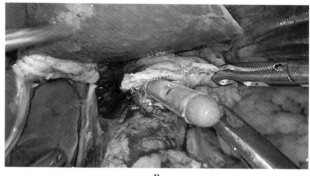

A　　　　　　　　　　　　　　　　　　　　　B

**图 7-7　食管空肠顺蠕动侧侧吻合消化道重建（二）**
A. 拉出食管残端并作一小孔；B. 将胃管从食管小孔引出。

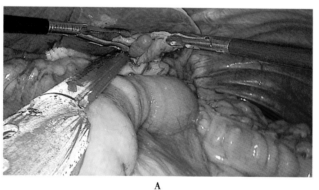 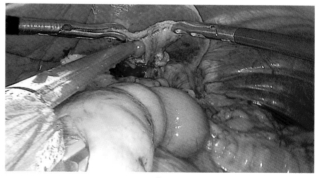

A　　　　　　　　　　　　　　　　　　　　　B

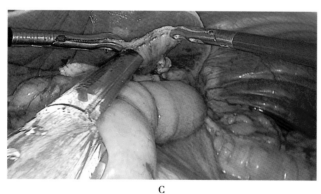 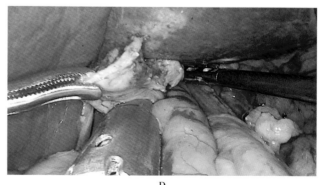

C　　　　　　　　　　　　　　　　　　　　　D

**图 7-8　食管空肠顺蠕动侧侧吻合消化道重建（三）**
A. 将切割闭合器的钉仓臂置入空肠；B~D. 在胃管引导下将切割闭合器的砧座臂置入食管残端。

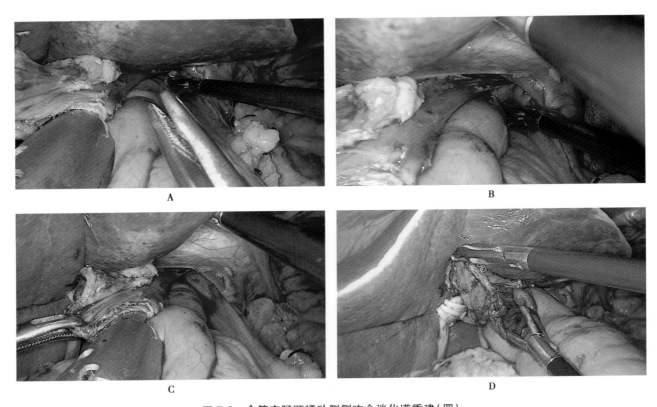

图 7-9　食管空肠顺蠕动侧侧吻合消化道重建（四）

A、B.将空肠残端经食管裂孔送入下纵隔；C.完成食管空肠侧侧吻合；D.经共同开口检查吻合口是否通畅、止血是否
彻底。

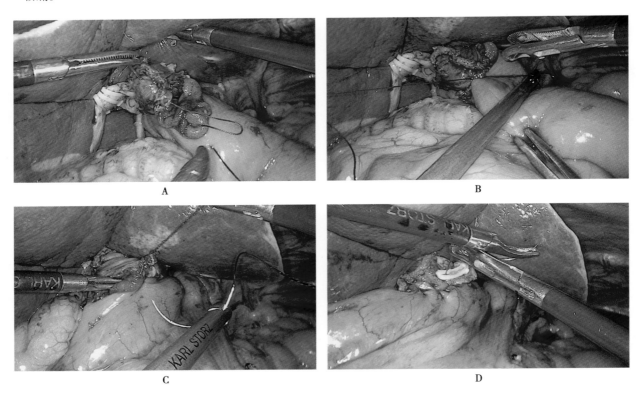

图 7-10　食管空肠顺蠕动侧侧吻合消化道重建（五）

A、B.关闭共同开口时可先用可吸收线缝合共同开口中点一针以减少共同开口关闭难度；C、D. V-Loc 线连续缝合共同
开口。

（6）空肠残端送入下纵隔并缝合固于周围组织，减少吻合口张力，并防止空肠残端脱出被膈肌卡压（图7-11A、B）；将提起的空肠Roux袢固定在肝胃韧带上，预防术后空肠袢的扭转（图7-11C、D）。

（7）关闭Peterson间隙，防止内疝形成（图7-12）。

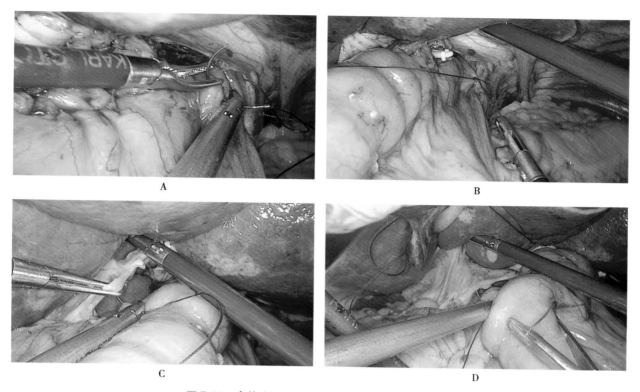

图 7-11　食管空肠顺蠕动侧侧吻合消化道重建（六）

A、B. 空肠残端送入下纵隔并缝合固于周围组织，减少吻合口张力；C、D. 将提起的空肠 Roux 袢固定在肝胃韧带上，预防术后空肠袢的扭转。

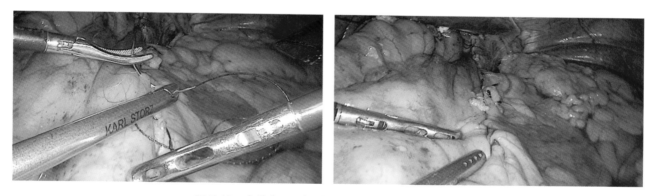

图 7-12　食管空肠顺蠕动侧侧吻合消化道重建（七）

食管空肠顺蠕动侧侧吻合的优点在于空肠与食管吻合时，不再将空肠折叠，而是将空肠顺蠕动与食管行侧侧吻合，相对于FETE来说，所需操作空间更小，吻合口可部分或全部送入下纵隔，可满足较高的位置切断食管后消化道重建的要求，因此在SiewertⅡ、ⅢAEG根治术的消化道重建中更有意义。采用此方法时需注意：①充分游离食管下段，必要时向左扩大膈肌裂孔，将空肠残端送入下纵隔与食管进行吻合。②充分游离空肠系膜，保证顺蠕动上提空肠时，空肠系膜无张力，并将空肠置于食管的左后侧进行吻合。③侧侧吻合时，直线切割吻合器插入食管和空肠时必须注意力度的控制，建议将钉仓臂置入空肠，防止空肠穿孔的发生，钉砧臂置入食管时需胃管引导，以防止进入食管黏膜下形成假腔道。

④食管、空肠开孔尽量小，这样共同开口较小，易于关闭。共同开口关闭时，建议使用带倒刺线（V-loc线）连续缝合，如空肠与食管共同开口较大，建议在共同开口正中先缝合一针，以降低关闭难度。⑤注意将上提的空肠适当固定，以防止肠系膜牵拉，减少吻合口张力，并防止空肠残端脱出被膈肌卡压。吻合结束后建议关闭空肠空肠系膜间隙及 Peterson 间隙，并将空肠祥做适当固定，防止术后内疝及小肠扭转。

### （二）Siewert Ⅱ型 AEG 根治术消化道重建

目前，研究认为对肿瘤直径小于 4cm 的 Siewert Ⅱ型 AEG 主要经食管裂孔途径行近端胃大部切除术，如肿瘤位置过高，经腹难以吻合重建或肿瘤侵犯食管超过 3cm，须行较大范围纵隔淋巴结清扫者，可经胸腔行吻合。

**1. 近端胃切除消化道重建**　近端胃切除术后消化道重建方式主要包括食管残胃吻合法、间置空肠法、残胃空肠双通道吻合法。我们主要行腹腔镜辅助残胃空肠双通道吻合法。

残胃空肠双通道法即食管与空肠、残胃与空肠吻合的重建术式，该方法最早由 Takashi Aikou 等在 1988 年提出。残胃有一定的储袋作用，食物同时经过空肠及十二指肠，除能显著降低术后反流性食管炎发病率，还能改善术后营养（图 7-13）。对于残胃体积较大者采用该术式可以延缓排空时间，从而使食物在残胃内与胆汁、胃液等消化液得以充分混合，以便更好地吸收营养物质。

食管空肠吻合部分，我们常规在腹腔镜下完成腔内吻合，而为了节省手术时间、降低手术费用，建议残胃与空肠侧侧吻合、空肠与空肠侧侧吻合、空肠系膜的游离可通过辅助小切口进行，同时标本亦可通过辅助小切口取出。

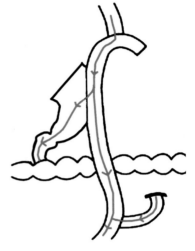

图 7-13　Siewert Ⅱ型 AEG 残胃空肠双通道消化道重建模式图

手术经验如下（图 7-14）：

（1）腹腔镜下完成腹腔及下纵隔淋巴结清扫，游离下段食管并切断。

（2）经上腹部辅助小切口行空肠空肠端侧或侧侧吻合。

（3）行远端残胃空肠侧侧吻合。

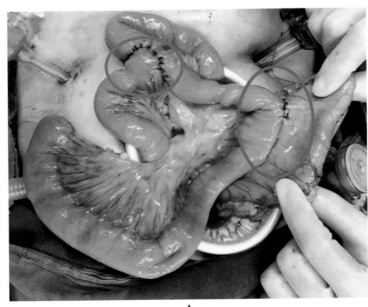

A

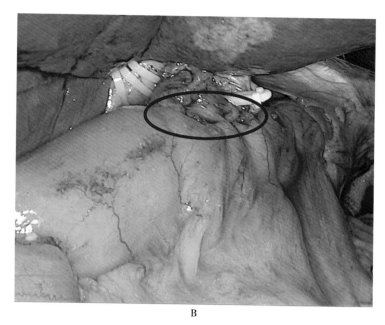

B

**图 7-14　Siewert Ⅱ 型 AEG 残胃空肠双通道消化道重建**
A. 上腹部辅助小切口行空肠空肠侧侧吻合及远端残胃空肠侧侧吻合;
B. 腹腔镜食管空肠顺蠕动侧侧吻合。
绿色:空肠空肠侧侧吻合口;红色:残胃空肠吻合口;蓝色:食管空肠吻合口。

（4）腹腔镜下完成食管空肠食管空肠顺蠕动侧侧吻合(资源 51)。

除外双通道重建法外,传统的食管残胃吻合术式在近端胃切除后将残胃直接与食管断端进行吻合,其操作简单、安全,仅有一处吻合口,也符合正常的生理通路。但该术式容易导致严重反流性食管炎及吻合口狭窄等并发症。间置空肠法是在食管与残胃之间间置一段空肠的重建术式,可有效地控制术后倾倒综合征、反流和吻合口狭窄,但是该方法手术操作复杂,术后短期并发症率较高。为解决食管残胃吻合术导致的严重反流性食管炎,日本的 Yoshito Yamashita 团队自 2014 年起开始展开一种新型的食管残胃侧侧吻合术,并命名为"Side Overlap",该方法将残胃残端中心顶点缝合固定至食管背侧膈肌脚,同时将残胃残端左右边缘缝合至膈肌脚上,通过这一步骤使得残胃从背部对食管进行压迫,进而起到预防反流的作用。Shigeru Kuroda 等报道了活瓣成形的食管残胃吻合术( valvuloplastic esophagogastrostomy),该方法将食管植入残胃的黏膜下层与肌层之间,并利用残胃浆肌层包埋食管远端固定缝合,以达到控制反流的的目的。Hosogi 等制作管型胃,行食管与管型胃侧侧吻合时,先用无刀片的 60mm 直线切割闭合器进行食管残胃侧侧吻合,随后切开远端吻合线 15mm,最终形成一个假穹隆,以达到控制反流的目的。这些新术式的抗反流效果还需要进一步的临床数据证实。

2. **胸腹联合径路 AEG 根治术消化道重建**　目前,对于部分 Siewert Ⅱ 型 AEG 肿瘤,如肿瘤位置较高,经腹难以吻合重建或 Siewert Ⅱ 型 AEG 肿瘤侵犯食管超过 3cm 须行较大范围纵隔淋巴结清扫。此时,可在腹腔镜下先行腹腔淋巴结清扫及胃的游离,腹部不取辅助切口,取经胸辅助小切口(或胸腔镜辅助下)完成纵隔淋巴结清扫,游离中下段食管。经食管裂孔将胃提入胸腔,经胸作管型胃,离断食管,并移除根治标本。最后在胸腔内完成食管和管型胃的吻合(改良 Overlap 吻合)。经胸高位吻合显露好,操作简单可靠(资源 52)。

资源 51　腹腔镜 Siewert Ⅱ 型 AEG 残胃空肠双通道消化道重建

资源 52　胸腹腔镜联合辅助下 Siewert Ⅱ 型 AEG 根治术

手术经验如下：

（1）腹腔镜下胃周淋巴结清扫及游离胃。

（2）制作管型胃，同时离断胃（图 7-15A）。

（3）经胸行纵隔淋巴结清扫，离断食管（图 7-15B）。

（4）行食管胃侧侧吻合（图 7-15C）。

（5）V-Loc 线连续缝合共同开口，并包埋吻合口下半部（图 7-15D、E）。

（6）吻合结果（图 7-15F）。

1998 年，Norio Shiraishi 等首次报道了将残胃修剪裁成管型胃，再与食管进行吻合的术式，该方法对控制术后反流有一定的效果，且不影响患者术后恢复。对于管型胃和食管残端的吻合，我们采取圆形吻合器吻合法或食管管型胃改良功能性端端吻合法。这两种方法均安全可靠，但改良的术式吻合口位于胃前壁，

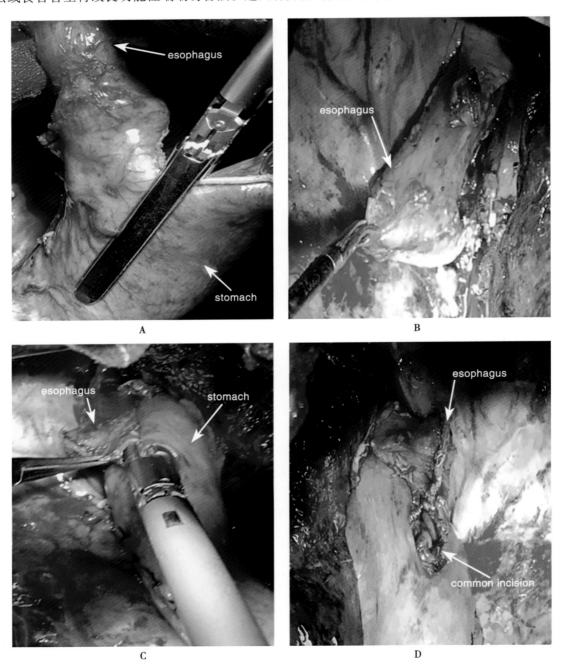

A

B

C

D

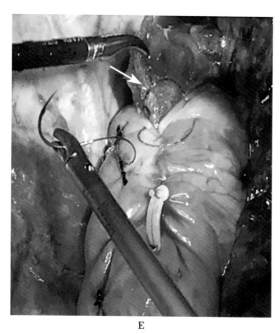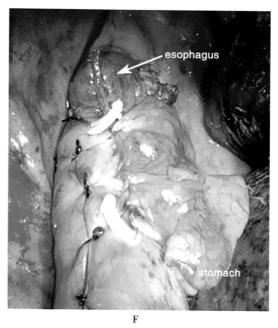

图 7-15　**食管管型胃改良 Overlap 吻合**
A. 离断胃；B. 离断食管；C. 食管胃侧侧吻合；D~E. V-Loc 线连续缝合关闭共同开口；F. 吻合口形态。
esophagus：食管；stomach：胃；common incision：共同开口。

加上胃穹窿成形，抗反流效果更好，且吻合后可通过共同开口观察吻合口有无出血、是否通畅，侧侧吻合吻合口大，因而术后吻合口出血及狭窄的机会减少。患者术后 2 周行消化道造影（图 7-16），无造影剂外漏，头低脚高位 6 分钟未见明显反流，提示该方法是安全可靠、抗反流效果好，而关于改良功能性端端吻合法的长期疗效则需要后期更进一步的随访验证。

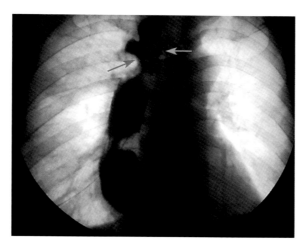

图 7-16　**术后 2 周复查**
蓝色箭头：食管残端；绿色箭头：管行胃残端；红色箭头：吻合口。

近年来，笔者所在中心开展了完全胸腹腔镜联合 Siewert Ⅱ 型 AEG 根治术，该方法在腹腔镜下先行腹腔淋巴结清扫及胃的游离，经胸腔镜完成中下纵隔淋巴结清扫及消化道重建，消化道重建采用食管管型胃侧侧吻合，腹部不取辅助切口，胸部仅取小切口取出肿瘤标本。该方法在完全腔镜直视下行淋巴结的清扫及消化道重建，创伤小，患者恢复快，是真正意义上的微创手术。我们认为，该术式的

难点在于对术者的要求较高,需要同时具备胸腔镜和腹腔镜能力。目前,国内外尚无
该术式的相关报道,其手术安全性、长期疗效仍有待后续跟踪随访。

资源 53　胸
腹腔镜联合
Siewert Ⅱ型
AEG 根治术

　　手术经验如下(资源 53):

　　(1)　经腹腔打开下纵隔,游离部分下段食管(图 7-17A~C)。

　　(2)　腹腔镜淋巴结清扫(图 7-17D~F)。

　　(3)　患者左侧卧位,前倾 30°,经右胸行胸腔镜手术。

　　(4)　结扎奇静脉弓(图 7-18A)。

　　(5)　游离并离断食管(图 7-18B、C)。

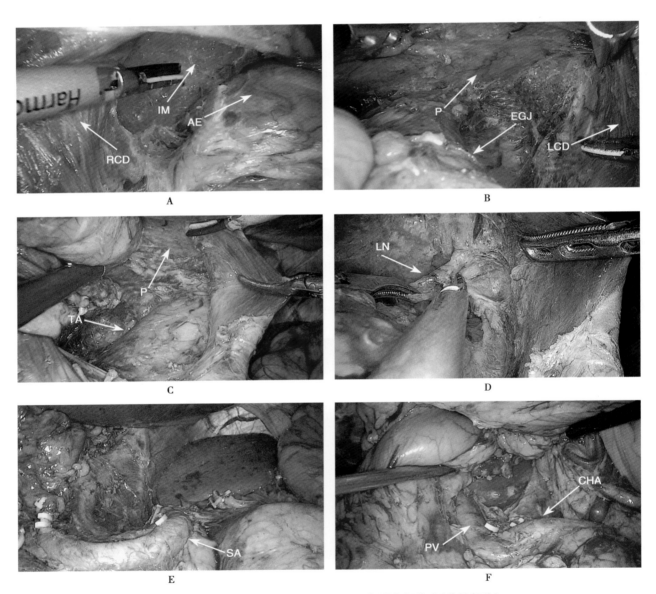

图 7-17　腹腔镜联合胸腔镜 Siewert Ⅱ型 AEG 根治术(腹腔部分)

A~C. 经腹腔打开下纵隔行淋巴结清扫及部分食管游离;D. 清扫下纵隔淋巴结;E. 脾动脉近端及远端淋巴结清扫;F. 肝
总动脉旁淋巴结清扫。

AE:腹段食管;LCD:左膈肌脚;RCD:右膈肌脚;IM:下纵隔( inferior mediastinum );P:心包( pericardium );EGJ:食管胃结
合部( esophagogastric junction );TA:胸主动脉;SA:脾动脉( splenic artery );PV:门静脉;CHA:肝总动脉;LN:淋巴结。

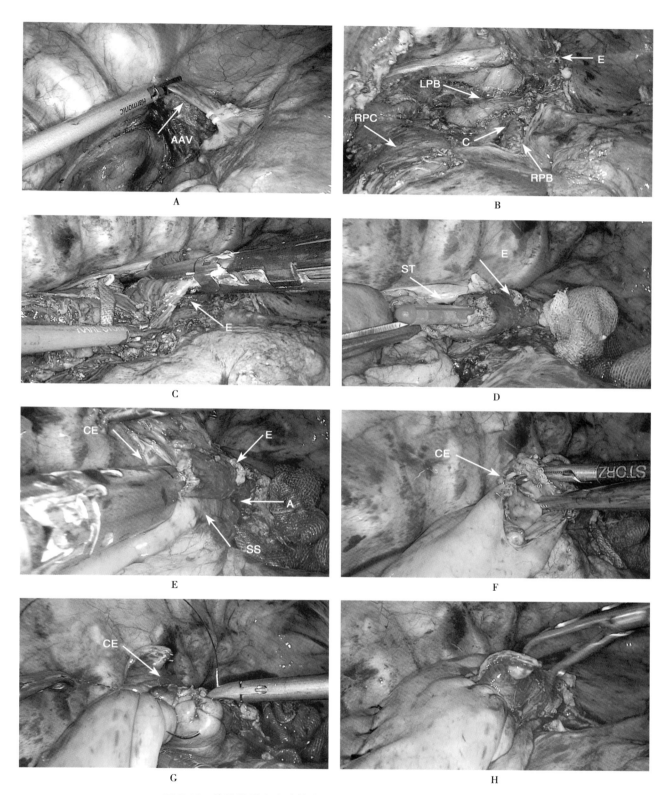

图 7-18　腹腔镜联合胸腔镜 Siewert Ⅱ 型 AEG 根治术（胸腔部分）

A. 结扎奇静脉弓；B. 经胸腔镜游离食管；C. 肿瘤上方 5cm 处离断食管；D、E. 胃管引导下食管管型胃侧侧吻合；F~H. 倒刺线关闭共同开口。

AAV：奇静脉弓（arch of azygos vein）；LPB：左主支气管（left principal bronchus）；RPB：右主支气管（right principal bronchus）；RPV：右肺静脉（right pulmonary vein）；C：气管隆嵴（carina）；E：食管；ST：胃管（stomach tube）；CE：共同开口；A：吻合口（anastomotic）；SS：管型胃。

（6）将胃上提至胸腔，裁剪成管型胃。

（7）在胃管引导下行食管管型胃侧侧吻合（图 7-18D、E）。

（8）V-Loc 线关闭共同开口（图 7-18F～H）。

（陈逸南　尤俊）

# 第八章　腹腔镜技术在残胃癌根治术中的应用

## 第一节　残胃癌概念及流行病学特点

### 一、残胃癌定义

1922 年,Donald C. Balfour 首次报道残胃癌(gastric stump carcinoma,GSC),是指因良性疾病行胃切除术后 5 年或以上发生的胃癌。随着人们对残胃癌的逐步了解,其定义也多次变更。为与胃癌复发相区别,残胃癌曾限定为胃癌术后 10 年以上发生的癌。1998 年,日本胃癌学会采用"残胃上的癌(carcinoma in the remnant stomach)",它不区分首次手术胃疾病性质、切除范围和重建方式,并且没有约束特定时间间隔。但采用这一命名,需详细记录标注初次手术病变性质(良性-B、恶性-M、性质不明-X)、术后发生残胃癌时间间隔(年),以及残胃癌病灶部位(胃肠吻合口-A、胃闭合口-S、其他胃部位-O、全部残胃-T、侵犯食管-E、十二指肠-D、空肠-J)。目前,国内部分胃癌诊治中心开始将这一概念延伸等同于残胃癌,但考虑到目前我国胃癌诊治的整体水平,这一定义可能会给临床实际工作中疾病命名和诊断带来一定的混乱。因此,《中国残胃癌定义的外科专家共识意见(2018 年版)》推荐目前国内残胃癌的定义采用"良性疾病行胃切除术后 5 年以上或胃癌行胃切除术后 10 年以上,残胃出现的新发癌"。

### 二、残胃癌的流行病学特点

残胃癌占所有胃癌的 1%~8%。其中,男性发病率明显高于女性,这可能与男性有更高的胃溃疡和胃癌患病风险有关。研究报道,约 10% 因良性疾病行远端胃大部切除术的患者在术后 15~20 年出现残胃癌。虽然消化道溃疡的治疗已不再以手术为主,但是近年残胃癌发病率却并没有降低。一方面,既往因溃疡病或其他胃良性肿瘤行手术的患者现在面临着残胃癌风险;另一方面,随着早期胃癌检出率的增加及胃癌治疗水平的进步,胃癌术后长期生存者增加,这些患者也同样面临残胃癌的风险。

## 第二节　腹腔镜残胃癌根治术应用技巧

### 一、残胃癌手术治疗现状

手术切除联合区域淋巴结清扫是治疗残胃癌的主要方法。但由于残胃癌患者组织粘连严重,解剖关系辨识困难,淋巴回流改变,残胃癌手术多较困难,医源性损伤风险高。腹腔镜具有创伤小、恢复快、明显改善患者生活质量的优势,目前已广泛地应用于胃肠外科,但鉴于腹腔粘连、解剖变异等原因,腹腔镜手术治疗残胃癌却鲜见报道。2005 年,Hiroyuki Yamada 等首次报道腹腔镜残胃癌手术。随着科技进步,腹腔镜手术经验的积累,目前腹腔粘连已非腹腔镜手术的绝对禁忌证,其安全性和疗效也逐渐得到验证。2016年,Shigeru Tsunoda 等系统回顾 100 例腹腔镜残胃癌手术患者的临床资料,平均手术时间 197~488 分钟,平均出血量 0~425mL,平均淋巴结清扫个数 8~24 枚,平均术后住院时间 6~13 天,18 例(18%)患者出现术后并发症。与同期开放手术患者相比,腹腔镜手术治疗残胃癌手术时间延长 40~90 分钟,淋巴清扫数量及远期预后相似。

## 二、腹腔镜残胃癌手术要点

1. **体位及站位**　患者采取分腿位,头高 30°。术者站位同传统腹腔镜手术,即术者左侧站位,第一助手右侧站位,扶镜助手立于双腿之间。有学者认为,远端胃切除术后,残胃缩于左上腹,局部粘连明显,主刀右侧站位更便于手术操作。笔者认为,术者站位不要局限,而应根据术中情况灵活变换。

2. **Trocar 位置及气腹的建立**　残胃癌患者腹腔粘连重,建立气腹时容易损伤肠管及周围组织器官,因此直视建立气腹或在远离首次手术瘢痕区域穿刺首个 Trocar 较为安全。开放法建立气腹可在脐下作一 3cm 纵向小切口,直视下逐层入腹,确定切口下方无组织器官粘连后,置入直径为 12mm 的 Trocar,作为观察孔,后以粗线 8 字缝合切口,建立气腹。然后,在腹腔镜引导下建立其他 4 个操作孔(图 8-1)。

3. **探查、松解腹腔粘连及解剖分离**　建立气腹后,按顺序全面探查腹腔,除外远处转移、腹膜种植等

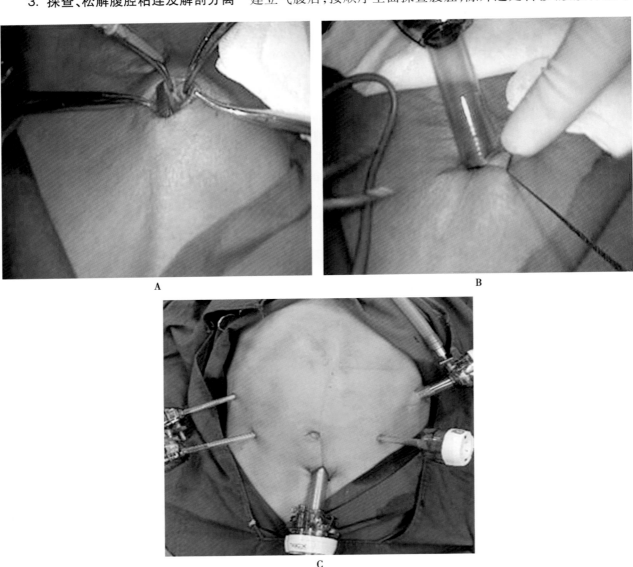

图 8-1　Trocar 的建立
A. 脐下行 3cm 纵向小切口;B. 放入 Trocar,8 字缝合切口,建立气腹;C. 监视下建立其他操作孔及器械。

情况,评价腹腔粘连程度。粘连松解、解剖分离是残胃癌手术的关键。术前应详阅前次手术记录,明确胃肠道重建方式,制订合理的手术入路和手术方案。残胃癌患者病程久远,多数病历资料难以回溯,因此术前进行全面的影像学评价尤为必要,如胃镜、上消化道造影、CT 等。由于多数残胃癌病例为 Billroth Ⅱ 式胃肠道重建,在横结肠系膜前方分离与空肠输入袢、输出袢之间粘连,显露残胃空肠吻合口,是腹腔镜残胃癌切除术的常见入路。手术中不必松解全部粘连,有时可以借助粘连方便分离操作,例如肝脏的膈面粘连,应予保留,起到自然悬肝作用(图 8-2)。从粘连轻的部位开始分离,利用腹腔充气形成的张力可使腹壁与肠系膜或肠管之间的粘连带自然绷紧,便于粘连间隙的显露,超声刀可循此间隙顺利地松解粘连。分离过程中,采取"小步快走,直视操作"的原则,兼顾分离效率和安全。由于粘连经常造成组织、器官间隙狭小,因此一定注意超声刀功能面的规范使用,始终处于直视状态,避免误损伤。分离次序要方便术者操作,减少组织翻动。分离困难时,可先行其他部分游离,"迂回包抄",忌讳单点冒进式解剖,缺乏解剖标志的指引,一旦出血也难以展开有效的止血操作。若手术中出现组织器官粘连严重,无法辨识解剖结构,肿瘤广泛浸润等情况,应尽早中转开腹,以患者安全为第一。

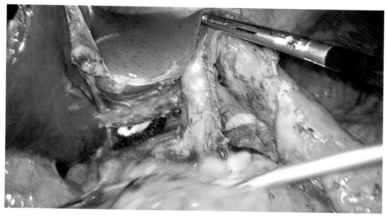

图 8-2　松解腹腔粘连,明确前次胃肠道重建方式

**4. 淋巴结清扫**　经历胃部分切除,甚至胃周区域性淋巴结清扫,残胃淋巴转移方向将发生改变。此外,跨越胃肠吻合口的淋巴引流也成为淋巴转移的新途径。因此,残胃癌淋巴结清扫范围与普通胃癌有所不同。Li 等研究发现,残胃癌脾门淋巴结转移率为 21.2%。Billroth Ⅰ 式重建者 No. 12 组淋巴结转移风险高(25%),而 Billroth Ⅱ 式重建者容易发生空肠系膜淋巴结转移(33.3%)。清除 No. 7 组淋巴结后,淋巴液将流向 No. 4 组淋巴结、No. 11 组淋巴结及 No. 10 组淋巴结。对于行远端胃癌根治术者,残胃淋巴液流经 No. 4 组淋巴结和 No. 13 组淋巴结至 No. 14 组淋巴结和 No. 15 组淋巴结。因此,残胃癌的淋巴清扫范围应根据肿瘤情况有所调整。

(1) No. 7 组、No. 8a 组、No. 9 组淋巴结清扫:胰腺平面对于完成胃周淋巴结清扫非常重要。一旦确定胰腺平面,即可以腹腔干血管为中心,向左、右扩展,沿血管表面的疏松间隙清扫各组淋巴结(图 8-3)。因此,腹腔镜手术中首先要明确胰腺解剖关系。

(2) No. 12a 组淋巴结清扫:由于粘连导致解剖结构变异,应特别警惕不要损伤肝固有动脉、胆总管、十二指肠残端和门静脉等重要结构。手术沿动脉外鞘行进,往往不易损伤血管。解剖肝十二指肠韧带后方门静脉,在明确门静脉位置和走向后,清扫 No. 8a 组淋巴结。可以避免过度牵拉淋巴组织,误损伤位置上移的脾静脉(图 8-4)。

(3) No. 11 组淋巴结清扫:注意保护脾动脉及胰腺。与生理解剖相比,残胃缩向左上方,常常导致残胃与脾脏的解剖距离缩短。术者对此应当保持清醒的认识,邻近脾脏时提高警惕,避免损伤脾实质(图 8-5)。

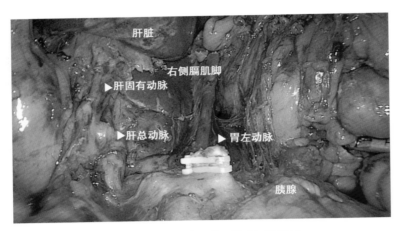

图 8-3　残胃癌胰上淋巴结 D2 清扫后

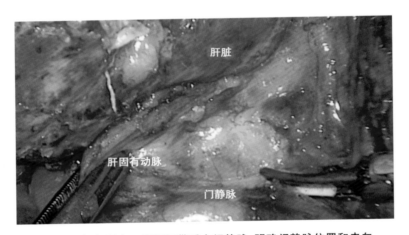

图 8-4　解剖肝十二指肠韧带后方门静脉，明确门静脉位置和走向

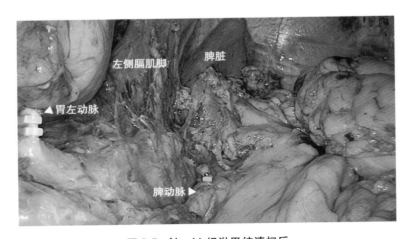

图 8-5　No. 11 组淋巴结清扫后

**5. 切除范围及重建方式**　腹腔分离完毕,行辅助切口。于上腹原切口进入,完成肿物切除及消化道重建,重建方式主要是 Roux-en-Y 吻合。多数学者认为,由于整个残胃均可能发生癌变,而胃镜检查难以发现所有病灶,故只要残胃癌无远处转移和腹腔广泛转移,均应积极争取行根治性残胃全切除术。若肿瘤大、浸润较广、侵犯邻近脏器,必要时联合胰体尾部、横结肠、脾脏和部分肝脏等切除。残胃部分切除仅适用于少数局限于吻合口附近的早期癌。完整手术视频展示见资源 54。

资源 54　腹腔镜辅助残胃癌根治术 该手术视频部分内容参加 2018 中国中青年医师胃癌手术视频大赛,获得 Heinrich Braun 奖

综上所述,残胃癌手术难点是前次手术造成腹腔严重粘连,正常解剖结构变异,不容易辨别解剖标志,手术难度增大。在操作过程中需小心谨慎,注意副损伤的可能,特别是脾脏及胰腺上缘血管。在解剖层次不清时应及时改变手术入路,从正常解剖位置开始游离。遇到镜下操作困难时要果断中转开腹,避免危及患者的安全。我们认为,基于详细的术前评估,规范的手术操作,腹腔镜手术能够安全应用于残胃癌患者。同时,腹腔镜技术的微创特点和放大作用也有利于手术的精细操作,促进患者的快速康复和提高生活质量。

（邵欣欣　郭春光　田艳涛）

# 第九章　腹腔镜技术在胃肠间质瘤中的应用

## 第一节　概　　述

胃肠间质瘤（gastrointestinal stromal tumor，GIST）是消化道最常见间叶细胞来源的恶性肿瘤，约占所有胃肠道恶性肿瘤的 0.2%。它的发病分子机制主要是由于 c-Kit 和 PDGFRA 发生突变。GIST 可起源于胃肠道的任何部位，其中以胃来源最常见，占 50%～70%。目前，外科手术仍是非转移性 GIST 的首选治疗手段。由于 GIST 多位于黏膜下，呈非浸润性生长，较少累及淋巴结，其独特的生物学特性，为腹腔镜微创手术提供了有利条件。

1992 年，John J. Lukaszczyk 等首次报道了腹腔镜手术治疗 GIST，获得满意的疗效，也开启了腹腔镜技术在 GIST 外科领域的新时代。近年来，随着技术的进步和设备的完善，腹腔镜手术在 GIST 外科治疗领域的报道越来越多，其适应证也逐渐放宽。2006 年，美国学者 Yuri William Novitsky 等报道了 50 例 GIST 接受腹腔镜手术，局部切除 47 例，胃部分切除 3 例，肿瘤平均直径 4.4cm（1.0～8.5cm），所有手术均获得阴性切缘（2～45mm），长期随访结果显示，3 年 DFS 为 92%。同年，日本学者 Yoshi Chika Otani 等亦报道了腹腔镜胃楔形切除术治疗直径 2～5cm 的 GIST，中位随访时间 53 个月，发现直径小于 4cm 的 GIST 未见复发转移。因此，2007 年，NCCN 指南 GIST 专家组工作报告中指出，直径小于 5cm 的 GIST 可行腹腔镜下楔形切除术，直径大于 5cm 的 GIST 亦可能从腹腔镜辅助手术中获益。此后，腹腔镜 GIST 手术的安全性和有效性得到多个小样本回顾性研究的证实。2010 年 NCCN 指南 GIST 专家组建议，对于直径大于 5cm 的 GIST，根据肿瘤位置及形状，可选择腹腔镜或手助腹腔镜手术。由于 GIST 破裂容易导致腹腔种植，是预后不良的独立危险因素，且 GIST 依据肿瘤位置、大小和形状的不同，手术方式差异大。近年来，NCCN 指南建议，在某些较好的解剖部位（胃大弯、胃前壁）的部分 GIST 可考虑由经验丰富的外科医师行腹腔镜下手术切除，并未对肿瘤大小作出明确限定。但是目前，2017 年中国 GIST 诊治专家共识对腹腔镜 GIST 手术的看法仍较保守，建议肿瘤直径小于 5cm、位于胃大弯和胃体前壁者，可考虑腹腔镜手术切除。

腹腔镜 GIST 手术同样需遵循肿瘤外科切除的原则，包括保留肿瘤假包膜的完整切除和避免肿瘤播散。GIST 极易发生种植转移，腹腔镜手术操作过程中应严格遵循无瘤原则。局限性 GIST 经手术切除后，预后良好，患者预期寿命长，使得功能保护手术得到前所未有的重视。而目前腹腔镜 GIST 手术方式繁多，针对肿瘤特点，选择合适的切除方式，尽量保留更多残胃体积，维持贲门、幽门的完整性，均是术者需谨慎考虑的。对于食管胃结合部复杂 GIST 的腹腔镜手术治疗，技术难度大，笔者结合食管胃结合部解剖特点，尝试多种腹腔镜下食管胃结合部 GIST 切除方式，以达到保护贲门完整性的目的，并进行了详细总结分析，为广大读者提供一定参考。

与传统开腹手术相比，腹腔镜 GIST 手术微创优势明显。近期一项关于腹腔镜对比开腹手术治疗 GIST 的 meta 分析纳入 28 项对照研究，结果显示，腹腔镜 GIST 手术能缩短手术时间、减少术中出血量、加速术后恢复，且肿瘤学疗效与开腹手术相当。虽然目前腹腔镜 GIST 切除术已广泛地应用于临床，其循证医学证据大多依据小样本的回顾性研究，尚缺乏大规模前瞻性随机对照临床研究进一步证实。

## 第二节 腹腔镜胃肠间质瘤切除术

### 一、局部切除

（1）腹腔镜胃楔形切除术：适用于胃底、大弯侧及前壁的外生型 GIST。优点：手术简单，易操作；缺点：容易切除过多的胃壁组织，不利残胃容积维持。

在腹腔镜下分离肿瘤周围的胃网膜组织，充分显露肿瘤周围胃壁组织（图 9-1）。在胃镜监视下，主刀经左上腹主操作孔用腹腔镜下直线切割闭合器距离肿瘤基底部 1~2cm 处，完整切除肿瘤（图 9-2）。部分基底部较宽的肿瘤，需分步切除。操作过程中注意无瘤原则，避免肿瘤破裂，造成腹腔播散。完成切除后，将切除标本置入标本袋中。扩大左上腹 Trocar 孔或经上腹正中切口取出标本，完成手术。

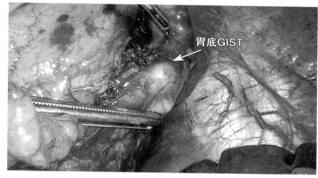

图 9-1 **分离周围组织，充分显露胃底 GIST**

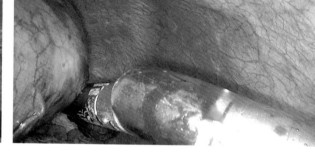

图 9-2 **联合内镜，腔内外直视下切除胃底 GIST**

（2）腹腔镜胃浆肌层切开 GIST 切除术：适用于胃底、大弯侧及前壁的内生型 GIST。优点：将内生型肿瘤转化为"外生型"，减少不必要的胃壁组织切除，利于残胃容积维持；缺点：操作难度大，易破坏肿瘤假包膜。

资源 55 腹腔镜勾勒胃壁浆膜面预定切除线

在腹腔镜下，先分离肿瘤周围的胃网膜组织，充分显露肿瘤及周围的胃壁组织。用电凝棒或电钩在肿瘤周围 1~2cm 处，于胃壁浆膜面勾勒预定切除线（图 9-3，资源 55）。用超声刀按预定切除线切开胃壁浆肌层，操作过程中注意避免破坏肿瘤假包膜及胃黏膜。由于胃黏膜的舒展性强，完整分离肿瘤周围的胃壁浆肌层后，内生型 GIST 变为"外生型"。其余步骤与楔形切除类似。

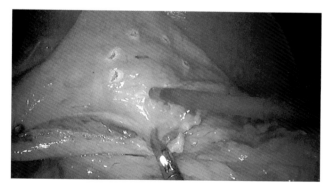

图 9-3 **勾勒胃壁浆膜面预定切除线**

（3）腹腔镜胃壁全层切开 GIST 切除术：适用于胃小弯侧的 GIST。优点：精准切除，不易造成残胃狭窄和变形；缺点：手术操作较复杂，易造成腹腔污染。

腹腔镜下分离小网膜,充分显露胃小弯侧及肿瘤周围胃壁,分离过程中注意保护迷走神经。距离肿瘤周围1~2cm预定切除线处,环肿瘤一周全层切开胃壁组织,完整切除肿瘤(图9-4,资源56)。当肿瘤位于胃后壁时,可充分游离胃大小弯,提起翻转胃大弯,将后壁变为"前壁",利于暴露和操作。切除过程中注意无瘤操作,保护肿瘤假包膜完整,避免肿瘤破裂。完成切除后,将切除标本置入标本袋中。用腹腔镜下直线切割闭合器或连续缝合法关闭胃壁缺口,闭合缺口过程中,注意保护贲门,避免狭窄。术中胃镜检查闭合口及贲门完整性。标本取出同上。

资源 56　沿预定切除线完整切除肿瘤

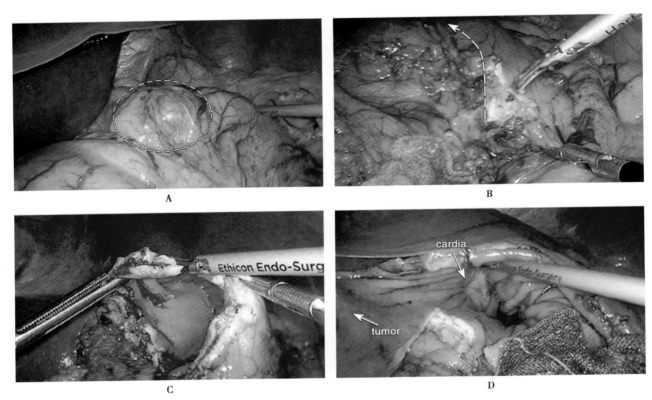

图 9-4　沿预定切除线处,环肿瘤一周全层切开胃壁组织,完整切除肿瘤
A. 探查明确病灶;B. 沿肿瘤周围1~2cm全层切开胃壁;C. 环周切开胃壁,完整切除肿瘤;D. 保护贲门的完整性。

(4)腹腔镜保留黏膜GIST切除术:适用于外生型、黏膜面无溃疡的GIST,包括特殊部位GIST,如食管胃结合部或幽门。优点:保留贲门、幽门完整性;缺点:操作复杂,易破坏肿瘤假包膜。

腹腔镜下分离肿瘤周围组织,充分显露肿瘤及周围胃壁组织。通过助手牵拉,距离肿瘤周围1~2cm切开胃壁浆肌层,将肿瘤提起,显露肿瘤基底部。于肿瘤基底部保留胃黏膜,逐渐分离肿瘤至完整切除(图9-5,资源57)。操作过程中注意无瘤操作,保护肿瘤假包膜的完整性。切除后通过术中胃镜观察,进行打气试验。

## 二、胃部分切除

(1)腹腔镜远端胃部分切除术:适用于胃窦部内生型或混合生长型GIST。优点:完整切除肿瘤,切缘充分;缺点:切除过多胃壁组织,残胃容积减少。

腹腔镜下分离胃远端大网膜和小网膜,于肿瘤远近端横行离断胃及十二指肠,将切除肿瘤置入标本袋中。可经完全腹腔镜或辅助切口行 Billroth Ⅰ式吻合。当肿瘤较大、胃组织切除过多、Billroth Ⅰ式吻合张力大时,可行 Billroth Ⅱ式或残胃空肠 Roux-en-Y 吻合(考虑 GIST 预后较好,患者预期生存时间较长,建议残胃空肠 Roux-en-Y 吻合)。

(2)腹腔镜近端胃部分切除术:适用于累及贲门的GIST。优点:完整切除肿瘤,切缘充分;缺点:贲门

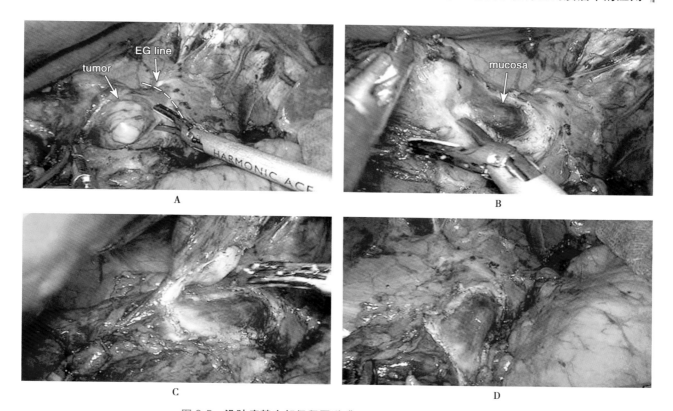

图 9-5　沿肿瘤基底部保留胃黏膜，逐渐分离肿瘤至完整切除

A. 定位肿瘤；B. 沿肿瘤周围 1~2cm 切开浆肌层；C. 保留胃黏膜，于肿瘤基底部切除肿瘤；D. 保留胃黏膜 GIST 切除术后。

资源 57　沿肿瘤基底部保留胃黏膜，完整切除肿瘤

功能丧失，需联合抗反流手术。

　　腹腔镜下充分游离肿瘤周围近端胃组织及食管下段，于肿瘤远近端离断胃和食管，完整切除肿瘤，置入标本袋中。在腹腔镜下，完成残胃食管吻合术。将距离食管断端 4~5cm 处的食管后壁与胃断端前壁中间部分间断缝合 3~4 针。于食管残端及胃前壁距断端 4~5cm 处开窗，置入直线切割闭合器，行食管残胃吻合，连续缝合关闭共同开口。将胃断端两侧间断缝合于食管前壁，包埋食管，完成胃折叠术（资源 58）。经胃镜检查吻合口并行打气试验。

　　近期，笔者所在中心尝试了腹腔镜下近端胃切除术后食管胃吻合肌瓣成形术。完成腹腔镜下近端胃切除后，将肿瘤置入标本袋。在距离胃残端 3~4cm 处，用亚甲蓝标记一 H 形切开线，宽度约 2.5cm，长度约 3.5cm；腹腔镜下，用超声刀沿 H 形切开线切开胃壁浆肌层，沿纵行切开线向两侧分离黏膜下层和肌层之间的间隙；在 H 形切开线的下边切开黏膜下层和黏膜层，进入胃腔，用于后续吻合；将 H 形切开线上边与食管后壁距断端 4~5cm 处间断缝合 4 针；切开食管断端，食管断端后壁与残胃黏膜层和黏膜下层连续缝合，食管断端前壁与残胃全层连续缝合；将胃前壁浆肌瓣缝合包埋食管（资源 59）。术中胃镜检查吻合口是否通畅及有无出血。

资源 58　胃折叠术

资源 59　胃前壁浆肌瓣缝合包埋食管

## 三、全胃切除

GIST 极少需要行腹腔镜下全胃切除术,只有当肿瘤非常大,累及整个胃时,才行全胃切除、食管空肠 Roux-en-Y 吻合。但是,首次诊断的此种情况,建议先行新辅助甲磺酸伊马替尼治疗,每 3 个月进行 CT 评估一次,在疗效达到最大时行手术治疗,尽量保留更多的残胃体积,只有当新辅助治疗无效或肿瘤进展时,才建议行全胃切除术,无须常规行淋巴结清扫,仅在淋巴结可疑阳性时清扫。

## 第三节　内镜联合腹腔镜胃肠间质瘤切除术

近年来,内镜在腹腔镜 GIST 切除术中发挥着越来越重要的作用。传统单纯经腹腔镜行 GIST 切除术,对于胃底、大弯侧及前壁的外生型肿瘤,通过腹腔镜直视,能准确地判断切缘,完成精准切除。然而,对于特殊部位(如食管胃结合部、胃后壁、幽门管)、内生型或混合生长型的 GIST,单纯经腹腔镜无法准确判断胃腔内切缘者,如仅从胃壁外盲目切除,切缘太近,有破坏肿瘤假包膜的风险,切缘太远,容易切除过多胃壁组织或破坏贲门、幽门的完整性,导致胃的重要功能丧失。

2008 年日本学者 Niki Arnogiannaki 等首次报道了内镜联合腹腔镜 GIST 切除术,术中经胃腔行内镜黏膜下剥离术(endoscopic submucosal dissection,ESD),切开胃壁,依据 ESD 切开线,再经腹腔镜完成肿瘤精准切除。该术式既能完整切除肿瘤,保护假包膜完整,又能最大限度地保留残胃体积。

目前,双镜联合 GIST 切除手术应用非常广泛。内镜在其中不仅能发挥切除的作用,还能帮助定位小的 GIST,判断手术切缘,保护贲门、幽门功能及切除后观察闭合口等(图 9-6,图 9-7)。

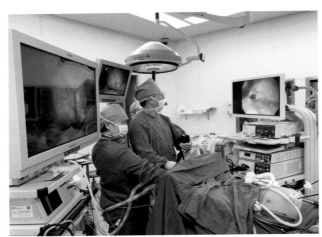

图 9-6　术后闭合口观察

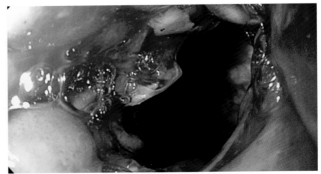

图 9-7　闭合口

(熊文俊　王伟　万进)

# 第十章 腹腔镜技术在晚期胃癌中的应用

## 第一节 腹腔镜辅助腹腔热灌注化疗与输液港放置

我国大部分的胃癌患者发现时已处于进展期,即使行根治术,患者的预后仍然较差。近年来,胃癌的诊治水平取得了巨大的进步,主要体现在根治性手术的标准化、围手术期治疗的规范化和微创外科技术的革新。基于多学科协作诊治(multi-disciplinary team,MDT)模式,围手术期治疗越来越被外科医师所重视。放疗和化疗可以进一步提高肿瘤手术切除率,降低局部复发率,改善患者的预后,是多学科协作诊治的重要手段之一。

腹膜转移在晚期胃癌中的比例最高、预后最差,即便是做了根治性手术的局部进展期胃癌患者,腹膜转移也是最常见的复发转移模式,治疗腹膜转移是提高胃癌患者预后的关键。然而,由于血-腹膜屏障的存在,以化疗、靶向治疗为主的系统治疗难以使药物充分作用于腹腔病灶。因此,腹腔热灌注化疗(hyperthermic intraperitoneal chemotherapy,HIPEC)、腹腔化疗(intraperitoneal chemotherapy)等外科手段逐渐进入临床治疗。

### (一)腹腔镜辅助腹腔热灌注化疗

HIPEC 的基本原理是通过化疗药物与热的协同作用,增强对肿瘤的杀伤能力,或通过热本身的作用,对肿瘤进行直接杀伤。热可以使肿瘤敏感化,并增强药物在局部组织中的浓度,由于肿瘤本身散热较差,热量亦可以对肿瘤进行直接杀伤,并在一定程度上激活免疫系统,提高对肿瘤的作用。HIPEC 最常应用于减瘤手术后对残余肿瘤细胞的杀伤、局部进展期术后的预防性应用以及腹膜转移患者的治疗。一些研究发现,腹腔镜 HIPEC 与开腹相比,由于腹腔压力的存在,药物有更强的浸润作用。开腹手术结束后可直接留置管道,再进行关腹与治疗;而对于腹腔镜手术,或者在腹腔镜探查过程中发现转移情况,我们可以直接在腹腔镜下留置管路并进行治疗。

(1)置入管路:在腹腔镜引导下,分别于右侧膈下、左侧膈下、盆腔置入橡胶管,并固定(图 10-1)。

(2)关闭探查孔:关闭腹腔镜探查孔,保持腹腔的密闭状态。

(3)连接管路:考虑到尽量避免网膜堵塞管道,笔者倾向于将盆腔设置为出水管(图 10-2),暂时夹闭。

(4)准备工作:一位医师在台下操作腹腔热灌注机器,包括录入患者信息、连接管路、配置化疗药品、操控机器。

(5)开始治疗:液体先在外循环进行预热,达到一定温度时(通常为40℃),关闭外循环,液体可进入体腔内,进行升温阶段与恒温阶段的治疗。治疗过程中应根据总的灌注液体量来调节流速。若出现管道堵塞的情况,可转换输入与输出管道,来重建通畅性。

(6)结束治疗:停止循环后关闭入水管,待体内液体充分流出,吸引器吸出部分残余液体,也可待液体通过引流袋自然引出(图 10-3)。

### (二)腹腔镜辅助输液港放置

通过腹腔输液港进行的腹腔化疗,一般选取可较长时间存留于腹腔中的紫杉醇等大分子药物,并通过

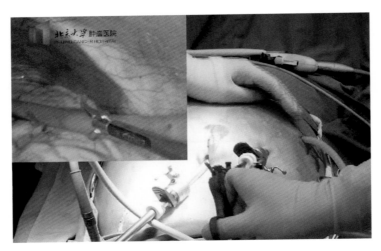

图 10-1 腹腔镜下留置腹腔热灌注化疗管道

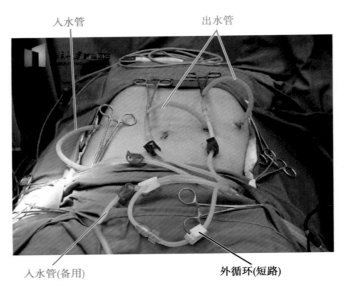

图 10-2 HIPEC 管道连接示意图

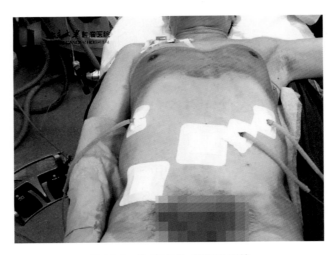

图 10-3 治疗完成,留置引流管

多次的反复治疗作用于病灶。输液港的放置通常发生于腹腔镜探查病灶时,故可直接利用腹腔镜辅助完成输液港的放置。与 HIPEC 的联合治疗,有时也可以获得较好的疗效。

（1）位置与标记:国外学者通常选取腹直肌外侧缘行纵切口,将输液港放置在切口外侧(避免放置于切口正下方影响正常使用)。考虑到我国患者多数腹部脂肪较厚,对于此类患者,我们倾向于选取髂前上棘附近放置,以保证下方有足够支撑,方便进针。切口选取在拟放置区域的内侧,根据管道的走行(盆腔或膈下)决定切口位置,原则上应方便对输液管进入处进行包埋(图 10-4)。

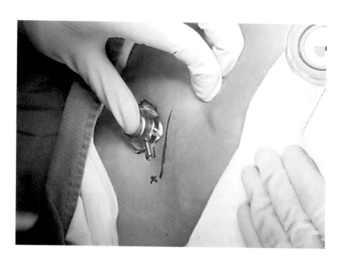

图 10-4 腹腔输液港位置选取

（2）放置:①分别予生理盐水测试基座及输液管的通畅性。②探查结束后,在标记区域下方切开皮肤及皮下脂肪,分离脂肪层,使输液港距离表皮 0.5~1.0cm,充分止血。分离区域不可过深,以免影响后续进针。③在切口下方、输液管拟进入隧道处,用分离钳向盆腔或膈下方向穿刺形成隧道,在腹腔镜辅助下抓住输液管的基座端,提出腹腔外(图 10-5)。④将基座与输液管连接,并用丝线固定基座于腹外斜肌腱膜。⑤用丝线将输液管进入腹腔处进行数针荷包缝合,旨在避免日后化疗液体反流(图 10-6),开腹手术亦可在腹腔内腹膜处加固缝合。⑥关闭皮下脂肪、皮肤,再次试验通畅性。保证每间隔 4 周冲管 1 次,避免堵管(图 10-7)。

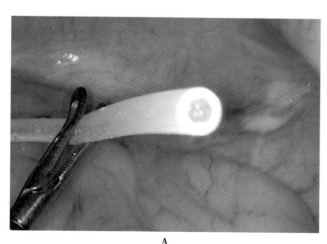

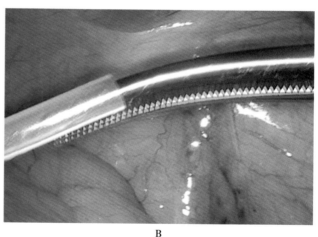

A      B

图 10-5 腹腔镜下辅助提出输液管
A. 显露输液管;B. 提出输液管。

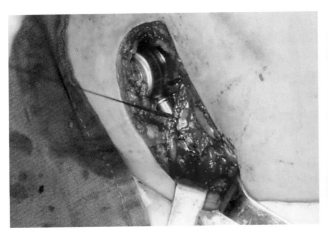

图 10-6 对输液管加固缝合以放置反流

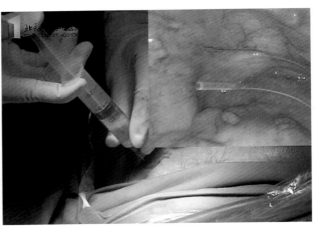

图 10-7 再次试验通畅性

（薛侃　赵群　李子禹）

## 第二节　腹腔镜下胃部分离断后胃肠吻合术在晚期胃癌中的应用

进展期胃癌患者如果同时伴有胃出口型梗阻（gastric outlet obstruction，GOO），往往需要手术或支架等方式解决。虽然内镜或介入下支架治疗具有微创、快速缓解症状等优势，但只是推荐在生存期较短的患者中应用，同时可能引起支架移位及再次梗阻，并且部分医院相关科室缺乏植入支架和处理其并发症的能力，常规胃肠吻合（classic gastrojejunostomy，CGJ）仍然在临床应用广泛。后者也存在出现胃排空障碍、食物刺激肿瘤引起出血等并发症。为了较好地解决上述问题，1997 年，日本学者 Kaminishi 等提出胃部分离断后胃肠吻合术（partial stomach-partitioning gastrojejunostomy，PSPG）治疗 GOO 患者。从肿瘤学的角度来讲，该术式较传统的 CGJ 具有显著优势，可以显著提高不可切除胃癌患者的存活率。有文献报道，两种手术方式平均 1 年存活率分别为 43%（PSPG）和 8%（CGJ），平均生存时间分别为 13 个月（PSPG）和 6 个月（CGJ）。其他研究也发现 PSPG 组的生存时间显著长于 CGJ 组，这可能是因为部分离断后胃肠吻合术后患者恢复经口进食效果明显，并发症少，在提高生活质量的同时也改善了生存时间。

随着腹腔镜胃肠技术的发展，通过腹腔镜技术完成 PSPG 更加体现了微创的优势，特别是腹腔镜探查在临床应用越来越广泛，其微创的优势越发显著。Matsumoto 等在 2005 年率先报道了腹腔镜胃部分离断后胃肠吻合术（laparoscopic partial stomach partitioning gastrojejunostomy，LPSPG），后续也有文献表明 LPSGJ 比开放 SPGJ 具有更好的手术效果，如在减少术中出血量，进食固体食物的时间和胃排空等方面。笔者团队于 2017 年底开始 LPSPG 手术（图 10-8），目前共治疗十余例患者，短期随访效果良好，认为该手术具有以下优势：①有效地解决胃排空障碍。②留有观察胃窦的通路。③减少食物接触肿瘤引起的出血。④生存获益。

手术的适应证：①不可切除的胃窦部肿瘤，十二指肠恶性肿瘤引起梗阻，胰腺癌、结肠和胆管肿瘤引起胃窦或其下方区域梗阻。②部分新辅助或者转化治疗的患者，为了解决幽门梗阻的问题，可先采用该手术方式，再行根治手术。

腹腔镜胃部分离断后胃肠吻合术的主要步骤操作如下：

（1）于胃大弯侧游离胃结肠韧带，裸化胃大弯（图 10-9）。

（2）距肿瘤近端约 5cm 使用腔内直线切割闭合器（60mm）从大弯侧离断大部分胃壁，小弯侧残留直径 3cm 管腔（图 10-10）。

（3）分别于近端胃囊后壁及距离 Treitz 韧带 20cm 空肠对系膜缘打孔，置入腔内直线切割闭合器（60mm）的两臂，完成胃空肠吻合，手工缝合关闭共同开口（图 10-11）。

（4）腔镜下距离胃肠吻合口 30～40cm 远端空肠与近端空肠行侧侧吻合（图 10-12），镜下手工缝合关闭该共同开口（图 10-13）。

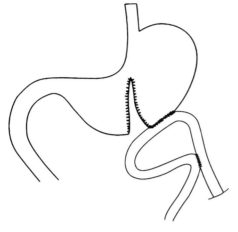

图 10-8 腹腔镜胃部分离断后胃肠吻合术
（Braun 吻合）示意图

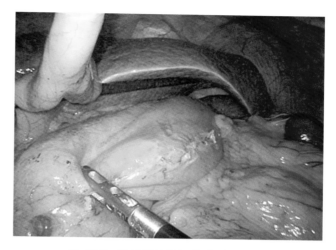

图 10-9 游离胃结肠韧带，裸化胃大弯

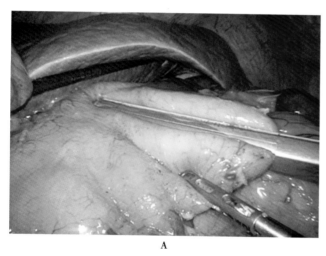

A

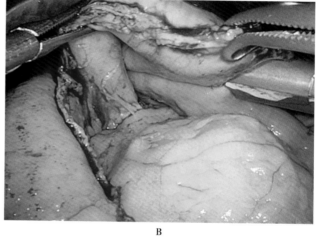

B

图 10-10 距肿瘤近端约 5cm 离断胃
A. 大弯侧离断大部分胃壁；B. 小弯侧残留直径 3cm 管腔。

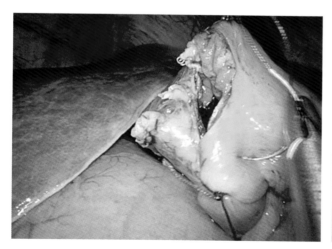

图 10-11 手工缝合关闭胃肠吻合共同开口

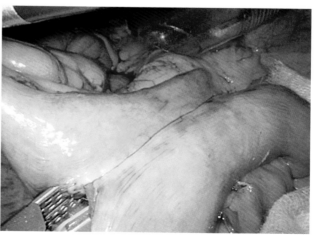

图 10-12 空肠侧侧吻合

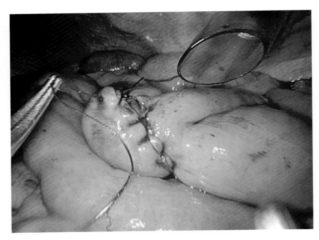

图 10-13　手工缝合关闭空肠侧侧吻合共同开口

　　注意事项:①术前胃潴留患者应常规留置胃管,减轻胃壁水肿;置入闭合器前应拔出胃管。②建议加做空肠侧侧吻合,避免输出袢梗阻引起"小循环"。③胃闭合线应加固缝合,避免渗血。④小弯侧残留直径不易过大及过小,3cm 左右为宜。

(刘天舟　刘昊　田艳涛)

# 第十一章 胃癌腹腔镜手术相关 并发症及其处理

腹腔镜胃癌根治术术后并发症除了其特有的皮下气肿、穿刺并发出血及胃肠道损伤，气体栓塞等，基本与开腹手术相同。根据 KLASS-01 研究，虽然腹腔镜组患者术后 30 天内总体并发症的发生率明显低于开腹组，但是两组间腹腔积液或感染、术后出血、吻合口瘘、肠梗阻及内科相关并发症的发生率并无统计学差异。

## 第一节 术 后 出 血

腹腔镜胃癌根治术后出血是风险极高的并发症之一，其发生率与开腹组相比并无差异，术后出血不仅增加病死率和住院时间，甚至会对患者预后造成不良影响。有学者将腹腔镜胃癌根治术后出血分为：①术后早期出血<24 小时；②迟发性出血>24 小时。

**1. 术后出血的原因** 随着超声刀、LigaSure 血管闭合系统等新器械的广泛应用，虽然腔镜胃癌手术时间明显缩短，但是对于新器械和新技术不正确的应用可能增加术后出血的风险，比如过分相信超声刀等新器械的止血功能，对于较粗大的血管心存侥幸，并未用血管夹夹闭，患者在术后活动后可出现血管断端的出血。又如，在进行大血管旁淋巴结清扫过程中，超声刀工作面烫伤了血管壁，可造成假性动脉瘤和静脉壁损伤，从而引发术后出血。另外，腔镜闭合器、吻合器的错误应用也会引发术后出血。对于不同厚度、不同质地的组织应选择不同钉高的闭合器，钉高过高会增加吻合口及断端术后出血的风险。过大口径的管型吻合器在吻合过程中可能造成肠管肌层的撕裂，导致黏膜面出血。

**2. 术后出血的预防和治疗** 为了减少和预防手术出血的发生，在手术过程中，应做到：①对于不同直径的血管采取不同的切断止血策略，充分应用超声刀的凝固功能，可在近端先凝固形成"防波堤"，再凝固切断远端。对于主要的血管，建议先游离近远端后用血管夹夹闭再行凝固切断。②超声刀在进行淋巴结清扫及组织游离过程中尽量避免工作刀头接触血管，被灼伤的血管壁可能出现迟发的血管瘤破裂出血。③在手术结束前适当升高血压，有助于发现潜在可能出血的血管断端。④选取适当钉高的闭合器及适当口径的吻合器，在关闭共同开口前可先观察吻合线的吻合情况，必要时可予以可吸收线加固缝合止血。⑤手术操作应轻柔，避免过度牵拉导致不必要的损伤，手术的最后应进行充分的腹腔冲洗并吸净积液，避免积液残留引起腹腔感染、脓肿造成血管腐蚀出血。

术后出血的保守治疗：对于腹腔出血者可给予质子泵抑制剂抑制胃酸分泌，生长抑素类药物抑制消化液分泌，静脉给予止血药物等方式止血；对于吻合口出血及应激性溃疡出血者，除了上述方法外还可以经胃管注入冰盐水加去甲肾上腺素溶液达到止血的效果。

术后出血的介入治疗：对于出血速度>1mL/min 的动脉出血，血管造影技术能够准确地找到出血部位，进而进行血管栓塞止血。

术后出血的手术治疗：对于术后早期存在活动性出血，保守及介入治疗难以控制的患者，应果断行开腹探查术或腹腔镜探查术寻找出血部位，并进行确切的止血。对于术后较晚的出血可因腹腔组织水肿粘连而再次手术困难。

## 第二节 十二指肠残端漏

十二指肠残端漏为腹腔镜胃癌术后最常见的并发症之一。腹腔镜胃癌根治术行 Billroth Ⅱ式吻合与 Roux-en-Y 吻合的患者,十二指肠残端漏的发生率为 0.4%~4.2%。同时,十二指肠残端漏会导致一系列并发症的发生,如腹腔脓肿、弥漫性腹膜炎、脓毒血症、胰腺炎、肺炎等,这会延长患者住院时间,增加住院费用。

**1. 十二指肠残端漏的常见原因** 十二指肠残端漏发生的原因包括:①十二指肠裸化过度,导致十二指肠缺血。②当胃远端肿瘤侵犯十二指肠时,为确保切缘阴性,切除位置过低导致残端过短,关闭效果不佳。③腔镜下用直线切割闭合器离断十二指肠时牵拉过度,导致残端缝钉脱落。④输入袢过长或远端出现梗阻,导致十二指肠内胆汁淤积,压力过高。⑤超声刀使用不当造成十二指肠壁热损伤。

**2. 十二指肠残端漏的预防和治疗** 为了减少和预防十二指肠残端漏的发生,术中应做到以下几点:①正确地使用超声刀进行肠管的裸化,避免烫伤肠管及肠管缺血。②输入袢留置长度约 10cm,过短易导致胃空肠吻合口成角。③有直线切割闭合器的医院,可以使用三排钉直线切割闭合器进行离断。④如吻合不满意可行间断缝合加固残端。⑤加做 Braun 吻合能够有效地降低十二指肠压力并减少胆汁反流。

十二指肠残端漏多发生于术后 1 周左右,一旦发生,应首先需评估患者状态,如脓肿局限引流通畅可行保守治疗,前提是做到充分引流,如未放置引流管,可经超声引导穿刺引流或内镜下置入十二指肠残端引流管。同时,做到充足的营养支持,十二指肠残端漏发生早期可采取肠外营养,尽早过渡到肠内营养。如术中已放置引流管且引流管位置刚好位于十二指肠残端瘘处,可替换为双套管对局部进行持续冲洗并负压吸引,能够加速漏口的愈合。再次手术的目的往往是彻底冲洗腹腔,放置可靠的引流装置,解除输入袢梗阻。

## 第三节 吻合口相关并发症

吻合口相关并发症包括吻合口瘘、吻合口出血、吻合口梗阻。国内有研究者报道吻合口瘘发生率为 1.0%~3.1%,吻合口出血发生率为 0.6%,吻合口狭窄发生率为 0.4%。而在 Mikito Inokuchi 等完成的一项纳入 13 项全胃切除研究的 meta 分析中,腔镜组吻合口瘘、吻合口梗阻的发生率分别为 3.0%、3.2%。近年来,随着吻合器械的改良和外科医师腔镜技术的进步,吻合口并发症发生率在逐年下降。

**1. 吻合口瘘的原因和防治** 吻合口瘘的发生往往与吻合口的张力和血运相关,张力过大或血运差都可导致吻合口瘘的发生,同时吻合口瘘的发生与术中腔镜下切割闭合器或吻合器的使用不当也密切相关。确保吻合口良好的血供和无张力是预防吻合口瘘的关键,对于吻合器局部吻合不满意者,应该辅助手工加固缝合。对于吻合方式的选择,目前尚无统一的定论,术者可根据患者病情及自身吻合熟练度选择最佳方式进行吻合。

吻合口瘘的保守治疗与十二指肠残端漏类似,治疗的核心仍然是及时充分地引流、充足的营养支持、有效的感染控制。随着内镜技术的进步,部分吻合口瘘可以通过内镜治愈,前提是瘘口周径小于吻合口的 50%,且不伴有坏死。有报道称对于周径小于吻合口 30% 的瘘口可应用钛夹和生物蛋白胶治疗。对于瘘口大小为吻合口 30%~50% 的患者采用覆膜支架效果更好。对于瘘口较大(>50%)的患者应积极采取手术治疗方式,进行瘘口的修补或切除吻合口再次进行吻合。

**2. 吻合口出血的防治** 吻合口出血大多发生于术后早期,大多可采用输血、应用止血药物等非手术疗法控制,有条件的单位可采取内镜下置入钛夹、局部喷洒凝血材料电凝止血等措施;严重的吻合口出血,患者可在短时间出现休克表现,需积极抢救休克的同时准备行急诊手术止血。

**3. 吻合口狭窄的原因和防治** 轻度吻合口狭窄是容易被临床医师忽视的问题,因为吻合口狭窄通常发生于手术后,其发生往往与吻合器的选择和外科医师的吻合技术密切相关。Akira Umemura 等发现在腹腔镜全胃切除的患者中选择 OrVil™ 进行食管空肠吻合的患者,其吻合口狭窄的发生率(8.3%)明显高于选择直线切割闭合器的患者(1.8%)。对于线型吻合方式,吻合口狭窄的原因可能是在两条切割线重合的部位吻合,会造成这一区域额外的张力和局部缺血。另外,过度的吻合口加固缝合可能会适得其反,造成术后吻合口瘢痕过大,引起吻合口狭窄。

吻合口狭窄最佳的治疗方式是内镜下的微波凝固术、球囊扩张术及置入网状支架。在治疗严重的吻合口狭窄时(≤0.4cm),微波凝固术能有效地松解瘢痕组织,扩大狭窄口,能很好地处理部分隆起的增生组织,但是对范围较广的食管狭窄效果欠佳。对食管吻合口狭窄直径>0.4cm者,可首选球囊扩张治疗,如果疗效不佳,短期内需反复多次接受治疗者,可再采用安置全覆膜金属支架治疗。如患者出现进食困难,可同时置入空肠营养管改善其营养状况。

## 第四节　胰腺损伤及胰瘘

胰瘘是胃癌根治术后的主要并发症之一,处理不及时可能危及患者生命。据文献报道,腹腔镜远端胃癌根治术后胰瘘发生率为1.0%~49.7%,出现如此大的差异的原因与各医疗中心对胰瘘定义的不统一有关。2016年胰瘘国际研究组织(International Study Group on Pancreatic Fistula,ISGPF)将胰瘘定义为"任何可测量的引流液的淀粉酶含量高于正常血清淀粉酶正常值上限3倍以上,且与临床发展转归、治疗预后相关",并根据胰瘘的临床表现、治疗、合并的并发症等分为BL、B、C三级。

**1. 胰瘘的常见原因**　腹腔镜胃癌根治术后胰瘘的发生主要与手术方式、器械操作、胰腺和患者全身的基本情况密切相关。胃癌根治术中幽门下区、胰腺上区和脾门区的淋巴结清扫是整个手术的难点,在手术过程中对于胰腺的牵拉及压迫都可能造成胰腺损伤,同时由于胰腺质地偏软,容易将胰腺误认为淋巴脂肪组织予以清除,从而误伤胰腺实质导致术后胰瘘的发生。另外,有报道称肥胖者胰腺与其周围脂肪淋巴组织间的界限欠清,术中解剖更困难,组织脆弱易出血,清扫淋巴结时更易损伤胰腺组织。

**2. 胰瘘的预防及治疗**　对于胰瘘患者的治疗首先应评估其严重程度,BL级胰瘘被定义为生化漏(biochemical leak,BL),并不是真正意义上的胰瘘,而B、C级胰瘘需采取更为积极的治疗方式。首先要做到充分引流,防止胰液和坏死物质引起腹腔脓肿、大出血、吻合口漏等严重并发症。如未放置引流管,可经超声引导穿刺引流或内镜下置入引流管,如术中已放置引流管且引流位置尚可,可在瘘管形成后替换为双套管对局部进行持续冲洗并负压吸引,能够加速胰瘘的愈合。同时做到充足的营养支持,胰瘘发生早期可采取肠外营养并使用抑制腺体分泌的药物,如生长抑素、奥曲肽等。另外,胰瘘发生后,胰液及坏死物质容易引发腹腔感染形成脓肿,故应先使用广谱抗生素控制感染,并进行引流液培养及药物敏感试验指导抗生素的应用。再次手术的目的往往是彻底冲洗腹腔,放置可靠的引流装置。

## 第五节　消化道梗阻和内疝

医学界普遍认为,由于腹腔镜胃癌手术切口小,对肠管刺激轻微等优势,术后小肠梗阻的发生率明显低于开放手术。黄昌明等报道296例进展期胃癌行腹腔镜与开腹根治术围手术期并发症的对照研究发现,腔镜组术后肠梗阻发生率为1.4%,优于传统开腹组的3.4%。Lee等对比分析了1 002例腹腔镜胃癌手术和629例传统开腹手术,腹腔镜组的术后肠梗阻发生率为0.6%,而开腹组为1.1%,差异具有统计学意义。

腹腔镜胃癌术后梗阻的原因主要为炎症与粘连。在术后1周炎症导致小肠出现肠壁水肿、运动功能障碍,增加术后肠道梗阻的发生。粘连导致的肠梗阻多发生于术后1周至1个月。对于绝大部分的炎症或粘连肠梗阻,积极地给予禁食、胃肠减压和肠外营养治疗,降低肠道负担,通过保守治疗的方式可治愈。对于保守治疗3天无效和完全性肠梗阻或出现绞窄性肠梗阻的患者需积极地采取手术治疗。

1998年,黎介寿院士提出术后早期炎性肠梗阻的概念,引起了临床医师的广泛关注和重视,炎性肠梗阻多发生于术后早期1周左右,患者的主要体征为腹部实变体征,部分患者有腹部膨隆,触之无压痛,但扣之胀痛不适,腹部叩诊为实音或浊音,听诊肠道无任何肠鸣音。黎介寿院士认为这类特殊的患者既不是单纯的粘连导致的肠梗阻,也不是单纯的麻痹性肠梗阻,对于这类患者除了上述常规的保守治疗措施外,还应给予患者一定量的激素如地塞米松,可显著减轻肠壁的水肿。

内疝也是胃癌术后肠梗阻的重要原因之一,由于腔镜手术放大作用和空间感的部分丧失导致腔镜手术后内疝的发生。关于内疝的发生原因,目前学界尚无统一的定论,有学者认为内疝可能与未关闭系膜裂孔和 Peterson 裂孔( Roux-en-Y 吻合肠管与横结肠之间的间隙)有关,常规关闭肠系膜裂孔可能有效地降低内疝的发生率,而另外一些学者认为关闭 Peterson 裂孔与内疝的发生率无关。最近有学者认为胃癌 Roux-en-Y 吻合术中肠肠吻合的位置对内疝的发生起着重要的作用,他们发现在肠系膜轴右侧肠肠吻合的患者更容易发生内疝。这些观点仍然需要前瞻的随机对照研究证实。

## 第六节　淋巴漏及乳糜漏

淋巴漏是腹腔镜胃癌术后少见的并发症之一,目前对于腹腔淋巴漏尚无明确公认的国际诊断标准。通常认为行胃癌根治术 1 周后腹腔引流量仍大于 500mL/d,引流液为非血性,淀粉酶和胆红素测定值正常,且引流液经乳糜定性或三酰甘油测定确定为淋巴液,可诊断淋巴漏。若损伤肠干引流区域,常出现引流液性状的改变,即进食脂肪餐后,漏出液呈混浊乳白色,即乳糜漏。

腹腔镜技术对于淋巴漏而言,是把双刃剑,由于腹腔镜胃癌手术普遍采用超声刀切割、分离等技术进行幽门下区、胰腺上区和脾门区的淋巴结清扫,可能忽视淋巴管断端的处理,这是其劣势所在。而腹腔镜的放大作用使术野更为清晰,在清扫淋巴结后能够观察到传统开腹手术不易察觉的创面存在少量的乳白色或胶冻样液体渗出,可确切处理,这是其优势。

因此,术中精细的操作、手术结束前仔细地检查及妥善放置引流管是防治淋巴漏发生的必要措施。

绝大部分的淋巴漏可经保守治疗治愈,由于淋巴漏导致大量的蛋白质和脂肪流失,因此合理的营养支持是术后淋巴漏保守治疗成败与否的关键,同时可给予生长抑素类药物抑制淋巴液的分泌。如果引流液持续大于 500mL/d,应停止进食,改为肠外营养。

## 第七节　胃排空延迟

腹腔镜胃癌术后胃排空延迟就是临床上常说的"胃瘫综合征",参照 WHO 制定的胃排空延迟相关诊断标准:①经胃镜、X 线检查测定,非胃流出道机械性梗阻,但有胃排空障碍出现胃潴留。②胃引流量大于 800mL/d,超过 10 天。③无明显水、电解质紊乱。④术前无可能引起胃排空延迟的基础疾病史,如糖尿病严重并发症、甲状腺功能减退、结缔组织疾病等。⑤无长期应用阿托品等影响平滑肌收缩的药物史。其发生率国内外报道不一,国内黄昌明教授团队治疗的 508 例腔镜胃术后患者中胃排空延迟的发生率为 1.6%,陈凛教授等报道 673 例腔镜胃癌根治术后患者胃排空延迟的发生率约为 0.6%。

**1. 胃排空延迟的原因**　胃排空延迟的原因尚不明确,目前怀疑可能与下列因素有关:①在切除胃肿瘤的过程中损伤迷走神经,影响胃排空功能。②若术前患者存在长时间的幽门梗阻可能会增加术后胃排空延迟的发生率。③大量研究表明,患者术后的应激状态导致术后血糖的升高,而胃排空延迟与患者血糖升高的程度相关。④手术本身对术后残胃也是一项巨大的打击,残胃胃壁水肿可能加剧了胃动力障碍。

**2. 胃排空延迟的防治**　胃排空延迟是一类功能性疾病,一般通过非手术治疗都会得到治愈。中西医结合的方式治疗胃排空延迟能取得事半功倍的效果。针对其病因,治疗措施如下:①治疗的第一步是疏导患者的紧张情绪,增强其信心。②在禁食水、胃肠减压的同时给予充足的肠外营养支持,维持水、电解质的平衡。③术前改善患者幽门梗阻的情况,可应用高渗盐水洗胃以减轻胃壁水肿。④减少应激,控制术后血糖。⑤给予胃动力药物,如西沙比利、红霉素等。⑥通过胃镜向胃腔注气,有助于刺激平滑肌恢复蠕动。⑦应用中医中药和针灸治疗。

## 第八节　腹腔镜特有的并发症

腹腔镜手术有其特有的操作方式也伴随着特有的并发症,包括穿刺引起的出血和肠管损伤、Trocar 孔疝和肿瘤种植等。

**1. 穿刺引起的出血和肠管损伤**　腹腔镜手术的第一步是通过穿刺建立气腹,目前临床上常用的建立气腹的方式包括 Trocar 穿刺法和气腹针法,以及直视下置入 Trocar 建立气腹法。Trocar 穿刺法的优势是方便、快捷,但此法为盲穿,因此有可能引起出血和肠管损伤。气腹针法和直视法更为安全,可在患者建立气腹困难时选择。Ertugrul 等研究分析 81 例腹腔镜手术患者,Trocar 穿刺法(39 例)的并发症发生率为7.7%,而气腹针穿刺法(42 例)无一例出现并发症。因此,在建立气腹时优先选择皮肤最薄的脐部进行穿刺,利用布巾钳提起脐周皮肤,垂直、均匀、缓慢及旋转用力进行穿刺。建立气腹后仔细观察有无损伤,如出现损伤大血管应中转开腹止血。

**2. Trocar 孔疝和肿瘤种植**　取出标本时重视穿刺孔和辅助口的保护,腹腔镜胃癌手术是安全的,并不会增加穿刺孔或辅助切口发生肿瘤种植的风险。手术结束前关腹时需仔细关闭 Trocar 孔的腹膜,防止出现 Trocar 孔疝。

（刘昊　朱甲明）

# 第十二章　加速康复理念在胃癌根治术中的应用

## 一、加速康复理念在胃癌手术中的应用与发展

加速康复外科(enhanced recovery after surgery,ERAS)理念是由丹麦学者 Kehlet 首次提出,在患者围手术期治疗、护理方案上产生巨大的变革。经过十几年的发展,ERAS 理念已经逐步应用到普外科、妇产科、胸外科及脊柱外科等各大外科领域之中。然而,ERAS 理念在国内的应用尚处于起步阶段,由黎介寿院士等率先引入此理念,在医疗服务的各专业领域中不断地完善,促进医疗行业的发展和进步。

最早应用 ERAS 理念的是结直肠外科领域,随着世界范围内胃癌发病率的持续增加,尤其国内的胃癌发病率明显高于西方国家,胃癌根治术中 ERAS 理念得到广泛的关注。因此,我们在不断地探索能加快胃癌患者术后康复过程、缩短住院时间的 ERAS 方案。2014 年,欧洲加速康复外科协会在循证医学和广泛检索高质量的 RCT 研究和 meta 分析的基础上,最终制定了胃癌患者围手术期加速康复外科指南框架,国际指南的制定为我国加速康复外科的发展提供了宝贵的资料,在 2017 年中国研究型医院学会机器人与腹腔镜外科专业委员会制定了《胃癌胃切除手术加速康复外科专家共识》(2016 版)。

ERAS 以循证医学证据为基础,以减少手术患者的生理及心理的创伤应激反应为目的,通过外科、麻醉、护理、营养等多学科协作,对围手术期处理的临床路径予以优化,从而减少围手术期应激反应及术后并发症,缩短住院时间,促进患者康复。这一优化的临床路径贯穿于住院前、手术前、手术中、手术后、出院后的完整治疗过程,其核心是强调以服务患者为中心的诊疗理念。ERAS 的主要内容包括:运用多模式镇痛充分地术后镇痛;早期术后下床活动;早期经口进食;减少或尽量不使用鼻胃管减压;缩短术前禁食、水的时间;避免术中过度补液或补液不足;鼓励使用微创手术等。它是一系列有效措施的组合而产生的协同结果,许多理念和措施已在胃癌根治中广泛应用。但是,其中一些方案存在很多争议,包括术后腹腔引流管的放置、术后早期经口进食及围手术期镇痛等。目前,ERAS 理念在胃癌领域仍属于起步阶段,需要更多高质量的 RCT 研究去证实其安全性和有效性,争议性方案需要我们在科学研究和临床实践中进一步的完善与更新。

## 二、加速康复理念在胃癌手术中的应用流程

### (一)术前准备

**1. 术前宣传教育**　术前准备是重要的环节,需要我们外科医师、护理人员及麻醉医师密切配合,可以使患者更好地了解治疗过程,减轻患者术前恐惧、焦虑情绪,获得患者及其家属的理解和配合。

**2. 术前戒烟、戒酒**　吸烟与术后并发症发生率和病死率的增加具有相关性,可致组织氧合降低,伤口感染、肺部并发症增加及血栓栓塞等。一项 meta 分析发现,戒烟至少 2 周方可减少术后并发症的发生。戒酒可缩短住院时间,降低并发症发生率和病死率,改善预后。戒酒时间的长短对器官功能的影响不同,戒酒 2 周即可明显改善血小板功能,缩短出血时间,一般推荐术前戒酒 4 周。

**3. 术前营养支持**　术前应采用营养风险评分 2002(nutritional risk screening 2002,NRS2002)进行全面的营养风险评估。当合并下述任一情况时应视为存在严重营养风险:6 个月内体重下降>10%;疼痛数字评分法(NRS)评分>5 分;体质量指数<18.5kg/m²;血清白蛋白<30g/L,对该类患者应进行营养干预,首选

肠内营养。术前营养支持治疗时间一般为 7~10 天,严重营养风险的患者可能需要更长时间的营养支持,以改善患者的营养状况,降低术后并发症的发生率。

**4. 术前肠道准备**　术前机械性肠道准备无益,对于拟行联合横结肠等脏器切除的特殊患者可选择使用基于等渗缓冲液的机械性肠道准备。

**5. 术前禁饮、禁食**　术前推荐口服含糖类的饮品,通常是在术前 10 小时给予患者饮用含 12.5%糖类的饮品 800mL,术前 2 小时饮用≤400mL。

**6. 预防性使用抗生素**　推荐术前 0.5~1 小时给予抗生素,若手术时间>3 小时或超过所用抗生素半衰期的 2 倍,或成年患者术中出血量>1 500mL,术中应追加单次剂量。

（二）术中规划

**1. 手术方式选择**　胃癌手术方式分为开腹手术、腹腔镜手术和机器人手术,推荐对于肿瘤浸润深度 $<T_{4a}$ 期并可达到 R0 根治手术的胃癌患者可施行腹腔镜或机器人微创手术。

**2. 麻醉方案及液体治疗**　麻醉方案可以选择全身麻醉或全身联合硬膜外阻滞等麻醉方案,维持麻醉推荐在脑电双频谱监测下进行。推荐术中使用低潮气量通气。在保证组织灌注及血容量稳定的前提下,进行控制性液体输注;尽量避免过多的静脉液体输注引起的组织水肿,以及过少的液体引起的血容量不足。液体治疗过程中要了解胶体液的作用,晶体液与胶体液适当结合。

**3. 放置鼻胃管**　ERAS 路径中不常规使用鼻胃管。若使用,可在术中留置,如吻合满意,则可在术后 24 小时内拔除。

**4. 放置腹腔引流管**　对于全胃和近端胃切除,可术中留置腹腔引流管,若引流液清亮且小于 100mL/d,吻合口血运及张力良好,排除腹腔感染和出血风险后,可于术后 2~3 天拔除。

**5. 避免术中低体温**　术中低体温是指机体中心温度<36℃,发生率高达 50%~90%,多由麻醉药物抑制体温调节功能及手术相关热量丢失所致。避免术中低体温可以降低围手术期心血管事件发生率、平均住院时间及病死率。

（三）术后管理

**1. 术后疼痛**　胃手术是上腹部手术,术后疼痛对患者呼吸、早期活动等均有很大的影响。术后有效镇痛是 ERAS 的重要环节之一,目前提倡多模式镇痛方案,能减少术后并发症、加速术后患者康复、减少术后住院时间及降低医疗费用。多模式组成部分包括非甾体抗炎药、阿片类药物、切口局部浸润麻醉、神经阻滞、口服对乙酰氨基酚等。目前,强阿片类药物具有抑制胃肠蠕动、呼吸抑制、恶心、呕吐等不良反应,应在使其发挥基础镇痛上,最大限度地减少药物的用量,降低不良反应的发生率。

**2. 引流管管理**　术后尽早拔出各类导管,有助于减少术后感染等并发症的发生,减少对早期活动的影响。无特殊情况术后 1~2 天拔出导尿管。

**3. 术后早期进食**　胃手术后第 1 天可进清流质饮食,第 2 天可进半流质饮食,然后逐渐过渡至正常饮食。进食量主要根据机体胃肠耐受情况逐渐增加,如有不明原因发热征象或吻合口瘘、肠梗阻及胃瘫等风险时不主张早期经口进食。

**4. 术后早期下床活动**　早期下床活动可促进胃肠、呼吸等系统功能的恢复,有利于预防肺部感染、栓塞、压疮和下肢深静脉血栓形成等不良事件的发生。在充分做好术前宣教、多模式有效镇痛及早期拔除各种管的前提下,患者才能更积极配合早期下床活动。术后清醒即可半卧位或适量在床活动,无须去枕平卧 6 小时;术后第 1 天即可开始下床活动,根据个体情况建立每日活动目标,逐渐增加活动量。

**5. 预防肠麻痹,促进肠蠕动**　微创手术、不常规留置鼻胃管、尽量减少腹腔引流管、多模式有效镇痛、早期进口进食、早期下床活动等措施均能促进术后肠道功能的恢复。术后咀嚼口香糖被认为可改善肠道运动功能,其可通过假饲原理刺激迷走神经,进而促进肠道蠕动。但在胃手术中,迷走神经干被切除,阻断了迷走神经反射。因此,咀嚼口香糖可能并不能获得预期的效果。有研究表明,液体出入的平衡性与术后肠道功能改善具有显著的相关性。

出院标准应以患者安全为基础,具备可量化、可操作性,如恢复半流质饮食;无须静脉补液治疗;切口愈合佳,无感染迹象;器官功能良好等。出院后 48 小时内应有电话随访;出院后 1 周进行门诊随访,根据病理学检查结果制订患者辅助治疗方案。

加速康复理念可以科学、合理地指导胃癌根治术后的临床工作,但是临床上患者病情的多样化,需要我们结合临床实际情况和患者的个体差异,为患者制订个体化的围手术期治疗方案。同时,也要根据权威、多中心、大样本的临床研究,及时更新和调整治疗理念和措施。

## 三、加速康复理念在胃癌手术中的应用展望

对于未来加速康复外科的发展,我们希望在已经成立的数据库中,通过对其结局指标的处理,可以制定一系列的围手术期评分系统,进而很好地识别高风险的患者,加强高风险患者围手术期处理,降低围手术期并发症的发生率、手术期的死亡率。今后要不断地加强各学科之间的合作,加强医护人员及麻醉医师之间的良好合作关系,加强与患者之间的交流,改善患者临床管理的依从性。

此外,我们要重视加速康复外科方案对患者长期预后的影响。因为,加速康复外科对患者的影响是一个动态的过程,需要我们进行更多的临床研究,去证实加速康复外科对患者长期预后及长期生存率的影响。

(牛兆建)

# 第十三章　腹腔镜胃癌手术的流程优化及全程管理

## 第一节　建立团队，制定流程

传统的腹部外科手术有悠久的历史,对胃癌的治疗有其经典的术式和手术方法。腹腔镜手术作为一种新技术,正逐渐成为胃癌手术治疗的主流,与传统的开腹手术相比,无论是早期胃癌还是进展期胃癌,其有效性和安全性已获得认可,长期生存结果仍在研究中。如何成功开展腹腔镜胃癌手术? 一名优秀的主刀医师不仅仅要对人体解剖了如指掌,娴熟地操作手术器械,还要把整个手术过程流程化,建立自己的队伍并进行有效的手术管理。笔者所在肿瘤专科医院,与其他专科医院相似,腹腔镜手术的开展较一般大型综合性医院要晚,但由于我们病源相对集中,也积累了一些经验和体会,与各位同道分享。

1999 年郑成竹团队率先完成 2 例腹腔镜辅助胃癌根治术。2010 年后,腹腔镜胃癌手术在我国日趋成熟,在一些中心已经成为早期胃癌的标准术式。笔者的手术团队于 2010 年前后开始开展腹腔镜手术,以下是我们团队工作的主要时间点所顺利完成的首例手术,也多少代表了我们团队的心路历程。

2011 年 3 月,腔镜乙状结肠癌根治术。

2011 年 5 月,腔镜辅助胃癌根治术。

2011 年 9 月,腹腔镜胰体尾联合脾脏切除术。

2012 年 6 月,保留脾脏的胰体尾切除术(Kimura 法)。

2013 年 3 月,全腹腔镜胃癌根治三角吻合术。

2013 年 9 月,保留脾脏的胰体尾切除术(Warshaw 法)。

2014 年 4 月,全腹腔镜胃癌根治 R-Y 吻合术。

2016 年 1~8 月,8 个月完成腹腔镜胃癌手术 135 台。

很多初学者都是在掌握开腹手术多年后,开始转向学习腹腔镜技术,由于既往的操作习惯和转向新技术应用的客观困难,不能很快掌握腹腔镜技术。有时候,一台失败或者出现严重并发症的腹腔镜手术甚至会影响外科医师的信心和整个新技术开展的进程,仪器和器械闲置不用,造成医疗卫生资源的极大浪费,反而阻碍了新技术的推广应用。如何缩短腹腔镜手术的学习曲线,尽快进入平台区? 笔者认为,应该从下面几点入手。首先要建立完善的培训中心和培训制度,通过规范化和统一的学习,可以让初学者迅速成长。国家卫生健康委也意识到了该项工作的重要性,专门制定了规范化腹腔镜胃癌根治手术能力提升项目实施方案。目的是建设一套完整的规范化腹腔镜胃癌根治手术培训体系,包含教学大纲、课程体系、教材、视频素材及考核体系等。同时,要强调团队协作,团队经过长期配合,交流总结经验,才能持续进步。对于外科医师来说,必须复习解剖学知识,因为相较于开腹手术,腹腔镜下空间视角发生改变,没有传统的开放手术直观。观摩他人成功的手术或者录像,是学习过程中必不可少的环节,可以对比出自己的不足,同时在观摩过程中可以与术者交流难点和要点,提升自己的水平。足够的手术例数,勤学苦练是技术进步的基石,只有完成手术达到一定例数,才能练就出色的本领。

强调队伍的培养,对成功开展腹腔镜胃癌手术至关重要,一台高质量的手术不是主刀医师的独角戏,规范化培训与团队协作是基础。对主刀医师来说,开展腹腔镜手术必须以丰富的开腹手术经验为前提,对手术全程有效把握,严格掌握中转开腹的指征。中转开腹不是意味着手术失败,而是根据实际情况灵活采取治疗方案,结局的完美胜过过程的完美。

Kim 等学者回顾性分析了 2008 年 1 月至 2013 年 6 月 270 位接受胰十二指肠切除术的患者,其中 157 例由一位经验丰富的外科医师独立完成(1 组),另外 113 例则接受其他术者参与消化道重建(2 组),所有患者均接受了胰肠吻合术。结果:两组的术后并发症发病率相当(1 组 55.4% vs 2 组 52.2%,$P=0.603$),但临床胰瘘(B/C 级)的发生率有显著差异(1 组 10.8% vs 2 组 2.7%,$P=0.011$),一位医师独立完成将延长手术时间[1 组(350±58)分钟 vs 2 组(314±79)分钟,$P<0.001$]。研究者认为,外科医师的分工合作有助于降低术后并发症的发生。

笔者在 2016 年 4 月 19 日进行了一台腹腔镜胃部分切除术(胃间质瘤),三台腹腔镜胃癌根治术(两台远端胃大部,一台全胃切除),手术开始时间为 14:58,21:25 全部结束,且都高质量地完成手术,淋巴结清扫数目远高于指南要求,住院时间合理,没有并发症发生。2017 年 11 月一个普通的手术日,手术团队一天完成 5 台腹腔镜胃癌手术,笔者本人完成 7 台(分院病区 2 台),当天 19:30 所有手术全部结束。团队人员由主任医师 1 人、副主任医师 1 人,进修医师 2 名,住院医师 2 名组成,应该说是一个训练有素和高效的队伍。而在术后住院时间上,根据医院统计室提供的资料,笔者医疗组患者术后住院时间较全科少 2.7 天。这便是笔者提出来的"分段承包、各负其责、总体验收"的工程学管理模式效果的集中体现。手术过程中人人各负其责,有效地降低并发症发生率,最终使整个手术过程流程化。

手术医师要严格把握腹腔镜手术和中转开腹的适应证。如果患者肿瘤分期较晚,病情复杂,腹腔镜下容易损伤胆管、大血管和十二指肠等,则应该谨慎选择手术方式,保证安全,降低并发症的发生率,并不是所有的腹部外科手术都适合用腹腔镜手术来完成。

# 第二节　围手术期的全程管理

**1. 术中功夫在术前**　在进行手术之前,完善准备对手术过程是否顺利起到决定性作用。术前的准备应包括定性诊断、肿瘤定位、临床分期。定性诊断主要依赖胃镜下取活检送病理检查,经病理学确诊后,建议进行相关病理分子检测。胃镜与腹部 CT 报告病灶位置、累及范围,准确分期,综合分析制订手术方案。应用纳米碳与金属夹标记肿瘤位置,精确定位,能够让医师胸有成竹,准确地切除病灶。临床分期关系到医疗决策的制订,对于 T 分期,第 8 版 *AJCC Cancer Staging Manual* 推荐超声内镜作为首选方法。有文献报道,CT 对胃癌根治术前 T 分期的准确率为 75%~85%,对 N 分期的准确率为 66%,对 M 分期的准确率为 82%,而超声内镜对 T 分期准确率为 75%,两者结合可对肿瘤侵犯深度与淋巴结转移情况进行有效评估。对怀疑远处转移的患者,胸腹盆腔增强 CT 检查是必须要做的检查,PET-CT 可以协助进行分期,发现可疑转移灶,但因费用高,不做常规推荐。对于怀疑肝转移的患者,由于 MRI 对软组织分辨率优于 CT,可以增加检查,提高诊断的敏感性。

诸如手术体位,腹腔镜器械戳卡孔位置的选择等细节,往往差之毫厘,谬以千里,细节的优化关系到手术的成败。术前腹腔冲洗液细胞学检查阳性,是胃癌预后的独立影响因素,术前常规进行腹腔细胞学冲洗检查,有助于更精确的术中分期,术者可临时应变,对选择最优方案、术后治疗方案的制订有重要的意义。

**2. 简化操作流程,不走回头路**　我们强调对过程的优化、简化,尽量不走回头路。手术过程中两次调整手术台位置,而术者只进行一次换位,从而提高手术效率。笔者一般采取具有"中国特色"的左侧后入路,即主刀医师位于患者左侧,先清扫幽门下淋巴结,离断胃网膜右动、静脉血管,然后进入网膜囊,清扫胰上淋巴结(包括 No.7、No.8、No.9 和部分 No.1、No.3 淋巴结),离断胃左动、静脉,最后清扫胃网膜左血管周围淋巴结,完成腹腔镜下的操作。在手术过程中,要时刻掌控手术进程,杜绝意外情况发生,团队应该人人负责,分工协作。手术中的一些关键节点,如消化道的离断与重建,尤其需要高质量地完成。关键节点的技术水准与术后的恢复情况、并发症的发生密切相关。

**3. 术后淋巴结分组标准化**　术后需要及时处理标本，准确将清扫的淋巴结按照分组进行分拣，以期获得准确的病理分期，指导术后治疗。长期以来，我国胃癌手术淋巴结清扫数目低于世界一流水平，术后处理标本的方式是造成差距的原因之一。在日本术后淋巴结分拣一般由外科医师完成，而我国则主要由病理科医师完成。近年来，有学者在 TNM 分期基础上提出了淋巴结周围软组织转移的概念，仍然有待更多研究证实其意义。

**4. 微创手术相关医师损害综合征（MAS）**　微创手术能够减少手术创伤、促进患者快速康复，已经成为学界共识。然而长期使用微创器械，也会对医师的身体造成一定的职业损伤。手术过程中长时间保持不良的姿势与体位，腹腔镜器械需要医师长时间精细操作，这就带来了微创手术相关医师损害综合征，包括过度使用综合征（长期手术中过度使用某些肌肉群）、手术疲劳综合征、视敏度和眼肌功能下降等。腹腔镜操作可导致手术医师上肢的活动和定位变得不灵活，同时也会增加手臂、手和腕部的肌肉紧张度，使手术医师对上肢远端肌肉骨骼和关节的损伤变得敏感。事实上，很少有人知道这些损伤模式长期作用对外科医师的不良影响，目前微创手术相关医师损害综合征的文献报道仍然十分有限。通过对人体工程学的研究，改进操作器械，才能提供有效的解决方案。对于外科医师来说，使用非甾体抗炎药、中途适当休息、使用低矮的手柄、减小握力、非主导手戴棉手套、避免使用环状器械等可能可以减少伤害。在手术过程中，追求工作中的舒适感，能有效地提高效率，减少术者自身损伤，有利于完成一台高质量的手术。

总的来说，腹腔镜手术必须要不断积累丰富的手术经验，同时，在这个过程种，让自己团队掌握的适应证逐渐从绝对适应证到相对扩大适应证。目前笔者团队已经开始尝试一些探索性工作，并获得成功，如残胃癌的腹腔镜切除、皮革胃的腹腔镜切除以及胃癌联合卵巢转移瘤（Krukenberg 瘤）一期切除。

# 第三节　多管齐下，助力术后康复

手术的完成只是患者治疗计划的一部分，围手术期科学的管理是最终达到满意疗效的保证。加速康复外科是利用新的医学证据为优化围手术期患者处理提供依据，外科医师通过整合和应用这些新证据形成一整套围手术期的处理方法，以减少患者生理及心理上的应激反应，加快患者的康复。

胃癌患者切除了部分或全部胃后要完成好消化道的重建，作为整个手术过程的一部分，其重要性不亚于肿瘤的切除和淋巴结的清扫，重建后也很容易出现一些术后并发症，如残胃排空延迟、术后炎性肠梗阻等。此时除了采取胃肠减压、使用生长抑素、肠外营养、温盐水灌肠洗胃外，还可采用中医外敷方法联合针灸、艾灸等治疗术后残胃排空延迟和术后早期炎性肠梗阻，临床效果和患者的接受程度都很好，如"行气通腑化浊外敷方"治疗术后早期炎性肠梗阻，明显缩短恢复时间。

外科痊愈出院，只是治疗的开始，早在入院时，即可向患者及其家属交代术前术后进食原则、时机等。出院时向患者交代术后治疗及复查等信息，让患者及其家属了解围手术期注意事项，避免不必要的焦虑。在手术后的前几天，我们应该协助患者进行术后早期活动，手术当天床上活动，病情稳定后离床活动。为了预防肺部并发症，护理人员需要多协助患者翻身拍背。在饮食上，术后 1~2 天患者应该禁食，少量饮水，以预防吻合口水肿、吻合口漏的发生。在术后第 3~10 天，患者胃肠功能开始恢复，表现为肛门已排气，有食欲，这一阶段可以进流质饮食，随后过渡到半流质饮食，米汤、蛋羹等。一般术后第 3 周开始进食易咀嚼消化的软食。出院后，患者要遵循少量多餐、循序渐进的原则，先进食清淡、易消化的流质，再进食半流质，最后正常饮食，早期不宜进食牛奶、豆浆等容易引起胀气的食物，忌烟、酒、茶，忌辛辣、生硬、油炸食物。患者术后应该定期复查，一般原则是术后 1~2 年，3 个月复查一次。术后 3~5 年，6 个月复查一次。术后 5 年，每年复查一次。复查项目包括血常规、肝肾功能、肿瘤标志物以及胃镜、腹腔 CT、盆腔 CT，以警惕残胃癌的发生，评估周围淋巴结、邻近脏器情况，排除复发转移。

美国的相关研究结果告诉我们，每年在急诊观察的患者被医师认为达到出院标准，允许回家后有相当一部分患者（1 万多人）在 1 周内意外死亡，这些死亡患者排除了因放弃治疗（DNR）或其他因疾病不可治疗而回家的情况。这部分患者也被急诊医师认为"病情不严重,可以在家疗养"。这些被允许结束观察,正常走出急症室的患者却在回家后出现意外情况。研究者最后得到的结论是"或许通过某些干预手段,可以挽救这些意外的死亡"。研究结果提示我们,胃癌手术患者出院后同样面临着类似的风险,故出院指征的严格把握与出院后的院外护理、跟踪随访,以及出现意外情况指导当地医院及时治疗应当引起足够重视。

(康文哲 田艳涛)

［1］ LUO G,ZHANG Y,GUO P,et al. Global patterns and trends in stomach cancer incidence：Age，period and birth cohort analysis［J］. Int J Cancer,2017,141(7)：1333-1344.

［2］ ALLEMANI C,MATSUDA T,DI CARLO V,et al. Global surveillance of trends in cancer survival 2000-14 (CONCORD-3)：analysis of individual records for 37 513 025 patients diagnosed with one of 18 cancers from 322 population-based registries in 71 countries［J］. Lancet,2018,391(5)：1023-1075.

［3］ CHEN W,ZHENG R,BAADE P D,et al. Cancer statistics in China 2015［J］. CA Cancer J Clin,2016,66 (2)：115-132.

［4］ ZENG H,CHEN W,ZHENG R,et al. Changing cancer survival in China during 2003-15：a pooled analysis of 17 population-based cancer registries［J］. Lancet Glob Health,2018,6(5)：e555-e567.

［5］ KIM W,KIM H H,HAN S U,et al. Decreased morbidity of laparoscopic distal gastrectomy compared with open distal gastrectomy for stage Ⅰ gastric cancer：short-term outcomes from a multicenter randomized controlled trial(KLASS-01)［J］. Ann Surg,2016,263(1)：28-35.

［6］ KENICHI N,HITOSHI K,JUNKI M,et al. A phaseⅢ study of laparoscopy-assisted versus open distal gastrectomy with nodal dissection for clinical stage Ⅰ A／Ⅰ B gastric Cancer(JCOG0912)［J］. Jpn J Clin Oncol,2013,43(3)：324-327.

［7］ LEE H J,HYUNG W J,YANG H K,et al. Short-term Outcomes of a Multicenter Randomized Controlled Trial Comparing Laparoscopic Distal Gastrectomy With D2 Lymphadenectomy to Open Distal Gastrectomy for Locally Advanced Gastric Cancer(KLASS-02-RCT)［J］. Ann Surg,2019,270(6)：983-991.

［8］ YU J,HUANG C,SUN Y,et al. Effect of Laparoscopic vs Open Distal Gastrectomy on 3-Year Disease-Free Survival in Patients With Locally Advanced Gastric Cancer：The CLASS-01 Randomized Clinical Trial［J］. JAMA,2019,321(20)：1983-1992.

［9］ CHEN K,MOU F,XU X W,et al. Comparison of short-term surgical outcomes between totally laparoscopic and laparoscopic-assisted distal gastrectomy for gastric cancer：a 10-y single-center experience with meta-analysis［J］. J Surg Res,2015,194(2)：367-374.

［10］ INAKI N,ETOH T,OHYAMA T,et al. A Multi-institutional,Prospective,Phase Ⅱ Feasibility Study of Laparoscopy-Assisted Distal Gastrectomy with D2 Lymph Node Dissection for Locally Advanced Gastric Cancer(JLSSG0901)［J］. World J Surg,2015,39(11)：2734-2741.

［11］ INOKUCHI M,OTSUKI S,FUJIMORI Y,et al. Systematic review of anastomotic complications of esophago-jejunostomy after laparoscopic total gastrectomy［J］. World J Gastroenterol,2015,21(32)：9656-9665.

［12］ TANAKA T,SUDA K,SATOH S,et al. Effectiveness of laparoscopic stomach-partitioning gastrojejunostomy for patients with gastric outlet obstruction caused by advanced gastric cancer［J］. Surg Endosc,2017,31 (1)：359-367.

［13］ JIANG Z W,ZHANG S,WANG G,et al. Single-incision laparoscopic distal gastrectomy for early gastric cancer through a homemade single port access device［J］. Hepatogastroenterology,2015,62(5)：518-523.

［14］ FUJITA J,TAKAHASHI M,URUSHIHARA T,et al. Assessment of postoperative quality of life following pylorus-preserving gastrectomy and Billroth-I distal gastrectomy in gastric cancer patients:results of the nationwide postgastrectomy syndrome assessment study[J]. Gastric Cancer,2016,19(6):302-311.

［15］ TAKIGUCHI N,TAKAHASHI M,IKEDA M,et al. Long-term quality-of-life comparison of total gastrectomy and proximal gastrectomy by Postgastrectomy Syndrome Assessment Scale(PGSAS-45):a nationwide multi-institutional study[J]. Gastric Cancer,2015,18(2):407-416.

［16］ WANG Y,WANG S,HUANG Z,et al. Meta-analysis of laparoscopy assisted distal gastrectomy and conventional open distal gastrectomy for EGC[J]. Surgeon,2014,12(1):53-58.

［17］ HU Y,HUANG C,SUN Y,et al. . Morbidity and Mortality of Laparoscopic Versus Open D2 Distal Gastrectomy for Advanced Gastric Cancer:A Randomized Controlled Trial[J]. J Clin Oncol,2016,34(12):1350-1357.

［18］ PARK Y K,YOON H M,KIM Y W,et al. . Laparoscopy-Assisted versus Open D2 Distal Gastrectomy for Advanced Gastric Cancer:Results from a Randomized Phase Ⅱ Multicenter Clinical Trial(COACT 1001)[J]. Ann Surg,2017,40(11):150-160.

［19］ HAMABE A,OMORI T,TANAKA K,et al. Comparison of long-term results between laparoscopy-assisted gastrectomy and open gastrectomy with D2 lymph node dissection for advanced gastric cancer[J]. Surg Endosc,2012,26(6):1702-1709.

［20］ LI Z,SHAN F,WANG Y,et al. Laparoscopic versus open distal gastrectomy for locally advanced gastric cancer after neoadjuvant chemotherapy:safety and short-term oncologic results[J]. Surg Endosc,2016,30(10):4265-4271.

［21］ ZHENG C H,LU J,HUANG C M,et al. Treatment of locally advanced gastric cancer with the XELOX program of neoadjuvantchemotherapy combined with laparoscopic surgery:the experience in China[J]. Hepatogastroenterology,2014,61(135):1876-1882.

［22］ YOSHIKAWA T,FUKUNAGA T,TAGURI M,et al. Laparoscopic or open distal gastrectomy after neoadjuvant chemotherapy for operable gastric cancer,a randomized Phase Ⅱ trial(LANDSCOPE trial)[J]. Jpn J Clin Oncol,2012,42(7):654-657.

［23］ TSUCHIDA K,KUNISAKI C,WATANABE T,et al. The role of staging laparoscopy in clinical stage Ⅲ/Ⅳ gastric cancer[J]. Gan To Kagaku Ryoho,2014,41(12):2232-2234.

［24］ LISIECKI R,KRUSZWICKA M,SPYCHAŁA A,et al. Prognostic significance,diagnosis and treatment in patients with gastric cancer and positive peritoneal washings. A review of the literature[J]. Rep Pract Oncol Radiother,2017,22(6):434-440.

［25］ TUSTUMI F,BERNARDO W M,DIAS A R,et al. Detection value of free cancer cells in peritoneal washing in gastric cancer:a systematic review and meta-analysis[J]. Clinics(Sao Paulo),2016,71(12):733-745.

［26］ AJANI J A,D'AMICO T A,ALMHANNA K,et al. Gastric Cancer,Version 3. 2016,NCCN Clinical Practice Guidelines in Oncology[J]. J Natl Compr Canc Netw,2016,14(10):1286-1312.

［27］ JAPANESE GASTRIC CANCER ASSOCIATION. Japanese gastric cancer treatment guidelines 2014(ver. 4)[J]. Gastric Cancer,2017,20(1):1-19.

［28］ HUANG C M,CHEN Q Y,LIN J X,et al. Laparoscopic Suprapancreatic Lymph Node Dissection for Advanced Gastric Cancer Using a Left-Sided Approach[J]. Ann Surg Oncol,2015,22(5):2351-2355.

［29］ HUANG C M,HUANG Z N,ZHENG C H,et al. Huang's three-step maneuver shortens the learning curve of laparoscopic spleen-preserving splenic hilar lymphadenectomy[J]. Surg Oncol,2017,26(4):389-394.

［30］ IKOMA N,BLUM M,CHIANG Y J,et al. Yield of Staging Laparoscopy and Lavage Cytology for Radiologically Occult Peritoneal Carcinomatosis of Gastric Cancer[J]. Ann Surg Oncol,2016,23(13):4332-4337.

［31］ UMEMURA A,KOEDA K,SASAKI A,et al. Totally laparoscopic total gastrectomy for gastric cancer:Literature review and comparison of the procedure of esophagojejunostomy[J]. Asian J Surg,2015,38(6):102-112.

[32] OMORI T,MASUZAWA T,AKAMATSU H,et al. A simple and safe method for Billroth I reconstruction in single-incision laparoscopic gastrectomy using a novel intracorporeal triangular anastomotic technique[J]. J Gastrointest Surg,2014,18(4):613-616.

[33] JANG C E,LEE S I. Modified intracorporeal gastroduodenostomy in totally laparoscopic distal gastrectomy for gastric cancer:early experience[J]. Ann Surg Treat Res,2015,89(6):306-312.

[34] HONG J,WANG Y P,WANG J,et al. A novel method of self-pulling and latter transected reconstruction in totally laparoscopic total gastrectomy:feasibility and short-term safety[J]. Surg Endosc,2017,3(1):2968-2976.

[35] KWON I G,SON Y G,RYU S W. Novel Intracorporeal Esophagojejunostomy Using Linear Staplers During Laparoscopic Total Gastrectomy:π-Shaped Esophagojejunostomy,3-in-1 Technique[J]. J Am Coll Surg 2016,22(3):25-29.

[36] HONG J,QIAN L,WANG Y P,et al. A novel method of delta-shaped intracorporeal double-tract recon-struction in totally laparoscopicproximal gastrectomy[J]. Surg Endosc,2016,30(6):2396-2403.

[37] YANG K,BANG H J,ALMADANI M E,et al. Laparoscopic Proximal Gastrectomy with Double-Tract Re-construction by Intracorporeal Anastomosis with Linear Staplers[J]. J Am Coll Surg,2016,22(2):39-45.

[38] OKI E,TSUDA Y,SAEKI H,et al. Book-binding technique for Billroth I anastomosis during totally laparo-scopic distal gastrectomy[J]. J Am Coll Surg,2014,219(6):69-73.

[39] LEE H H,SONG K Y,LEE J S,et al. Delta-shaped anastomosis,a good substitute for conventional Billroth I technique with comparable long-term functional outcome in totally laparoscopic distal gastrectomy[J]. Surg Endosc,2015,29(9):2545-2552.

[40] BYUN C,CUI L H,SON S Y,et al. Linear-shaped gastroduodenostomy(LSGD):Safe and feasible tech-nique of intracorporeal Billroth I anastomosis[J]. Surg Endosc,2016,30(10):4505-4514.

[41] YANG D,HE L,TONG W H,et al. Randomized controlled trial of uncut Roux-en-Y vs Billroth II recon-struction after distal gastrectomy for gastric cancer:Which technique is better for avoiding biliary reflux and gastritis[J]. World J Gastroenterol,2017;23(34):6350-6356.

[42] HUANG C M,HUANG Z N,ZHENG C H,et al. An Isoperistaltic Jejunum-Later-Cut Overlap Method for Esophagojejunostomy Anastomosis After Totally Laparoscopic Total Gastrectomy:A Safe and Feasible Tech-nique[J]. Ann Surg Oncol,2017,24(4):1019-1020.

[43] SON S Y,CUI L H,SHIN H J,et al. Modified overlap method using knotless barbed sutures(MOBS)for in-tracorporeal esophagojejunostomy after totally laparoscopic gastrectomy[J]. Surg Endosc,2017,31(6):2697-2704.

[44] KIM E Y,CHOI H J,CHO J B,et al. Totally Laparoscopic Total Gastrectomy Versus Laparoscopically As-sisted Total Gastrectomy for Gastric Cancer[J]. Anticancer Res,2016,36(4):1999-2003.

[45] KELLY K J,SELBY L,CHOU J F,et al. Laparoscopic Versus Open Gastrectomy for Gastric Adenocarcino-ma in the West:A Case-Control Study[J]. Ann Surg Oncol,2015,22(11):3590-3596.

[46] SALIH A E,BASS G A,D'CRUZ Y,et al. Extending the reach of stapled anastomosis with a prepared Or-Vil device in laparoscopic oesophageal and gastric cancer surgery[J]. Surg Endosc,2015,29(4):961-971.

[47] ARRANGOIZ R,PAPAVASILIOU P,SINGLA S,et al. Partial stomach-partitioning gastrojejunostomy and the success of this procedure in terms of palliation[J]. Am J Surg,2013,206(3):333-339.

[48] SERGEANT P,KOCHARIAN R,PATEL B,et al. Needle-to-suture ratio,as well as suture material,impacts needle-hole bleeding in vascular anastomoses[J]. Interact Cardiovasc Thorac Surg,2016,22(6):813-816.

[49] BAUTISTA T,SHABBIR A,RAO J,et al. Enterotomy closure using knotless and barbed suture in laparoscopic upper gastrointestinal surgeries[J]. Surg Endosc,2016,30(4):1699-1703.

[50] AHN S H,SON S Y,JUNG D H,et al. Solo Intracorporeal Esophagojejunostomy Reconstruction Using a Laparoscopic Scope Holder in Single-Port Laparoscopic Total Gastrectomy for Early Gastric Cancer[J]. J Gastric Cancer,2015;15(2):132-138.

[51] MIZUNO A,SHINOHARA H,HARUTA S,et al. Lymphadenectomy along the infrapyloric artery may be dispensable when performing pylorus-preserving gastrectomy for early middle-third gastric cancer[J]. Gastric Cancer,2017,20(3):543-547.

[52] TSUJIURA M,HIKI N,OHASHI M,et al. Excellent Long-Term Prognosis and Favorable Postoperative Nutritional Status After Laparoscopic Pylorus-Preserving Gastrectomy[J]. Ann Surg Oncol,2017,24(8):2233-2240.

[53] TANIZAWA Y,TANABE K,KAWAHIRA H,et al. Specific Features of Dumping Syndrome after Various Types of Gastrectomy as Assessed by a Newly Developed Integrated Questionnaire,the PGSAS-45[J]. Dig Surg,2016,33(2):94-103.

[54] NTOURAKIS D,MAVROGENIS G. Cooperative laparoscopic endoscopic and hybrid laparoscopic surgery for upper gastrointestinal tumors:Current status[J]. World J Gastroenterol,2015,21(43):12482-12487.

[55] MIYASHIRO I,HIRATSUKA M,SASAKO M,et al. High false-negative proportion of intraoperative histological examination as a serious problem for clinical application of sentinel node biopsy for early gastric cancer:final results of the Japan Clinical Oncology Group multicenter trial JCOG0302[J]. Gastric Cancer,2014,17(2):316-323.

[56] JI Y P,KIM Y W,RYU K W,et al. Assessment of laparoscopic stomach preserving surgery with sentinel basin dissection versus standard gastrectomy with lymphadenectomy in early gastric cancer-A multicenter randomized phase Ⅲ clinical trial (SENORITA trial) protocol[J]. BMC Cancer,2016,16(1):1-8.

[57] NOMURA E,OKAJIMA K. Function-preserving gastrectomy for gastric cancer in Japan[J]. World J Gastroenterol,2016,22(26):5888-5895.

[58] YAMASHITA Y,YAMAMOTO A,TAMAMORI Y,et. al,Side overlap esophagogastrostomy to prevent reflux after proximal gastrectomy[J]. Gastric cancer,2017,20(7):728-735.

[59] TAKAHASHI M,TAKEUCHI H,TSUWANO S,et al. Surgical resection of remnant gastric cancer following distal gastrectomy:a retrospective clinicopathological study[J]. Ann Surg Oncol,2015,23(2):511-521.

[60] TSUNODA S,OKABE H,TANAKA E,et al. Laparoscopic gastrectomy for remnant gastric cancer:a comprehensive review and case series[J]. Gastric Cancer,2016,19(1):287-292.

[61] LI J,YE Y,WANG J,et al. Chinese Society Of Clinical Oncology Csco Expert Committee On Gastrointestinal Stromal T. Chinese consensus guidelines for diagnosis and management of gastrointestinal stromal tumor[J]. Chin J Cancer Res,2017,29(4):281-293.

[62] KURODA S,NISHIZAKI M,KIKUCHI S,et al. Double-Flap Technique as an Antireflux Procedure in Esophagogastrostomy after Proximal Gastrectomy[J]. J Am Coll Surg 2016,223(2):7-13.

[63] ZHAO Q,LI Y,WANG J,et al. Concurrent neoadjuvant chemoradiotherapy for Siewert Ⅱ and Ⅲ adenocarcinoma of the gastroesophageal junction[J]. Am J Med Sci,2015,349(6):472-476.

[64] AURELLO P,SIRIMARCO D,MAGISTRI P,et al. Management of duodenal stump fistula after gastrectomy for gastric cancer:Systematic review[J]. World J Gastroenterol,2015,21(4):7571-7576.

[65] SHIM C N,KIM H I,HYUNG W J,et al. Self-expanding metal stents or nonstent endoscopic therapy:which is better for anastomotic leaks after total gastrectomy[J]. Surg Endosc,2014,28(3):833-840.

[66] ERTUGRUL I,KAYAALP C,YAGCI M A,et al. Comparison of direct Trocar entry and veress needle entry in laparoscopic bariatric surgery:randomized controlled trial[J]. J Laparoendosc Adv Surg Tech A,2015,

25（11）:875-879.

［67］MORTENSEN K,NILSSON M,SLIM K,et al. Consensus guidelines for enhanced recovery after gastrecto-my:Enhanced Recovery After Surgery（ERAS®）Society recommendations［J］. Br J Surg,2014,101（10）:1209-1229.

［68］TANAKA R,LEE S W,KAWAI M,et al. Protocol for enhanced recovery after surgery improves short-term outcomes for patients with gastric cancer:a randomized clinical trial［J］. Gastric Cancer,2017,20（5）:861-871.

［69］SCOTT A V,STONEMETZ J L,WASEY J O,et al. Compliance with Surgical Care Improvement Project for Body Temperature Management（SCIP Inf-10）Is Associated with Improved Clinical Outcomes［J］. Anesthe-siology,2015,103（1）:116-125.

［70］王胤奎,李子禹,陕飞,等.腹腔镜下非离断式 Roux-en-Y 与 Billroth-Ⅱ+Braun 消化道重建的安全性及卫生经济学比较——单中心前瞻性队列研究［J］.中华胃肠外科杂志,2018,21（3）:312-317.

［71］李子禹,陕飞,季加孚.中国全腹腔镜胃癌根治术现状调查与展望［J］.中国实用外科杂志,2017,37（10）:1069-1072.

［72］中华医学会外科学分会胃肠外科学组.胃癌手术消化道重建机械吻合专家共识［J］.中国实用外科杂志,2015,35（6）:584-592.

［73］陈凛,陈亚进,董海龙,等.加速康复外科中国专家共识及路径管理指南（2018 版）［J］.中国实用外科杂志,2018,38（1）:1-20.

［74］王杉,叶颖江,姜可伟,等.中国残胃癌定义的外科专家共识意见（2018 年版）［J］.中华胃肠外科杂志,2018,21（05）:483-485.

［75］黄昌明,林密.腹腔镜下脾门淋巴结清扫的技术要点——CLASS-04 研究设计的初衷［J］.中华胃肠外科杂志,2018,21（2）:143-147.

# 索　引